U0888699

杂病辨治心悟与医案精选

主　编｜叶　瑜　莫志红

副主编｜陈泳吉　代　益　黄　蓉

编　委｜黄　法　易　恒　吴宁川

周　静　吴珍琛　郭　箐

人民卫生出版社

·北　京·

图书在版编目（CIP）数据

杂病辨治心悟与医案精选 / 叶瑜，莫志红主编. 北京 ：人民卫生出版社，2025. 11. -- ISBN 978-7-117-37520-7

Ⅰ. R25

中国国家版本馆 CIP 数据核字第 2025UX2590 号

人卫智网	www.ipmph.com	医学教育、学术、考试、健康，购书智慧智能综合服务平台
人卫官网	www.pmph.com	人卫官方资讯发布平台

杂病辨治心悟与医案精选

Zabing Bianzhi Xinwu yu Yi'an Jingxuan

主　　编：叶　瑜　莫志红

出版发行：人民卫生出版社（中继线 010-59780011）

地　　址：北京市朝阳区潘家园南里 19 号

邮　　编：100021

E - mail：pmph @ pmph.com

购书热线：010-59787592　010-59787584　010-65264830

印　　刷：河北环京美印刷有限公司

经　　销：新华书店

开　　本：710 × 1000　1/16　　印张：23

字　　数：331 千字

版　　次：2025 年 11 月第 1 版

印　　次：2025 年 11 月第 1 次印刷

标准书号：ISBN 978-7-117-37520-7

定　　价：92.00 元

打击盗版举报电话：010-59787491　E-mail：WQ @ pmph.com

质量问题联系电话：010-59787234　E-mail：zhiliang @ pmph.com

数字融合服务电话：4001118166　E-mail：zengzhi @ pmph.com

主编简介

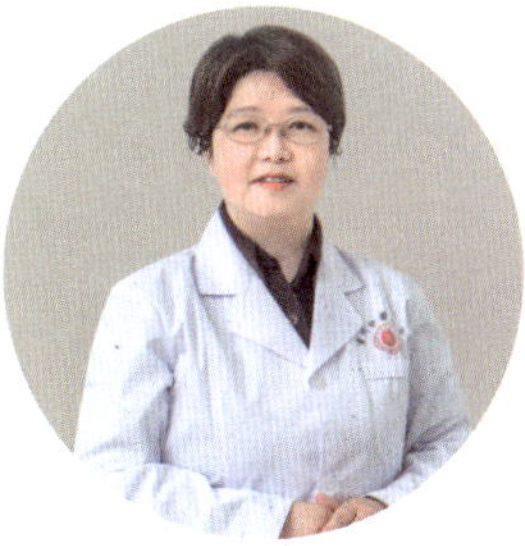

叶瑜，贵州中医药大学教授、硕士研究生导师，第四批全国中医临床优秀人才，中国中医药研究促进会各家学说与临床研究分会副会长，中华中医药学会名医学术研究分会常务委员，高等学校中医学类专业核心课程“中医各家学说”课程联盟理事，贵州省中医药学会理事，贵州中医药大学校级教学名师，贵州省新闻出版局省重点出版项目评审专家。从事临床、科研、教学工作30余年，在中文核心及普通期刊发表学术论文30余篇，参编教材8部(其中副主编3部)，参编专著2部，主持国家级和省、厅局级科研课题10余项。现主要研究方向为历代名医学术思想、临证经验及用药特色。擅长以中医方法治疗呼吸、消化系统疾病以及妇科、肿瘤科和皮肤科疾病。师承国医大师刘尚义、国医大师何成瑶及第三批全国老中医药专家学术经验继承工作指导老师徐学义等中医名家，结合历代名医学术精髓，在疑难杂症的治疗上有着较好的心得。

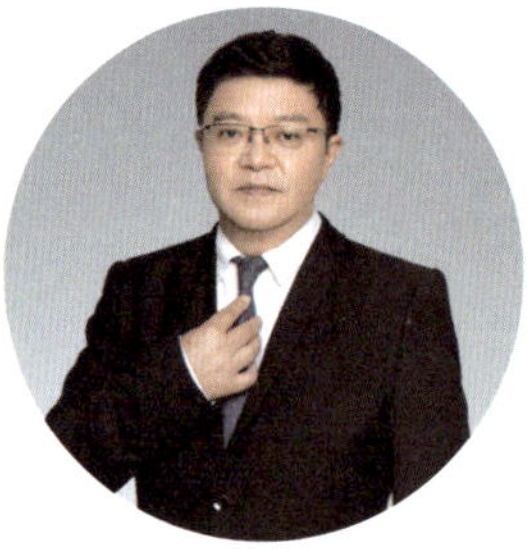

莫志红，男，57岁。贵州中医药大学第二附属医院副主任医师，副教授。临床医学硕士。第五批全国老中医药专家学术经验继承工作指导老师董湘玉的师承弟子。中国中药协会消化病药物研究专业委员会委员，贵州省中医药学会脾胃病专业委员会常务委员。曾在中国人民解放军总医院进修学习。对胃肠道疾病、胃肠心身疾病、各型病毒性肝炎、脂肪肝、肝硬化等疾病有较丰富的诊疗经验。

前言

一、本书缘起

我从事中西医临床工作至今已30余年，虽然一直奉行中西医结合的理念，但中医以其独特的优势，在治疗临床疾病尤其是内科疾病时，往往能起沉疴、得奇效，这使我更多地使用中医中药去应对临床上遇到的疑难杂症，并不断地将其中的典型病例记录下来。2017年初，经过层层考核选拔，我有幸成为国家中医药管理局第四批全国中医临床优秀人才研修项目培养对象。经过3年的培养，个人感觉无论是理论研究还是临床实践，都获得了极大的提升，且不说教学、科研方面多角度多层面的收获，单从就诊人数来说，我就从原来的每半天30余人增加到70余人，而面对的患者的病情也越来越重，治疗的效果却是越来越好！中医助我：成功救治横结肠癌术后发热、呕吐、失眠10余天的极度虚弱患者，2剂药基本治愈8年的顽固痤疮，1周消除肾盂癌患者多年不愈的全程血尿，1周治愈近30年的便溏，2周治愈10余年的胃脘胁肋部疼痛伴心悸烦躁剧烈，2周治愈6年的慢性肾小球肾炎隐性血尿，等等等等。这些医案，我及团队人员均进行了记录，虽有时也会分享于同仁、跟诊的研究生和听课的本科生，然毕竟受限于很多条件，能讲述的内容极为零碎。随着时间的推移，同仁及学生们愈加期盼我能将这些医案整理出版，我也渐渐产生了欲将这些医案分享于同道进行交流的想法。终于在3年前，我从本人多年来临床记录的特殊案例中，挑选出具有代表性的危急重症和疑难病症的部分典型验案，开始了本书的写作。

二、本书宗旨

在中医学的发展过程中，自战国秦汉时期四大经典问世、中医基本学术体系建立以来，历代名医在继承前贤诸家学术理论的基础上，结合个人的经验所得，不断提出新的学术见解与主张，推动了中医学的发展。可以说，中医学术的发展史，就是一部名医学术思想的发展史。中医之根基，在于四大经典，而中医学术之发展成熟，则承载于其后的各家学说与历代名医的临床经验中。所以，研究历代名医学术思想与临床经验的意义重大，能推动中医学理论与实践的进一步发展。而研究此内容的学科，即为中医学的一门特色学科——中医各家学说。如果将“中医基础理论”“内经”“伤寒论”“金匮要略”等经典学科称为树干的话，“中医各家学说”就是这棵大树上结出的丰硕果实。

本人在临床工作已 30 余年，在中西医并进的学习与实践的过程中，逐渐感受到中医思维的先进性、中医疗效的确切，尤其是近 10 余年来，因为要讲授“中医各家学说”课程，所以更多地研究学习到历代名医的学术思想与临证经验，发现将这些医学大家们的学术经验应用、创新于临床后，无论辨证视野的开阔性、还是临床用药的效应等，都大幅度超越之前自己使用常规中西医结合方法的治疗效果，从而救治了以前无法根治或者不能治疗的许多急难重症，我将之总结为“起沉疴于破题，救危难于应变”。从而也深刻体会到了中医各家理论的博大精深与临床疗效的“古人诚不我欺”。

故而，在本书中将我的医案中的诊疗体会进行分享时，如来自历代名医处者，都会言明其理论的来源，旨在授人以渔的同时，公诸同好，以历代名医的学术精髓助各位读者进一步提高理论与临床水平。

三、内容介绍

本书分总论、上篇、下篇、杂文和附篇五部分。各部分内容及特色如下：

（一）总论

此处是全书理论讨论的重点所在，也是我多年来在中医理论探讨方面的一些见解。以各自成篇的论文形式体现。主要分为3章。

第一章阐述了中医各家学说的实践价值。本章对中医各家学说的学科特色、基本特点等进行介绍，并简述了古代各历史时期代表医家的主要学术思想及对后世的影响。

第二章是对中医经典及各家学术精髓的再挖掘。这部分为我对历代名医的学术理论进行探索的内容，涉及历代名医学术思想的渊源、学术精髓及在临床上的指导意义等。我讲授“中医各家学说”10余年，在对历代名医学术思想、临证经验进行研究的基础上，结合自己的临床心得，对各大名医的学术经验有着一定的研究体会。这些内容，或是第一次奉献于读者；或是受邀在各地进行讲座时的专题发言；或是之前所撰写的有关历代名医学术经验研究的论文；或是在课堂上、在临证过程中向学生进行的宣讲。这次都进行整理，一方面与同行进行交流分享，另一方面也有利于读者领会之后上、下篇中所涉及医案的历代名医的学术思想。本章主要分为两大部分，第一部分探索了《黄帝内经》对历代名医学术思想的影响，第二部分则是对各家学术精髓的再挖掘。此处内容均是对历代名医学术思想与临证经验在当今临床上的应用价值与指导意义的进一步思索与探讨，对于提高中医临床疗效、开阔理论研究视野，均有较好的参考作用。

第三章为跟诊名师的经验分享。我从2008年起便自行跟随第三、第四、第五批全国老中医药专家学术经验继承工作指导老师(现为第二批国医大师)刘尚义在门诊抄方,至今已17年多,同时亦跟诊第三批全国老中医药专家学术经验继承工作指导老师徐学义10余年直至其退休,近6年来还跟诊全国名中医何成瑶(现为第四批国医大师)。我在跟随这些当代大家名医们的过程中,虽然愚钝,但蒙众恩师不弃,亦学得众恩师博大精深经验中之点滴皮毛,故不揣浅陋,也在本部分与众读者分享:或是我对恩师们学术经验总结的论文,或是在跟诊过程中的学习心得。一方面与读者分享;另一方面,也利于读者在后面医案中,遇到我言明为某恩师经验时,能更为快速地明了其理。

(二)上篇与下篇

这是本书的主体部分,是写作团队收集整理我的门诊医案并进行解析的内容。这些医案是从我的近30年临床医案中精选出来的典型医案。为方便读者更好、更快地进行查阅参考,每案尽量以病名(或证名)加治疗要点冠名。

上篇编入的,主要是做相关检查时无明显异常的阳性结果,但经中西医多方治疗无效的病案。这类病案以中医病名或证名命名,更能突出其所患疾病的特色。故以中医病名或证名冠名,编入上篇。每一个病案独立成文,且多标明治疗特色,以利读者阅读与检索,如“补肾健脾、养肝柔肝治疗消谷善饥、完谷不化患儿”“依据脏腑经气发动时间协助定位以治肺气亏虚的发热汗出”“填补精气血,升提中气治疗痛经”“从肝论治10余年皮肤异常感觉”“三诊治愈20余年唇干燥开裂疼痛之症”“二诊治愈10余年的重度汗证”等。

下篇编入的,是患者以西医检查发现的病名前来就诊的,或者是西医病名更能体现其特色的病案。此时则以西医病名加上治疗特点冠名。这些疾病,如银屑病、痤疮、带状疱疹、带状疱疹后神经痛、糜烂性胃炎、类风湿关节炎、结肠癌、胃癌前状态、肠道多发性息肉、食物中毒后腹痛泄泻等等，经我门诊治疗后，有痊愈者，有症状及检查情况得到明显缓解者。

上、下篇是全书的重点，也是写作的难点。医案是医学理论的实践印证，也是中医学术思维在临床实践中的应用。按理应该以科技类图书的笔法来写作，但我从医以来，深感中医整体观与辨证论治的思想让中医的整个治疗过程充满了人性关爱。中医不仅关注患者疾病本身，还关注患者的职业、心情、所住城市的天气、生活起居的特点等等，所以记载诊疗过程的医案，也力求写得生动活泼。即使是医案分析部分，是理论讨论为主的内容，也力求以深入浅出的风格书写。一方面便于真实地反映诊治时的思维过程，另一方面也期待读者读来轻松愉悦，记忆深刻。

（三）杂文

杂文部分主要收录我平时临证或教学过程中的一些片段或随想。主要以随笔的文体写成。风格轻松自由，即使与临床相关，写作方式也类似于医话。另外，还有一些是我工作生活中遇到的一些比较特别的人和事，对于学医从医的一些小感悟等。

（四）附篇

附篇部分收载的是随我门诊的弟子们整理的医案及分析。这些学生，部分是我的研究生，其他的则是自发跟随的研究生及本科生，风雨无阻跟随数年。所写医案均是他们在跟诊过程中，遇到的较有效果以及有特色者。这些学生都是学习了“中医各家学说”课程后，又跟随我门诊、自发抄方学习多年者，均是中医的热爱者，又对中医经典理论及历代名医的学术经验有着较长时间的学习与研究。所以这部分内容，主要反映他们自己的体会，但是围绕的中心，均是我在临证时对他们所强调的诊断与治疗的关键点。这些临证时的只言片语，虽然零碎，但也集中体现了当时门诊所见所想时的思想火花，且之后均要经过我的审查。所以这部分内容亦有其精彩之处。

我是大学教师，平时有教学、科研和临床的工作，又身兼教研室主任的职务，有着大量具体的工作任务要处理。故本书的写作或审稿，全靠挤压已经很忙碌的时间而成，幸好有对中医一直的热爱、有回忆每次攻克疾病时的欣喜在其中，所以虽辛苦异常，却也心甘情愿、以苦为乐。而此书若能给予读者临证时些许提示，便能令我于快意中又备感荣幸！

叶瑜

2025 年 10 月　于贵州贵阳

目录

总论

第一章　中医各家学说的实践价值

一、中医各家学说的学科特色 002
二、中医各家学说的基本特点 005
三、古代各历史时期代表医家的主要学术思想及对后世的影响 006

第二章　中医经典及各家学术精髓的再挖掘

一、浅探《黄帝内经》对历代名医学术思想的影响 011
（一）概论 011
（二）刍议《素问·调经论》对刘完素玄府气液说的引领 013
（三）刍议《黄帝内经》对张从正攻邪思想及祛邪三法的引领 015
（四）刍议《黄帝内经》对李杲脾胃内伤学说的引领 017
二、各家学术精髓的再挖掘 018
（一）从张从正“药邪”理论讨论当今的应用思路及案例 018
（二）理学对朱震亨学术精髓的影响以及在临床上的指导意义 022
（三）理学对张介宾学术思想影响的探析 026
（四）张从正的食疗补虚法 030

（五）朱震亨“脾之乾与坤”及唐宗海“脾体阴而用阳”理论的探讨与临床意义……033
（六）从张锡纯承气汤证医案说开去……037
（七）唐宗海将炙甘草汤作为补血第一要方的理论依据与临床应用……040
（八）《傅青主女科》调经方的学习体会 2 则……045

第三章　跟诊名师的经验分享

一、跟诊刘尚义经验分享……049
（一）寒热并用、攻补兼施治疗久咳不愈……050
（二）以肝风内动思维治疗注意缺陷与多动障碍……051
（三）温补心肾之阳治疗手足抽搐、心慌……053
（四）攻补兼施，一诊治愈 10 余年咳嗽……054
（五）一诊治愈肾阴阳两虚夹湿热为患的患者……056
（六）寒热同用，健脾化湿治愈呛咳 2 个多月的患者……058
（七）从肝胃不和治疗慢性萎缩性胃炎之胃脘痛……061
二、跟诊徐学义经验分享……063
（一）徐学义治疗哮喘患者便秘的经验及“生白术”的临床应用……064
（二）徐学义治疗月经周期紊乱经验拾萃……067
三、跟诊何成瑶经验分享……070
（一）全面考虑，治愈肝肾阴亏、湿热下注、中气下陷、脏器下垂患者……070
（二）气滞血瘀型癥瘕（子宫腺肌病合并肌瘤），治疗后受孕……074

上篇

2 周治愈胃脘及双胁部胀痛、时剧烈心悸心烦 10 余年 080
补肾健脾、养肝柔肝治疗消谷善饥、完谷不化患儿 085
1 周治愈溏便、稍凉食则完谷不化、舌有裂纹 20 余年 089
左金丸加减治疗胃出血后胃脘疼痛、饱胀伴呃逆 2 年余 093
大补阴丸、封髓丹及桃红四物汤治愈腰腹冷、便溏及口疮 096
主次分明治疗病位病机复杂患者 099
从肝诊治疑似涉及心、肺、乳腺多器官的疾病 102
频繁顽固的发热咳嗽(阳虚外感夹湿) 105
咽痒咳嗽,清热养阴效不显,以祛风剂治疗得效 108
咳嗽身痒,因痰瘀交阻、风邪郁肺,兼肺气阴两虚、肾阴阳两虚 111
小陷胸汤、泻白散合用治疗咳嗽,痰黄绿、气上冲感 115
九味羌活汤合温补肾阳药治疗冬季咳嗽、发热加嗅觉消失 118
一例湿热咳嗽的误治及纠正过程 121
止嗽散加干姜、桂枝治疗寒饮停于胸中的顽固性咳嗽 125
攻补兼施及瘥后防复防治虚实夹杂之咳嗽 128
依据脏腑经气发动时间协助定位以治肺气亏虚的发热汗出 131
恪守辨证论治、灵活选方治湿温 136
小柴胡汤合桑杏汤治愈春温病 140
综合治疗落枕加受寒后颈项剧烈僵痛伴头痛 2 天 143
6 年痛经,一诊而愈(肝郁气滞型) 146
补肾利湿治愈湿热内蕴夹肝肾亏虚型痛经 150
平时补益肝肾精血,经期温补肾阳,二诊治愈 7 年多的痛经 153
填补精气血,升提中气治疗痛经 156
温心肾之阳,补心肝之血加化痰宁心,一诊治愈经乱半年及心悸 159
肥人崩漏,健脾化湿、祛瘀扶正为治 162

寒痹，经前出现，温肾阳、通经络更配合经期用药 165
解铃还须系铃人，中药加继续哺乳治愈哺乳期乳房变形 4 个多月 169
多重病因 2 年未孕，服中药 4 个月后成功受孕，兼记孕后及产后调理 172
全身皮肤红疹，湿热内蕴，外溢肌肤 180
皮肤剧烈瘙痒色红，脉诊方查清病因者 185
痰瘀交阻（四肢感觉异常）案 189
异病同治，受凉后则腰冷且便泻，身起湿疹同时得到治疗 192
从肝论治 10 余年皮肤异常感觉 196
大补阴丸治疗皮肤红斑伴瘙痒 200
三诊治愈 20 余年唇干燥开裂疼痛之症 203
火热包裹寒湿合病之疹 208
天王补心丹为主方治疗心慌乏力 211
二诊治愈 10 余年的重度汗证 214
耳鸣 3 个月（肝阴亏虚，肝阳上亢），一诊而愈 217
内伤外感同治，治疗耳鸣 219
继承中创新，一诊治愈 8 年的梅核气 223

下篇

从养胃阴治疗横结肠癌术后胃阴亏虚重症并谈开去 228
胃癌前状态，以“既病防变”理念进行治疗后，逆转病势 234
胃脘痛，肝胃不和证（慢性糜烂性胃炎） 240
既病防变，纯中医半年治愈肠道多发性息肉 242
食管鳞癌术后重度反酸、呕吐、腹痛伴重度衰弱的中医诊疗 247
温肾阳、清湿热治疗真菌性食物中毒后长期腹痛泄泻 251
反复发热、头昏痛 1 周，药后 1 次降温 255
2 剂药基本治愈 8 年的顽固痤疮 258

腰背腹部大面积带状疱疹，从肝胆火热治......261
带状疱疹，循行手太阳小肠经......268
沿肺经循行的带状疱疹，附述锻炼身体的一些要点......274
较严重的带状疱疹后神经痛的有效治疗方......282
二诊治愈慢性肾小球肾炎后尿隐血阳性6年......288

杂文

木香顺气丸的奇妙运用......294
医学自始至终是一门社会学......300
简析《易经》对中医学“治未病”思想的理论指导......302
从“过犹不及”谈《论语》中庸思想对中医的影响......308
读张从正《儒门事亲·杂记九门》，也聊聊古今医师之日常烦恼......310
收获中医小粉丝一枚......312

附篇

顽固性痛经治验3则......316
肥人崩漏治验......322
顽固性皮肤瘙痒论治验案4则......328
健脾和胃、疏肝解郁治愈2年多食后饱胀伴头晕汗多......335
复法治疗着痹（类风湿关节炎）......338
辨治顽固性不寐验案3则......341

后记......345

总论

第一章

中医各家学说的实践价值

一、中医各家学说的学科特色

中医各家学说，以下均简称各家学说，是中医的一门特色课程，这是一门研究历代名医学术思想，临证经验与特色兼及中医学术流派与中医学说的一门课程。其中的各家，指的是中医历史上有重大影响的为大家所公认的著名医家。所以，各家学说所研究的医家，必定是理论造诣较深、学术观点突出、临证经验丰富、用药独具特色并且为大家所公认的医家。这些著名医家，都在不同的历史时期，对中医学的发展起到了较大的推动和促进作用。

中医学的起源，可以追溯到原始社会，当时的人们，为了在恶劣的生存环境中活下来，有了基本的卫生保健知识，并且，人们在不断寻找食物的过程中，无意或有意地发现了一些药物的性能，逐渐积累起对一些药物的认识，在生产生活实践中，逐渐摸索出了如砭石、针灸、按摩、热熨法等外治法。这些认识和方法，虽然粗浅，但因为是通过人体亲身感受所获得的认知，所以也是极真实可靠的，为中医药之后的发展打下了坚实的基础。之后，在夏商西周春秋时期，中医学处于经验积累和医学理论萌芽的时期，再之后，到了战国、秦、汉、三国时期。此时，中医的四大经典《黄帝内经》《黄帝八十一难经》《神农本草经》和《伤寒杂病论》出现，明确具体的论述了中医学的基本理论、诊断方法、辨证原则、治疗法则、药物理论、配方理论、预防思想等，提示中医学已经形成了学术体系。在之后的两晋南北朝以及隋唐时期,中医学都处于实用经验发展时期,医药著作激增,以实用的临证医药著作为主,且临证专科著作纷纷出现。经历了约七百年的实用经验的发展,到了宋金元时期。此时,中医进入了理论总结与探索的时期,这是一个极关键的时期,以北宋为始。此时的统治阶层大力提倡儒学,着重文治、重用儒臣,文人地位得到提高。儒家伦理纲常盛行、知医成为风尚,医成为仁术,知医为孝。还有许多读书人受范仲淹“不为良相、当为良医”之言感召,弃仁从医。儒医的出现,提高了中医学理论与临床发展的速度。而此时的儒学内部出现了不同的学派,各自提出了不同的理论和思想主张,呈现出流派众多,百家争鸣之势。受其影响,中医界出现了许多具有革新思想的人士,“古方不能今用”逐渐成为一种见解和共识。加之此时各医家所处社会环境及疾病发生情况不同,临床经验不断总结的基础之上,理论企待升华,故而在中医历史上,宋金元时期,出现了学派争鸣和各家学说,并形成了不同的学派,为之后明清时期中医学说和学派进一步发展,最后建立了中医完整的学术理论体系打下了基础。而在中医学发展的过程中,历代名医,在继承中医学术体系的基础上,结合自己的临床实践与经验,纷纷提出新的学术观点,促进了中医学发展与进步。可见,从学术思想的发展层面来讲,历代名医们在学说理论及临证实践上所进行的争鸣和创新史,实际上就是一部中医学术思想的发展史。

所以,基于研究历代名医学术思想、临证经验及用药特色为主的中医各家学说,是一门理论与临床相结合的研究性的而且是偏于临床提高性的学科。此课程因为涉及探讨历代名医的生平简介、学术著作、学术渊源、学术论点、治疗法则、代表方剂、临床验案等,故而理论性和研究性非常突出。而历代名医都是在继承中对经典的补充与发挥,《中医各家学说》中对医家的学术思想、临证经验等,尤其是医家在某一领域中的先进性、创新性等,都有着深入系统的阐述,这些都有利于掌握中医理论的学术内涵,从而更好地进行理论创新和临床实践。所以,其对于中医理论与临床的提高性也是很明显的。另外,其还具有综合性、学术性和实用性这些特点,是中医的特色学科。中医各家学说的综合性,是由中医的特色所决定的。中医根植于中国传统文化,中国古代哲学、历史、地理等学科对中医学的影响是非常大的，其中以中国古代哲学的学术渗透最为显著。而“中医各家学说”涉及多门学科，社会政治因素、地域环境、科学技术与文化、疾病流行与防治、中医基础理论与临床各科等，都与“中医各家学说”密切相关。所以要研究好中医各家学说，必须博览群书、广涉多家，才能取得较好的研究成果。这个研究过程中所体现的学术性，毋庸置疑。而中医作为一门医学，自始至终的目的，都是为临床服务的，所有的理论研究成果，不是夸夸其谈，而是都必将应用于临床，这便是其实用性。

最关键的是，“中医各家学说”对于医家学术思想与临证经验的研究，是基于医家原著基础上的研究，所以其是原汁原味的医家学术经验的内容，其将最接近医家的原创思路和学术经验形成过程的逻辑推衍，这些，对于掌握医家创新性思维的实质内容，提高对医家学术经验的领悟，都有着极好的推动。

“中医各家学说”的以上性质，决定了其在中医学中的地位以及其所担当的责任。我们可以认为，“中医基础理论”“中药学”“方剂学”“中医诊断学”“黄帝内经”“伤寒论”“金匮要略”“温病学”，以及“中医内科学”“中医妇科学”“中医儿科学”“中医外科学”等这些中医临床各科课程，给中医学子们提供了一套完备的、同时也是初步的学术体系构架，是足以应对常见疾病的。我们简称之为“常法”。但是，人体有其复杂性，比如体质、性格、受到教育的不同等，以及气候条件的变化、地理环境的不同等等因素，都导致临床疾病的发生有其多样性、复杂性。我们常常给学生形容为“患者都不乖，很少按照书本来生病”。这样，为学生提供一个“常法”之外的“变法”，是极其关键和必须的，而提供此“变法”的学科，正是“中医各家学说”。如在李成文主编的《中医各家学说》教材中，就采用以点带面、纵横结合的方法，增强了理论与实践的系统性。如在“刘完素”一章中“治疗火热病的方法”处，列举了从《黄帝内经》时代起一直到清代的王清任，针对不同的病机，采取了不同的治疗思路与方药来治疗火热病，深刻体现了临床的复杂性、多样性，以及中医名家思辨的多样性与灵活性，为学生们展示出一幅同病异治的多彩图画，使学生们在学习医家们学术思想的同时，也开拓和启发了学生们的思路，提示同学们在应对临床情况时，应多方思考、善于变化。这样的例子，在“中医各家学说”课程中，有很多的展示。当然，这也要求学生们有扎实的理论基础和一定的临床实践经验。所以，这一门课程，是公认的中医学课程中难教难学的课程，一直都是开在学生学习的最后一个学期进行，目的，就是尽量在学习完各科课程之后，再进行理论与临床的提升。

在此也借机致谢河南中医药大学李成文教授，在我们参加他所主编的《中医各家学说》第 1 版、第 2 版教材的研讨过程中，他对中医各家学说的理论研究对我很有启发，而他对学术理论研究孜孜不倦精神更是我学习的榜样。

二、中医各家学说的基本特点

历代名医的学说，因其所研究的主旨的不同，如璀璨的明珠，各具特色。不过，其基本的特点，却有其共同性，即继承性、发展性、批判性和局限性。

1. **继承性——理论继承**　这是中医学术上的一个重要特点，即历代医家均有明显的理论体系上的继承性。

继承性并不是仅指师承和私淑关系，而是指中医基础理论体系上的继承。中医学是一门极其特别的学科。一般的学科的历史只有一定的可贵的、供参阅的历史价值，而无现时的实践性、可用性，而中医理论体系的特点决定了中医文献的沿用性、今用性和现实意义特别突出。历代名医都是在学习中医古典医籍的基础上，通过临床实践总结经验，并不断地进行学术争鸣，达到从继承中发展，从发展中创新，创立的各种学说和理论。

2. **发展性——发展创新**　历代医家均是在继承中医基础理论体系内容和吸收各家之所长的基础上，或补前人之未备，或提出自己的创见，不断地进行发展创新。正是因为各家学说的创新性，中医学才不断地产生新的理论和治法，不断地走向成熟与鼎盛。

3. **批判性——学术争鸣** 历代医家在继承理论和临床实践中，发现了前人不足或错误的东西，在分析总结的基础上，大胆地提出不同的见解，这就是学术争鸣。正是学术争鸣，推动着学科走向发展与成熟。

4. **自身局限——局限性** 任何一个医家，任何学说和学派的产生，都是受到当时各种条件制约的。这种学术上的局限导致他们都有其自身的局限性，正是因为这种局限性，催生着新的理论和学说的产生。

三、古代各历史时期代表医家的主要学术思想及对后世的影响

中医药学的发展史，是一部一脉相承、绵延数千年一直未曾中断的医药知识、文化及文明的发展史，是世界医学史上所罕见的。在此过程中，名医辈出。他们在继承前贤理论与实践经验的基础上，结合个人的研究与临床，纷纷提出新的学术观点，这些学术观点，或阐发补充前人理论，或总结临证治疗经验，或与前贤争鸣，或独创新说，都在不同程度上促进了中医药学的发展与进步。所以，我们可以说历代医家在学术思想上所进行的争鸣和创新，实际上就是中医学术思想的一部发展史。

下面，就古代各个历史时期代表医家的主要学术思想及对后世的影响进行一个简略的介绍，以利于读者对医案中会涉及的名医们有一个基本的了解，同时，也对中医药学在各个历史时期所体现出的学术特点有一个轮廓性的认识。

中医药学起源得很早，早在远古及公元前 21 世纪的原始社会，人类为了生存下来，在生产生活实践中，逐渐有了最早的卫生保健知识，并且有了对于一些粗浅的药物知识，其中以植物药为主。另外，此时，也有外治法如针法、灸法的出现，出现有最早的原始医疗工具砭石，另外，同样在

生产生活实践中，原始的热熨法、按摩等外治法也出现了。虽然这个时候的中医药学，其特点是原始的医学，但是，也拥有着传说中的医学人物如伏羲、神农及黄帝等，其中，尤其以神农尝百草的故事最深入民心。实际上，此故事折射出的是当时的人类祖先，在寻找食物的过程中，或被动或主动地认识药物的实践过程。我常常告诉学生说，一个“尝”字，有着极深的内涵，一是这个过程很艰辛。因为常常会遇到有毒的物质而出现不良反应，传说中就有神农“一日而遇七十毒”之说，而且传说中，神农也是因误服断肠草而不及救治后去世的；二是这个过程很漫长。药物的发现以及对其特性的掌握，需要经过长期的实践与摸索，即使原始人类接触最多的植物药，也必然要经过漫长的过程；三是这个结果很可靠。虽然是原始社会时期，中医药学处于起源时期，其特点为原始的医学，但是因为这些药物知识是来自生产与生活实践，其完全是依赖纯人体实验得出来的结论，所以虽然原始，却也是极可靠的结论。所以中医药学，从奠基之初，就有着极重要的一点，就是拥有着极可靠的基石。

到了夏商西周春秋时期，中国处于奴隶社会时期，这个时期的中医药学，处于经验积累和医学理论萌芽时期。在这一千多年里，随着社会生产力水平和理论思维水平不断提高，医药经历了从长期愚昧状态中脱胎出来的历史过程。医药卫生知识处于积累与提高阶段，医药经验逐渐丰富，为之后医学理论体系的建立创造了条件。这个时期的代表医家，以春秋时期的秦国名医医和和医缓作为代表。不过，有关他们的故事，因是记载于非医学文献中，比较简略，部分还带有神话色彩，但也让我们一窥当时医家们高超的诊疗技术。如医和的“六气致病说”，成为后世病因学说的萌芽；而医缓奉命为晋侯治病的故事，让我们感叹其诊断技术高超的同时，也使“病入膏肓”成为中国文化史上的著名典故，同时，也说明了当时的治疗方法，已包括有灸、针和药物治疗 3 种方案了。到了战国秦汉三国时期，中医“四大经典”出现。“四大经典”中明确具体的论述了中医学的基本理论、诊断方法、辨证原则、治疗法则、药物理论、配方理论、预防思想等。这些，都标志着中医学术体系的形成，此时期也成为中国医学史上的第一次高峰。这个时期的代表医家，人才辈出，除了“四大经典”中《伤寒杂病论》的作者张仲景，还有战国时期精于望诊、切诊的扁鹊(扁鹊也是我国历史上第一个有正式传记的医家)。另外，西汉时创制了我国现存最早医案“诊籍”的淳于意，东汉时精于针术的郭玉以及发明五禽戏、麻沸散并给患者施行麻醉后进行腹部手术的外科鼻祖华佗等，都是这个时期的代表医家，在我们惊叹他们近于神仙的诊疗技术的同时，也感叹古人的智慧，同时，也深深遗憾扁鹊与华佗的著作未能传世所带来的巨大损失。之后的魏晋南北朝时期，社会长期处于动乱割据的状态，学术思想领域也较纷杂，在这样的文化氛围中，医药学在脉学、针灸学、药物方剂、伤科、养生保健等方面取得了一定的成绩。此时期的代表医家，有撰写现存最早的脉学专著《脉经》并整理编次《伤寒论》的王叔和，有撰写现存最早针灸学专著《针灸甲乙经》的皇甫谧，有撰写第一部治疗急症为主的综合性医著《肘后救卒方》的葛洪，还有撰写现存最早外科专著《刘涓子鬼遗方》的刘涓子等。另外，还有撰写我国历史上第一部临床百科全书《备急千金要方》的孙思邈，撰写现存最早伤科专著《仙授理伤续断秘方》的蔺道人，撰写现存第一部妇科专著《经效产宝》的昝殷等，都是魏晋至唐时期的代表医家。他们在中医学术体系形成之后，将中医理法方药的基本理论运用于临床各科，并进行总结，撰写出各个学科的专科著作，使这个时期的医药著作体现出以实用的临证医药著作为主、临证专科著作纷纷出现的特色。此时期的名医们以他们在各个专科突出的贡献，使中医学进入实用经验发展时期。由于唐代国家重归统一，国力强盛，经济政治文化均形成了一种空前辉煌的气势，中国医学在这一时期得到了全面的发展，故而，隋唐时期又成为中国医学发展史上第二次高峰。经过这个时期后的宋金元时期，儒学内部出现了不同的学派，流派众多，百家争鸣，各自提出了不同的理论和思想主张。哲学家们这种敢于怀疑历来奉为神圣的经典、对旧有文化持一定分析的态度，也影响到医学界。另外，各医家所处社会环境及疾病发生情况不同，也促进了中医学术的交流与争鸣，故而这个时期，出现了学派争鸣和各家学说。在《四库全书总目提要》中，有“儒之门户分于宋，医之门户分于金元”之著名论断。另外，经过晋到唐实用经验发展时期后，中医在临床方面的经验有待总结、理论企待升华。故而此时期的著作中,有着独特的著书风格:即无论官修与个人著作,都有着加深理论讨论的内容。医家们对医理、药性开始展开了多方面的探索,论述内容主要在于追索原因和道理,不再只满足于记录经验和结果。另外,著书专科化、专病化和专题化的倾向比较明显,论述问题也表现出由博返约的倾向。这些都是这个时期的学术特点。这其中,最有代表性的医家为金元五大家。其中,以刘完素为首的河间学派,大倡火热学说,对于六气病机中的火热病机进行了深入的探讨,提出了寒凉为主的治疗原则。受其标新立异,勇创新说的影响,后世张元素、张从正、李杲、王好古、罗天益、朱震亨等金元著名医家纷纷提出新的学术主张与见解,成为后世所说的易水学派、攻邪学派、丹溪学派等中医著名的学术学派的鼻祖。他们提出的不同的学术主张,极大地推动了中医理论的发展,在中国医学史上具有重要的地位。同时,他们这种勇于创新的学风,也开创了中医学术讨论、交流和争鸣的先河,为明清中医学的发展、成熟奠定了坚实的基础。其中,尤其以刘完素的贡献最为明显。其改变了从唐代至北宋期间重方药收集、轻理论研究,导致中医徘徊不前的局面,使中医学跃上新台阶,促进了中医基础理论与临床医学的迅猛发展,开创了金元时期新学肇兴,百家争鸣的新局面。当然,此时代中,还有伤寒学派的许叔微、朱肱、成无己、庞安时等,以及在外科和妇科方面均有卓越成就的陈自明、在儿科方面作出巨大贡献的钱乙等,都在不同的层面推动着中医学的发展。到了明清时期,中医学的发展出现了两个主要的方向:一是传统延续方面,中国医学达到了又一个新的高峰,相对完善了学术体系。另一方面,则是出现很多创新性的理念与成果。明清时期的名医,更加呈现人才辈出的态势,如温补学派的薛己、张介宾、赵献可、李中梓等,一改因金元时期医家用药多偏寒凉,后世医家学不得法、滥用寒凉,导致很多患者阳气受到重创的情况。他们强调要重视人体的阳气,用药崇尚温补;另外,明清时期社会相对安定,经济发展,人口流动增加,导致瘟疫肆虐,从而催生了温病学说的产生。以吴有性、叶桂、薛雪、吴瑭、王士雄等为代表的温病学派的医家们,针对外感温热病进行了多层面多角度的研究,直接导致了卫气营血辨证理论体系和三焦辨证理论体系的创立。这些温病名家也促使明末时方开始的温病学说，到了清代中叶就迅速走向成熟。除了以上医家对于中医学的发展有着重要的贡献，还有撰写药物学巨著的李时珍，撰写《证治准绳》的王肯堂，在针灸发展史上具有相当影响的《针灸大成》的著者杨继洲，以及儿科的万全，外科正宗派的陈实功、全生派的王维德、心得派的高秉钧，以及崇尚解剖生理、撰写《医林改错》且在瘀血学说方面作出重大贡献的王清任等，都对中医学传统学术思想走向高度成熟与完善、创新趋势多彩纷呈的局面，起着推动的作用。

中国医学史，记载着伟大的中华民族数千年来对人类的繁衍昌盛和医疗保健事业作出的巨大的贡献，也向世人展示了其深邃的文化底蕴、独特的理论体系、科学的理论内涵和卓著的临床效验。而历代名医正是这漫漫历史长河中的杰出人物。他们以高超的医术、渊博的才学，以及非凡的智慧和大家的风范，推动着中医学的发展。可以说，一部中医学，就是名医学术思想和临证经验的总汇，他们在中医发展的历史长河中，如一颗颗的明珠，闪耀着璀璨的光辉。

第二章

中医经典及各家学术精髓的再挖掘

此处所说的经典，主要指中医学发展历史上，在战国秦汉三国时期出现的《黄帝内经》《神农本草经》《黄帝八十一难经》《伤寒杂病论》四部对后世有着重大影响的经典著作。此四大经典的出现，标志中医学术体系的形成。而之后，在中医学的发展过程中，历代名医，或承师说，或自我感悟，并结合自己的临床实践与经验，纷纷提出新的学术观点，或阐发补充前人理论，或总结临证治疗经验，或与前贤争鸣，促进了中医学发展与进步。这些学说，经后世研究学者们的整理，成为了今天的中医各家学说。而形成中医理论体系的经典著作与各家学说的关系，即是源与流的关系。四大经典是源，而各家学说是流，源是流的根据，流是源的发展。流比源更丰富、更全面，但同时，流又离不开源。《黄帝内经》等经典著作与中医各家学说就是这样一种源与流的辩证关系。

一、浅探《黄帝内经》对历代名医学术思想的影响

（一）概论

先秦两汉时期，是中医学理论形成的重要历史阶段。这一时期流传下来的医学著作，是十分珍贵的医学宝藏！这个时期所产生四部经典医著，包括《黄帝内经》《黄帝八十一难经》《神农本草经》《伤寒杂病论》，

标志着中医学术体系的建立！这四部医著，在中医发展史上起到重要作用，具有里程碑的意义。本章节重点阐述的，是其中的《黄帝内经》。

《黄帝内经》全面总结了秦汉以前的医学成就，内容丰富，从理论、病证、诊断、治疗到养生、针灸等都有详细的记述。其注重整体观念，重视脏腑经络，系统地运用阴阳五行学说分析人之生理、病理，并进行辨证论治。中医学的两个基本特点：整体观念和辨证论治，在《黄帝内经》中均有充分反映。这部巨著的产生，形成了中医学的理论原则，标志着中医基础理论的初步确定。秦汉以后虽然医学有所发展，但在基本原理上未能超越《黄帝内经》范畴，直至今天，在中医临床实践中，仍有很大的现实意义，这也是其成为经典的缘由。这其中，其对后世的巨大影响，体现在对历代著名的医家和有创见的医学流派，都有着极大的影响力。这些医家的学术渊源方面，都离不开《黄帝内经》的基础理论。

秦汉时期的医圣张仲景，“勤求古训，博采众方”，深入研究“《素问》《九卷》《八十一难》《阴阳大论》《胎胪药录》”等，结合自己的认识及临床经验，著成《伤寒杂病论》，成为我国医学史上的又一部经典巨著，为我国临床医学的发展奠定坚实的基础。此书一直指导着后世医家的临床实践，其用六经辨证治疗外感热病，以脏腑辨证治疗内伤杂病，成为后世医家辨证论治的典范。

秦汉之后，无数医家对《黄帝内经》进行了继承发挥，见解独到，各有创新。或验之于病，或载之于简帙，更有集大成者，博采众长，融会贯通，自成一派。其中，以金元四大家最为醒目。他们敢为人先，在继承中自有发挥，创新思想、大放光彩。但若溯其本源，则必宗于《黄帝内经》。如刘完素从《素问》所载“病机十九条”出发，以其中“火”的病机占五、“热”的病机占四为首先的出发点，指出火热病致病的情况是很多的，并以其中《素问·调经论》的学术思想为源泉，提出玄府气液说，引申出“六气皆从火化”“五志皆从火化”论，成为著名的河间学派。而张从正据《素问·阴阳应象大论》的“其有邪者，渍形以为汗。其在皮者，汗而发之”立其汗法，以《素问·阴阳应象大论》“其高者，因而越之”立其吐法，以《素问·阴阳应象大论》“因其重而减之”“其下者，引而竭之，中满者，泻之于内”立其下法，提出“天邪可汗而出，人邪可涌而吐，地邪可泻而出”之攻邪三法。更有李杲著《脾胃论》。其中基础理论的阐述部分，必引《黄帝内经》脾胃之理以为证。朱震亨提出“阴不足”，亦是援《黄帝内经》阴阳变常而为机。

及至明清时期，温病流行，温病学家在《黄帝内经》《伤寒杂病论》及刘完素等医家学术思想的基础之上，吴有性首创“疠气”学说；叶桂继伤寒六经辨证体系后，创卫气营血辨证；吴瑭再立三焦辨证，与卫气营血互为经纬。自此温病之辨证体系逐步完善，温病的理法方药有了完整的体系。

到中华人民共和国成立后，中医名家辈出，更有百家争鸣、百家齐放之势。如任应秋、方和谦、郭子光、李可、刘渡舟、胡希恕、邓铁涛、任继学、周仲瑛、裘沛然、路志正等等，凡立论之篇，都会详说与《黄帝内经》之渊源，从之汲取之理论基础等，不可一一细说，但均跃然纸上、影响于字里行间。

所以，《黄帝内经》作为医之始祖、“医家之宗”，地位是非常崇高与重要的。其对后世中医学的发展具有深远的影响。

（二）刍议《素问·调经论》对刘完素玄府气液说的引领

刘完素，字守真，号通玄处士。金代河间（今河北河间县）人，金元四大家之一，河间学派创始人。其幼年家贫，但自幼聪明，博学多识，因母病，三次延医不至，不幸病逝。此事对其影响极大，一是其有感于此，立志学医；二是其成为名医之后，金廷曾多次请他做官，他均觉百姓更需要一位医师而婉拒，朝廷无奈，赐号“高尚先生”。其阅读医书，尤其对《素问》很感兴趣。据记载他学医从 25 岁开始，一直都对《黄帝内经》深研不止，一直到 60 多岁，朝夕研读，爱不释手。数年后，对《素问》的研读有了很多心得和体会，并据此撰写了许多医书发行于世，如《素问玄机原病式》《黄帝素问宣明论方》《素问病机气宜保命集》等，均直接冠《素问》之名于首，可见《黄帝内经》对其影响之大。他作为金元四大家之首，河间学派的鼻祖，对后世医家产生了不可低估的影响。其后的攻邪学派和丹溪学派均导源于河间学派，而其学术理念以及寒凉为用的治疗大法，对温病学派也产生了极大的影响。所以，虽然中国医学史上的有名的医家极多，但刘完素的地位尤其重要。我常常给同学们讲的一句话就是：幸好当初刘完素没有去做官，否则中国医学史要重新写！

刘完素如此看重《黄帝内经》，是因为他认为《黄帝内经》这本书“得其理者，用如神圣；失其理者，似隔水山，其法玄妙，其功深远”。刘完素此言的确是有感而发。因为其学术思想核心“火热论”的学术渊源，即来自《素问·调经论》的思想。

《素问·调经论》中讨论有“阳虚则外寒”的原因，是因为“阳受气于上焦，以温皮肤分肉之间。今寒气在外，则上焦不通，上焦不通，则寒气独留于外，故寒栗”；又再讨论“阳盛生外热”的原因时，岐伯曰：“上焦不通利，则皮肤致密，腠理闭塞，玄府不通，卫气不得泄越，故外热”。这两段话，言明了为什么受寒后会有寒栗、又会有外热：一方面，诸阳之气，均承受于上焦，以温煦皮肤分肉之间。现寒气侵袭于外，使上焦不能宣通，阳气不能充分外达以温煦皮肤分肉，如此则寒气独留于肌表，因而发生恶寒战栗。另一方面，上焦不通利，可使皮肤致密，腠理闭塞汗孔不通，如此则卫气不得发泄散越，郁而发热，所以发生外热。当然，这段理论，要注意与后世之“阳虚生外寒”是指因阳虚而畏寒、“阳盛则热”是因阳热亢盛而发热的机理进行区别。

这段话一放一千多年，到了刘完素时，他据此提出了他的“玄府气液说”。首先，《调经论》中的“玄府”，一般人都认为是单指汗孔。刘完素则认为这个“玄府”大得很，不是单纯的一个“汗孔”那么简单：“玄府者，无物不有，人之脏腑、皮毛、肌肉、筋骨、骨髓、爪牙，至于世之万物尽皆有之”，也就是说，刘完素认为这个“玄府”是气液运行的通道，是气出入升降之道路门户。接着，刘完素指出，正常情况下，人体的荣卫、气血、津液在人体脏腑、皮肉、筋骨的玄府中是呈一正常运行的生理状态，其称之为“气液宣通”。而如果有各种原因的干扰，导致玄府这个气液运行的通道不那么通畅了，就会产生一系列的病变。

通过“玄府气液说”，刘氏在论述外感与内伤火热病机中，提出了一个基本的病理状态，其称之为“阳气怫郁”。“郁，怫郁也”。刘完素认为各种原因，如六淫的侵袭或者五志太过等原因，都会扰乱人体的气机，使人体气机阻滞，从而导致玄府不通。这种结滞壅塞的状态，就是“阳气怫郁”。郁则会生热，所以六淫的侵袭或者五志太过等因素都会导致人体火热内生。而火热产生之后，因为热会导致一种如火炼物的状态，使物体更加紧密地结合在一起而不能分开，所以会导致郁而闭塞不通的状态，从而使玄府闭密，人体气机阻滞，则人体的气液、血脉、营卫包括精神都不能进行正常的升降出入的活动，就会产生多种火热病变。“所谓热甚则腠理闭密而郁结也。如火炼物，热极相合，而不能相离，故热郁则闭塞而不通畅也。”(《素问玄机原病式·热类》)可见，刘完素认为“阳气怫郁”是火热病变的发病和转化过程中的一个重要病理环节，各种症状均是由于气机阻滞紊乱演变而来。这样，在火热病的发生与发展过程中，其强调了有一个重要的病理环节:“阳气怫郁”。这样，其治疗火热病时，针对此环节进行用药，便大大提高了治疗火热病的效果。

刘完素的“玄府气液说”“阳热怫郁说”均是为热病服务的。其在针对“阳气怫郁”这个环节进行治疗时，相应地提出了宣、清、通三法亦即辛、苦、寒药同用的法则，从而形成了其治疗热病善用寒凉，主张开发郁结，宣通气液的特色。

可见，刘完素学术思想的一大特点:寒凉为治的重要特色，来自其“阳热怫郁说”，而此学说是建立在“玄府气液说”的基础上的。此学说之所以能形成对人体生理、病理的独特见解，来源于刘完素对《素问·调经论》中原文的独特理解。《黄帝内经》对历代名医学术思想的影响可见一斑。

(三)刍议《黄帝内经》对张从正攻邪思想及祛邪三法的引领

张从正，字子和，号戴人。金代睢州考城(今河南兰考县)人，攻邪学派创始人。他论病观点强调“因邪致病”，认为疾病的发生与发展，在正与邪两方面的因素中，更加强调邪气是起着关键作用的一方。故而治疗疾病以祛除邪气为根本大法。他指出，虽然“邪之所凑，其气必虚”，但不能因为有正虚就盲目予补正之法。因滥用补法，常导致真气未能受益时邪气已经蔓延而不可制止。补法，只适合于那些“脉脱下虚”，没有邪、又没有积聚的患者，才可以用。可以说其攻邪理念，来自其论病观点。而其论病观点的核心思想，正是来自《黄帝内经》。他曾指出：“《灵枢经》谓：刺与污虽久，犹可拔而雪，结与闭虽久，犹可解而决去。”

张从正著名的汗、吐、下三法，也是依据《黄帝内经》中重要的治疗原则而立的。张从正认为天地各有六气，人有六味，一旦太过，都可以成为邪气，使人体的上、中、下三部发生病变。由于三邪造成发病的部位和症状各不相同，治疗上宜采用“就近祛邪”的方法以祛邪，从而有了其著名的汗、吐、下三法。

其首先认为三法可以兼众法。他指出，《至真要大论》篇中，所论运气所生诸病，分别用酸、苦、甘、辛、淡、咸等作为治疗大法，而辛、甘、淡三味为阳，酸、苦、咸三味为阴。辛、甘，能发散，是汗法；淡，能渗泄。泄是下法，而渗为解表归于汗法；酸、苦、咸，能涌泄，涌是吐法，泄为利小溲归于下法。张从正从以上治疗大法的最终归属，得出其结论：“圣人止有三法，无第四法也。”

而张从正汗、吐、下三法所包含的治法、实施的适应证、祛邪的途径，更是直接来源于《黄帝内经》的理念。其汗法，指的是凡是能疏散外邪，从表而出的方法，均属于汗法。不局限于解表，其他“灸、蒸、渫、洗、熨、烙、针刺、砭石、导引、按摩，烧地、暖室、置火、汤蒸于床下等，凡解表者，皆汗法也。”此法的立论根据，是张从正认为风寒暑湿邪气伤人，多入于皮肤而未深入，最迅速的治法就是发汗。而此理论的来源，则是来源于《素问·阴阳应象大论》所言：“其有邪者，渍形以为汗。其在皮者，汗而发之。”另外，《黄帝内经》有刺热的方法，即《灵枢·九针十二原》所称“热则疾之”的刺邪原则，即通过用针刺的方法来使热邪得以外出，达到刘完素所言的开玄府而逐邪气的目的，和汗法的道理是一致的。这个理念，也指导着张从正在其汗法中包含有针刺、刺血、砭石等法。其吐法，指的是具有催吐等上行作用的治疗方法，促使停留在咽喉、胸膈、胃脘等部位的痰涎、宿食、毒物等排出。包括服用催吐药、引涎、漉涎、嚏气、追泪等多种方法。其立论根据，同样来自《素问·阴阳应象大论》之“其高者因而越之”。而下法，则指的凡能通达气血、祛除邪气，使之从下而行的多种治法。包括催生、下乳、磨积、逐水、破经、泄气等法。其立论依据，还是来自《素问·阴阳应象大论》之“因其重而减之”“其下者，引而竭之，中满者，泻之于内”。

可见，张从正无论是攻邪理论的指导思想，还是祛邪三法的立论依据，以及祛邪三法的适应证、包含的治疗方法以及祛邪的途径等，均来自《黄帝内经》的基础理论。《黄帝内经》对张从正学术思想上的影响是极直接的。

（四）刍议《黄帝内经》对李杲脾胃内伤学说的引领

李杲，字明之，晚号东垣，宋金时期真定人（今河北正定县），金元四大家之一。李杲学医之始，其师张元素为其撰写的教科书，即以《黄帝内经》为主要基础理论。故而李杲的著作中，也是每论必引《黄帝内经》原文为依据。《黄帝内经》对李杲学术思想的影响是极直接。

《黄帝内经》中有不少关于脾胃生理、病理的论述，以及脾胃与机体的关系的讨论，但散见于各篇之中。李杲从脾胃学说的角度出发，将其系统化，并将《黄帝内经》中关于脾胃主水谷精微运化，主肌肉，为气血化生之源等论述引为己用，撰成《脾胃论》，奠定了脾胃学说理论的基础。此书较系统、深刻地反映了李杲的学术思想，同时，也标志着脾胃学说的创立。《脾胃论》的上卷，更是直接引用《黄帝内经》的原文论述了其脾胃论的主要观点及治疗方药。

李杲脾胃学说中，最具创新性的内容，是其创立的脾胃内伤学说，而此理论也来源于《黄帝内经》的篇章。在《素问·调经论》中，黄帝问“阴虚生内热奈何？”时，岐伯曰：“有所劳倦，形气衰少，谷气不盛，上焦不行，下脘不通，胃气热，热气熏胸中，故内热。”这应该是脾胃内伤热中证的最早的论述！这段文字指出：过度劳倦会损伤到脾，脾虚不能运化，必形气衰少，也不能转输水谷的精微。这样的结果是上焦不能宣发五谷气味，下脘不能受水谷之津。胃气郁而生热，热气上熏于胸中，因而产生内热的感觉。只不过，此处用的名称为“阴虚生内热”，而不是李杲所言的“气虚发热”。名称虽不一样，但实质是一致的，都是因为脾胃内伤之后脾虚导致上焦不行，下脘不通，胃气郁而生热，发热熏于胸中导致的，所以李杲用“热中”一词以强调其病位。

另外，李杲治疗脾胃内伤热中证时所采用的治疗大法“劳则温之”“损者温之”，同样来自《黄帝内经》，并在此治疗大法的基础上，针对脾胃内伤热中证，李杲提出了其著名的甘温除热法。即以甘温之剂，补其中升其阳，使脾胃之气升发，元气随之得到很好的补养后，元气转为充盛之态。元气旺则阴火消，燥热也随之而去。李杲还据此创立了临床上非常著名的补中益气汤。

另外，不仅在理论上，在其临床诊治过程中，李杲都是在诊断辨证后，“则又历谓其《难》《素》诸经之旨，以明其证之无差，然后执笔处方”。《黄帝内经》对李杲的影响可见一斑。

二、各家学术精髓的再挖掘

（一）从张从正“药邪”理论讨论当今的应用思路及案例

张从正的著作《儒门事亲》收集了张从正平时撰写的论文以及其弟子麻知几、常仲明对其学术思想和临床经验进行总结的论文。张从正论病首重邪气，认为疾病的发生是因为有邪气的存在引起的，疾病的加重等原因也是因为邪气没有祛逐出去造成的。故而治病力主攻邪，认为邪去而正气自复。在病邪方面，张从正认为邪气包括天、地、人三邪。此外，他还十分重视七情所伤的内因致病和治疗失当所造成的药邪，指出这些致病的内外因素，都是值得临床注意的。其中，他明确提出的“药邪”一词，发展了“药邪”致病论，丰富了中医病因学的内容，这也是张从正对于中医的一个贡献。

“药邪”一词的提出，首见于《儒门事亲》卷六《痿》：“宛丘营军校三人，皆病痿，积年不瘥。腰以下肿痛不举，遍身疮赤，两目昏暗，唇干舌燥，求疗于戴人，戴人欲投泻剂，二人不从，为他医温补之药所惑，皆死。其同疾有宋子玉者，俄省曰：彼已热死，我其改之。敬邀戴人，戴人曰：公之疾，服热药久矣，先去其药邪，然后及病邪。"张从正明确提出了"药邪"一词，发展了"药邪"致病论，丰富了病因学的内容。

那么，"药邪"是怎样一种特殊的邪气呢？对此，中医的认识有着怎样的发展、以及都是如何应对的呢？本文将就此进行相应的讨论。

"药邪"是指由药物偏性或运用不当所产生的一种致病因素。药物偏性包括四气、五味、升降浮沉、有毒无毒等方面。各种药物都有一定的偏性，药物治病就是利用这一偏性，但如滥用药物，或者不适当地多服、久服药物，都会有损机体的健康。

实际上，早在商周时期，人们就对"药邪"有所认识，如《周礼》所载"医师聚毒药以共医事"，已经提到"毒药"的称呼。到了《神农本草经》时，这本我国现存最早的药物学专著提出了药物有"有毒"与"无毒"的区别，以此将药物分为上、中、下三品。《黄帝内经》中如《素问·五常政大论》云："病有久新，方有大小，有毒无毒，固宜常制矣。大毒治病，十去其七；小毒治病，十去其八；无毒治病，十去其九；谷肉果菜，食养尽之，无使过之，伤其正也。"说明此时已强调用药要"中病即止"，且根据毒性大小，停用药物的时机各有不同。之后，宋代的《圣济总录》中，专列"中药毒"一项，对于金石药中毒，以及乌药、附子、巴豆、甘遂、大戟、藜芦、蜀椒、羊踯躅以及半夏、杏仁、桔梗等常用药引起的中毒，亦载录其间。《洗冤录》中，则总结了历代中药中毒的诊断方法，其中对中毒后的性状有较详细的描述。到了宋金时期，《太平惠民和剂局方》盛行，医界盲目滥用辛香温热之品治病，病家亦喜补而恶泻，为害甚重。所以张从正在《儒门事亲》中强调"病由邪生，攻邪已病"的观点，且提出"药邪"之说，强调在临证用药中，"凡药有毒也，非止大毒，小毒谓之毒，虽甘草、苦参不可不谓之毒，久服必有偏胜。"

之后，对于药邪的认识逐渐深入，明代药物学巨著《本草纲目》中，李时珍明确地将有毒无毒药物区别开来，并且，标注药物的毒性，有"大毒""有毒""小毒""微毒"的区别，还有"有毒之毒""无毒之毒"和"合用之毒”的区分，对于药物毒性的认识，较之以前已有很大进步。清代凌奂对每味中药的阐释，先言其“害”，再言其“利”，故名《本草害利》，在中药的合理使用上给我们带来很多启示。

今天我们所说的“毒药”，更多指的是狭义的“毒药”。就是能通过各种途径使人中毒甚至死亡的药物。在用于医疗的中草药中，除了之前已经有认识的，还发现了一些长期用后易对肝肾产生毒性的中药材，比如含马兜铃酸类的中药，比如生首乌、比如长期应用大黄等，都会造成对肝肾功能的影响。这些都可以提供给临床医师以参考。

以上内容，散见于之前的文献中，仅是进行收集并归纳。今天，要另外和读者分享一种特殊的“药邪”，其在临床上是特殊的，也是常见的，治疗也有一定的难度。所以也在此书中一并分享予读者。

所讲的此种药邪，药物本身不能算是邪气，但是会因为受药人的体质有不适应之处，成为一种邪气。这就是今天的疫苗后出现的一些不良反应。

疫苗接种，是将疫苗制剂接种到人或动物体内的技术，使接受方获得抵抗某一特定或与疫苗相似病原的免疫力，借由免疫系统对外来物的辨认，进行抗体的筛选和制造，以产生对抗该病原或相似病原的抗体，进而使受注射者对该疾病具有较强的抵抗能力。

疫苗虽经灭活或减毒处理，但毕竟是一种蛋白或具抗原性的其他物质，对人体仍有一定的刺激作用。局部反应如轻度肿胀和疼痛，全身反应常见的有发热和周身不适等。疫苗不同，接种疫苗后的发热反应发生率也不同。轻微发热一般不需处理，只要加强观察，适当休息，多喝开水，注意保暖，防止继发感染即可。体温较高者，应该去医院作对症处理，必要时要补液，一般都会很快痊愈的。当然也有出现皮疹的。虽然因疫苗、接种个体的不同，发生的皮疹会有不同，但一般来说，与其他全身反应一样，均比较轻微，经治疗均可痊愈，预后良好。不过，临床中也会遇到接种疫苗后反应比较大，延续时间长，治疗效果不好的患者。此时，可以发挥中医辨证论治的优势，用治疗药邪的思路进行治疗，临床中常常获得良好的效果。以下举刘尚义的一则案例，与读者分享。

这是一例注射流感疫苗后出现不适、中西医进行治疗后效果不好的患者。胡某，女，63岁，2个多月前注射流感疫苗后出现咽痛痰多、涕中带血于2014年12月30日求诊于刘老门诊。患者诉2个多月前注射流感疫苗后出现咽痛痰多、涕中带血。无明显咳嗽、无发热及皮疹等其他情况。注射前身体健康，无特殊不适。曾求诊于2所西医三甲医院，经化验室查血常规、血生化（患者仅知道查血有此2项检查，余不详）等检查，无明显异常，也曾作肺部、头颅的CT等检查，未见明显异常。曾予抗病毒、抗过敏及抗菌治疗无效（具体用药不详，仅是医师告知患者所用的治疗方案）。后又曾求诊数名中医，曾予清热解毒、化痰止血之中药亦无功（具体用药亦不详，仅是医师告知患者治疗的方向）。故求诊于刘老处。刻下：咽痛痰多、涕中带血仍有。痰为白色黏痰为主，时有淡黄色略黏之痰。涕中带血仍每日均有，擤鼻涕时即有少量血丝夹杂。舌淡红暗苔薄少，诊脉除右寸脉略弦滑外，余无异常。

这个患者，病史简单，但是病程略长，且之前中西医的治疗效果都不好。属于疑难之症。刘老平时常常对我们强调说，对于疑难病症，一定要记得“退回去”。退回到战国、秦汉、三国时期时候。这个时期，中医四大经典出现，标志着中医的学术体系形成。刘老强调我们退到这个时候、用这个时候的思维去思考，实际上就是在强调要恪守中医的思维方法进行诊疗。中医强调“治病求本”，辨明病因是首要的。病因明确才能立法有据。刘老指出，这是一个病因较奇特的患者，患者为流感疫苗后发病，从中医方面来说，古代没有肌内注射疫苗之举，可以说无常法可依。这个时候，就要用变法去进行了。中医思维中，有一个重要的思维为“象”思维。刘老指出：流感疫苗肌内注射后发病，可视为人为毒素“植入”，即为“外来之邪”。中医的治疗原则：邪从外而来，当祛之。原则是祛邪，但如何祛？古代没有此类病案，故又需要“变”了。刘老制定了“外植者，推而弃之”的治则。处方：槲片10g，白芥子30g（包煎），炙麻黄6g，紫菀20g，草决明30g，火麻仁30g，紫草10g，牡丹皮10g，生甘草3g。7剂，水煎服。煎取药液约450ml，每次服用150ml，1日1剂。均饭后半小时服用。患者1周后带其他朋友来诊病时，告知刘老上方5剂后病愈！

此方中，有一个极关键的药物，为榔片。此药是一行气之药，但刘老此处用之，却不是如此单纯。刘老用的是吴有性“达原饮”方中的理念：吴有性创制的“达原饮”中，用槟榔的目的是此药能消能磨，善除伏邪，使邪速溃，为疏利之药。此外，刘老用此药，目的即是以疏利之法，除之前疫苗之毒饮内伏的情况。以此药以形成外推之势，果然起到了极好的效果。而其他的用药，则是遵循一般治疗原则而设立的，因此案其他用药的分析，在我所撰写的论文中有讨论到（见“第三章　跟诊名师的经验分享”之“跟诊刘尚义经验分享”），故此处不再赘述。此处讨论到疫苗造成药邪这种情况时，与大家分享刘老的治疗方法，以供诸君临床参考。

（二）理学对朱震亨学术精髓的影响以及在临床上的指导意义

朱震亨，字彦修，号丹溪，浙江义乌（今浙江义乌市）人。15 岁时父亲病逝，母亲戚氏出身名门，教子有方，养成了朱震亨豪爽、正直、坚韧的个性。他曾在 26 岁时拜宋代理学大师朱熹的四传弟子许谦学习理学，44 岁得遇恩师罗知悌。罗知悌是刘完素弟子荆山浮屠的门人，并通晓李杲、张从正的学说，在医学上有很高的造诣。朱震亨虽起步较晚，但在短短的时间内与刘、李、张齐名，被后人称为“金元四大家”。其能有此神速的进步，除了其坚韧不拔的个性、得遇恩师罗知悌，还有一个关键的因素，就是其将理学的哲学理念引申到中医学的内容中，从而碰撞出了很多创新性的思想。研究朱震亨主要学术思想的精髓，就必须研究理学，以及理学对其的影响。下面将以概述的方式，简单进行探讨。

理学，是一种熔儒、释、道三教为一炉，又高举着儒家旗号的新儒学——宋代道学中一个重要流派。理学的开山鼻祖，是庐山濂溪的周敦颐。冯友兰在《中国哲学简史》中讨论到：唐末道士陈抟继承了道教的传统理论，加上和传统的阴阳五行学说相附会，制定了《无极图》和《先天图》，陈抟将《无极图》刻在华山石壁上，是无字天书。这些图由陈抟传给种放，种放传给穆修，穆修传李之才《先天图》，李又传给邵雍，邵又把《无极图》传给周敦颐。周改制为《太极图》，并写下《太极图说》，对《太极图》进行说明，解释太极的奥秘。全文字数不多，却字字珠玑：“自无极而太极。

太极动而生阳,动极而静;静而生阴,静极复动。一动一静,互为其根。分阴分阳,两仪立焉。阳变阴合,而生水、火、木、金、土。五气顺布,四时行焉。五行,一阴阳也;阴阳,一太极也;太极,本无极也。五行之生也,各一其性。无极之真,二五之精,妙合而凝,乾道成男,坤道成女。二气交感,化生万物,万物生生而变化无穷焉。惟人也,得其秀而最灵。形既生矣,神发知矣,五性感动而善恶分,万事出矣。圣人定之以中正仁义而主静,立人极焉。故圣人与天地合其德,日月合其明,四时合其序,鬼神合其吉凶。君子修之,吉,小人悖之,凶。故曰:立天之道,曰阴与阳;立地之道,曰柔与刚;立人之道,曰仁与义。又曰:原始反终,故知死生之说。大哉易也,斯其至矣!”

文中指出,“太极”是宇宙的本原,人和万物都是由于阴阳二气和水火木金土五行相互作用而构成的。五行统一于阴阳,阴阳统一于太极,太极又叫无极。无极是指太极的无边无际,不可言说。万物产生后,变化无穷。在万物里,周敦颐突出人的价值和作用,他说:“惟人也,得其秀而最灵”。在人群里,周敦颐又突出圣人的价值和作用,认为“圣人定之以中正仁义,而主静,立人极焉”。周敦颐之后,经过其弟子程颢、程颐兄弟以及后世朱熹的进一步发展,理学逐渐成为一个较完善的思想体系。故后世有程朱理学之说。

理学的中心议题主要有以下几点:一是强调客观唯心主义的“理”。理学体系中,“理”是一切客观事物要遵循的原则。程颐曰:“天有是理,圣人循而行之”。故“理”也称“天理”或“天道”,认为“天下只有一个理。”理先于万物而存在,是产生天地万物的根源。到了朱熹时,他指出:“宇宙之间一理而已”。“理”成为其哲学的最高范畴;二是“格物致知”的客观唯心主义认识论。这是宋明理学认识论的中心议题。格物,就是穷理,“格,犹穷也,物,犹理也”。强调人的认识,是内心所固有的,但需要通过格物才能获得,所说格物,就是穷理;三是“性善”“才恶”的唯心主义人性论和“存天理,灭人欲”的禁欲主义伦理观。二程继承了孟子的性善说及物欲为恶的思想,提出“性即是理”。指出,人性体现了天理,所以它是善的,人性之所以出现不善,是受到气的影响。朱熹还提出“主敬”的修养方式:

"内无妄思,外无妄动",就达到了"存天理,灭人欲"的目的。

朱震亨行医时适值战乱已平,经济繁荣,人们生活安定,多酗酒纵欲,病多内伤火热而易见"难治"之阴虚发热,而当时局方盛行。局方多为辛香温燥之品,患者本为阴虚有热,还滥用辛香温燥之品,以火济火,更劫阴精,故病死于医者屡见不鲜。另外,地理环境与病机的差异,使之前占据统治地位的刘完素之说以及李杲之说,有着不足之处。刘完素、李杲身处北方,而朱震亨身居江浙,气候特点为炎热多雨。其曾在著作中强调:"湿热相火为病最多"。所以,朱震亨在这种情况下另立新论,发挥阴虚内伤理论,以弥补李杲、刘完素之不足。而这其中,其新观点的提出,便与理学有着不可分割的关系。

朱震亨核心观点之一为"阳有余阴不足论"。此理论渊源,与理学的宇宙生成观"气生成物"有着较密切的联系。其认为运动是事物"气"的本性,一切事物无一不在运动变化之中。宇宙间的事物处于无休止的运动之中,动是绝对的,而静是相对的。朱震亨接受"气生成物"的宇宙生成观,认为天地为万物之母,人之有形,是由"气"聚而成。而《太极图说》中指出:"太极动而生阳,静而生阴"。有了这个基本思想的引导后,朱震亨将之引申到人体,发现在人体来说,也有着同样的情况,即人体之动也是绝对的,主要的,动易而静难。由此提出"阳常有余,阴常不足"论。值得注意的是,朱震亨"阳有余"论点的实质,是强调在生理状态下,相对于阴精难成易亏的情况而言,人体的脏腑功能时时处于活跃状态;而病理状态下,是指由于多种原因都会引动相火,致相火妄动,使人体脏腑功能活动出现一种亢进的状态。并非说人体的真阳是有余的,可以任意进行消耗和攻伐。而其提出"阳有余阴不足论"的实际目的,是强调要抑制相火,保护阴精。他指出相火与阴精是水与火的关系,二者相互依存,相互制约。抑制相火必须保护阴精,精亏则火动;保护阴精也必须抑制相火,相火妄动则阴精外泄。

朱震亨另一个核心观点之一为其"相火论"。关于"相火",《黄帝内经》是首提著作。此时的相火,还多是运气的概念。历代论火者众多,其中尤以朱震亨的相火论影响最大。而丹溪之说可以说是本源于《内经》

《难经》,参之以理学的哲理,综合刘、张、李诸家之说加以发挥而形成的。其中,有关理学的影响方面,也是本文重点讨论的内容。

理学认为"动""静"有别:"静"是善的、诚的;"动"则有两重性:既正又邪,可善可恶:善之动与诚相符,不善之动便是妄。如动正,则与"道"相符,邪动,便有害;动直符合"公"的原则,动邪便是私欲。所以理学认为一切好坏、吉凶皆生于动。动的善与不善,正与邪,关系很重大。所以理学家主张"慎动",特别是"君子"更应注意。

基于此理论,朱震亨从哲学的角度叙述了相火。他在《格致余论·相火论》中指出:"天主生物,故恒于动;人有此生,亦恒于动。""动而生阳,静而生阴,阳动而变,阴静而合。"即认为宇宙万物都处于无休止的运动之中,人的生命活动也时时处于活跃的状态。动是基本的、主要的,静是相对的、从属的。所以,"动易而静难",动多而静少,一方面,再次证明了"阳常有余阴常不足",另一方面,朱氏所以这样论证,是说明从生理上人体处于"动易静难"的状况,更因为动多静少,而不可妄动。因为动而无制,就会导致人体生病:"人之疾病亦生于动,其动之极,病而死矣。"所以,朱氏之相火有两个不同概念,相火之常为生命之动力(人身动气),相火之变为元气之贼。

导致相火妄动的原因,主要有情志过极、色欲无度、饮食厚味等。同时,心火之动与相火妄动两者之间的关系密切。因为心为五脏六腑之大主,心火为君火,而"二脏(肝、肾)皆有相火,而其系上属于心。心,君火也,为物所感则心动,心动则相火亦动。"所以,要"存天理,灭人欲",且必须以周敦颐的"中正仁义而主静"和朱熹的"使道心常为一个身之主"来节制,保持静心寡欲,防止相火因各种因素的煽动而妄动。这些理论都充分显示朱震亨是吸收了宋元理学观点而得出的认识。

在临床应用中,基于朱震亨的"阳有余阴不足论""相火论",主要体现在其治疗阴精阴血亏虚时,要应用补阴精泻相火的法则。如其治疗阴精亏虚、相火妄动时,创制了著名的大补阴丸;而治疗阴血亏虚、相火妄动时,应用四物汤加知母黄柏。曾有学生提出:相火妄动是因为阴精亏虚的话,那么临床是否可以应用大量的养阴药而不用泻相火的药呢?因为知母和黄柏的确是偏苦寒了。对于此点，我的认识是，朱震亨强调“阳有余阴不足论”的目的，正是在强调阴虚与火旺是密切相关的，是一个问题的两个方面。治疗这种阴虚火旺的患者，就必须滋阴与泻火同用。所谓：滋阴必兼泻火，泻火即以补阴。滋阴为治本，也有利于降火，“补阴火自降”；泻火目的为滋阴：“泻火为补阴之功”，这也是对《黄帝内经》“苦以坚肾”理论的发挥。我常常给仍有疑问的同学打比方：这如同我们要帮一个穷困又弱小的人，他不仅穷，旁边还有坏人会抢他的东西。如果我们只是把钱给他，不管旁边的坏人，那么不管我们给这个穷人多少钱，都会被这个坏人给抢走的。所以，我们要做的，不仅要给这个穷人钱，还要把这个坏人赶走，才能真正帮到这个穷人。这个坏人，就如同相火一般，朱震亨曾经讲相火是“元气之贼”，也是在强调其如坏人一般吧。故而我们治疗这种阴虚有热的患者时，滋阴与泻相火均需要同时进行。

（三）理学对张介宾学术思想影响的探析

张介宾，字会卿，号景岳，别号通一子。明代著名医家。其自幼聪慧，对经子百家穷研博览，通天文、地理、音律、数学、历法、兵法之学，尤精于医术。长期以来，研究张介宾的学术思想的学者，多认为其以《黄帝内经》为宗，深邃于《易》理，并撷取有前代医家（如王冰、许叔微、李杲、薛己等）的学术思想，批评性取舍有刘完素、朱震亨学说。笔者则认为除以上经典著作以及历代名医的学术思想外，理学对其学术思想的影响也是较重要与直接的。然检索相关文献，鲜见报道。本文拟从《类经图翼·序》《类经图翼》正文以及张介宾阴阳学说三方面作分析探讨，研究理学对其学术思想的影响，以期进一步探索张介宾学术思想的内涵，便于凝练其学术精髓，对于丰富中医学术理论的内涵，并将各家的学术思想更好地指导于临床提供帮助。

1.**《类经图翼·序》中的形迹** 自序，是作者用以说明编写该书的意图、意义，是全书重点及特点的概括。张介宾为《类经图翼》所作的序中有着较多形迹显示理学对张介宾学术思想影响极重。首先，序中开篇即有“夫生者，天地之大德也”，“天之所毓，惟人最灵”等句，这与周敦颐《太极图说》中“无极之真,二五之精,妙合而凝,乾道成男,坤道成女。二气交感,化生万物”,而“惟人也,得其秀而最灵”之说有着相同的观点,均认为万物由天地所生,而人是其中最有灵慧者。

接着,张介宾指出“造化者天地之道,而斡旋者圣人之能”,强调能斡旋天地之道的是超越于一般人的“圣人”。这与《太极图说》中“圣人定之以中正仁义而主静,立人极焉”“圣人与天地合其德,日月合其明,四时合其序,鬼神合其吉凶”的所谓“圣人”的特征是一样的。《太极图说》中的“圣人”因保存了先天赋予之“诚”,故心中是一团精诚的天理,能定下中正仁义的原则,且以“静”为主张,确立了做人的根本准则。故而理学中的“圣人”具有“与天地合其德”等修为,所以张介宾认为能“斡旋”“天地之道者”也是“圣人”方能担任的。

再有甚者,在《类经图翼·序》,张介宾直接指出医者应有“精敏之思”“果敢之勇”“圆融之智”及“坚持之守”,并强调“几此四者,缺一不可。必欲备之,则惟有穷理尽性,格物致知,以求圣人之心斯可也”。可见其认识论,是直接沿用了理学认识论的中心议题“格物致知”论。理学对张介宾学术思想的影响之大可见一斑。

最后,在《类经图翼·序》的篇末,张介宾明确提出“昔人云:医者,意也,意思精详则得之。余曰:医者,理也,理透心明斯至矣。”强调医者要探求医之“理”,穷“理”方能心明,才能“通神入圣”,更是把理学上升为“明白”医学的根本大法,其重视理学的程度是其他理论思想所不能相比的。

2.《类经图翼》中的形迹 张介宾著作首推《类经》。《黄帝内经》自唐以来注述甚丰,王冰注《黄帝内经素问注》为最有影响的大家,但王冰未注《灵枢》,而各家注本颇多阐发未尽之处。《素问》《灵枢》两卷经文互有阐发之处,故张介宾将《素问》《灵枢》原文分类编排,并加以注解,改编而成。是学习《黄帝内经》重要的参考书。同年,景岳再编《类经图翼》和《类经附翼》,对《类经》一书中意义较深言不尽意之处,加图详解,再附翼说。《类经图翼》十一卷:对运气、阴阳五行、经络经穴、针灸操作等作图解说,讨论系统。

《类经图翼》的正文中,《类经图翼》第一卷,即是《类经图翼·运气

(上)·太极图论》,与周敦颐的《太极图说》遥相呼应,受周敦颐理学影响之重可以说是毋庸置疑。其在篇首即说“太虚者,太极也,太极本无极,故曰太虚”。与周敦颐《太极图说》开篇之言“无极而太极”可谓是同一个表达。当然,《太极图说》首句“无极而太极”,据朱熹在《记濂溪传》中说,当时《国史》中的《周敦颐传》引作“自无极而为太极”,但不应有“自”“为”二字。清代毛奇龄则认为《国史》所载是正确的。究竟周敦颐原本如何,已难考定。但是,无论原本是怎样的,周敦颐的《太极图说》与《类经图翼》的篇首即说“太极本无极,故曰太虚”也有同样的表达,都对宇宙生成时的状态进行了相同的描述,也可看出张介宾受《太极图说》内容的影响之深。

接着,张介宾进一步沿用了周敦颐“太极动而生阳”“静而生阴”的理论,总结道:“太极动静而阴阳分”,并强调说“故天地只此动静,动静便是阴阳,阴阳便是太极,此外更无余事”,且为证明此观点,还用理学大师朱熹之言进行补充阐述道:“朱子曰:太极分开,只是两个阴阳”。据此,首先提出“阴阳者,一分为二也”的著名观点,此说即是吸收了周敦颐“太极图说”思想后应用于医学的一项创新,此理论也成为中医阴阳学说中重要的基础理论(此说将在接下来的第三部分进行详述)。而此理论的肇始,虽说与《易经》《黄帝内经》有着一定的联系,但准确来说,更加直接的影响者,当是理学。

另外,在《类经图翼·运气(上)·太极图论》中,张介宾还阐述“夫太极者,理而已矣”,并引用了几处理学前贤理论。如“朱子曰:象数未形理已具。又曰:未有天地之先,毕竟先有此理”;又如“先儒曰:天下无理外之气,亦无气外之理。”这些论述可以看出,张介宾对于理学认为“理”是天地之大道,先于万物而存在,是产生天地万物的根源,也是一切客观事物要遵循的原则等基础理论是持赞成态度的。并且,还将之引入到医学理论的应用中:“浑然太极之理,无乎不在……故不知一,不足以知万;不知万,不足以言医”,并在篇尾进一步强调“理气阴阳之学,实医道开卷第一义,学人首当究心焉”。可以说,将理学在医学中的理论指导地位提高到了极重要的位置。

3. **张介宾阴阳学说中的形迹** 阴阳学说是中医基础理论的重要组成部分。张介宾精于医术，又旁通多家学问，对阴阳学说进行了深入的探讨，提出了许多新的论点，使阴阳学说更加完善。其曾言“虽阴阳已备于内经，而变化莫大于周易”，故多数学者认为其阴阳学说主要来自《黄帝内经》及《周易》，笔者却认为其中受理学的影响更为直接。

张介宾阴阳学说最重要的两篇著作《大宝论》和《真阴论》均来自《类经附翼·求正录》。正如前文所述，《类经图翼·序》里显示的其学术理论体系与理学有着紧密联系一样，《类经图翼》有关阴阳学说的内容中亦有着较多的形迹显示理学对张介宾学术思想有着较大的影响。

张介宾论医首重阴阳。他在《类经附翼·大宝论》中提到：“为人不可不知医，以命为重也。而命之所系，惟阴与阳，不识阴阳，焉知医理？”他探讨阴阳学说，主要是结合命门学说，将阴阳与温补命门相联系，提出了许多新的论点。其命门学说中，最基本的一个论点就是他把“命门”比作人身的“太极”。其在《类经附翼·真阴论》中指出“命门居两肾之中，即人身之太极”。以此强调命门的重要性以及禀受于先天、能化生后天阴阳的特性，并强调其内蕴元阴元阳、兼具水火之功。这一切，均是受到理学“太极”内涵的深刻影响。朱熹指出“理之极至”为太极，是至高至善的道德，提出太极“总天地万物之理”，“自太极至万物，只是一个道理包括”，而世界万物之所以千差万别，是因为万物各有一太极，都是太极的完全的体现，“本只是一太极，而万物各有禀受，又自各全具一太极尔。如月在天，只一而已，及散在江湖，则随处可见，不可谓月已分也”。这儿，朱熹运用了佛教的“月印万川”说来说明他的“理一分殊”论。另外，万物各有理，由于万理所处地位的不同，万理的作用也不同。据此，张介宾将人身中禀受于先天、内蕴元阴元阳、兼具水火之功的命门，称为“人身之太极”。认为“命门为生命诞生之源”。而此“太极”在人身中的作用，非常重要，“为水火之府，为阴阳之宅，为精气之海，为死生之窦”。可见，张介宾的“命门学说”，一方面可以说是朱熹“理一分殊”论在医学上的具体实践，另一方面，也表明张介宾对“命门”这个“人身之太极”在人身中至关重要地位的界定，充分体现了其对“命门”的重视。这些都显示出其受理学影响之深。

另外，张介宾“阴阳同源一体论”中，指出阴阳一分为二的著名学说。这是张介宾对阴阳学说的一个重要贡献。其在《类经·阴阳类》中提出“道产阴阳，原同一气”。首先提出“阴阳者，一分为二也”的著名观点，认为这是一种普遍规律。这来源于《太极图说》中“太极动而生阳”“静而生阴”的理论，更与朱熹理学体系中朴素的辩证法思想相类似。朱熹认为一分为二是自然之理，“太极分开，只是两个阴阳”。事物的对立是普遍的，“一每生二，自然之理也”。又承袭张载提出的“一物二体”“一故神，两故化”的思想，发挥说“凡天下之事，一不能化，惟两而后能化。且如一阴一阳，始能化生万物”，强调气是一个统一体，分为阴阳，因于阴阳气的一消一长，一进一退，从而化生万物。这些论述，可以看出是张介宾阴阳一分为二论的理论基础。

还有，朱熹强调不仅事物之间有矛盾，就是一个事物内部和对立面的一方内部也有矛盾，即是阴阳中又各含有阴阳，层层对立，对立是无穷的。这样，朱熹肯定了对立统一在事物发展中的作用，认为对立统一是不可分割的。这在张介宾的阴阳互根、阴阳互藏、阴阳谐和相济以及五行互藏理论中，都可以看到以上理论的形迹。

综上所述，以上三个部分，分别从《类经图翼·序》《类经图翼》正文以及张介宾阴阳学说中的种种形迹中，看出众多理学的论点及学术思想的影响。所以如果说，对于张介宾学术思想的影响因素中有《易经》《黄帝内经》等经典著作的影响，那么笔者认为除此之外，理学对于张介宾学术思想的影响是更加直接与重要的。希望以上探索能丰富对张介宾学术理论思想内涵的研究，且对于凝练张介宾学术思想的精髓，从而更好地指导临床提供思路。

（四）张从正的食疗补虚法

金元四大家中，由于张从正擅长汗、吐、下三法，世人常误以为张从正为攻邪有余，不善扶正的医家。其实，张从正之所以要大倡其攻邪理论，源于当时的喜补之风，在实际的辨证中，张从正仍是遵循着“虚则补之，实则泻之”的原则进行的。如其就很重视攻法后的饮食调补。另外，对有些疾病，则直接就用饮食调治之法。

张从正认为三法攻邪后，不可避免地会伤气耗液，故病后应补养正气。其补法特点有三：

1. **补法强调食补**　张从正指出“养生当论食补，治病当论药攻”。其用汗、吐、下三法祛邪，所谓“损有余乃所以补不足”，故“不补之中有真补存焉”，能达到以攻为补，邪去正安的治疗目的。而补养时，则强调应遵《素问·脏气法时论》“以五谷为养，五果为助，五畜为益，五菜为充，气味合而服之，以补精益气”之旨，强调饮食调养的理念，用果菜谷肉养正。

2. **重视保护患者的胃气**　张从正虽言攻邪即是补虚，但其攻邪的前提是不可伤败胃气。其汗、吐、下三法订立的同时，都同时提出了相应的禁忌之证，尤其对于吐法，就强调对于体弱之人，应先用撩痰法等外用法，不效，再予轻吐之剂，且先予少量，得吐即止，并有详尽的吐后调理之法，整个过程都极重视保护胃气。他还指出善用药者，要使患者进五谷，保养胃气，才是真正懂得补法的道理。

3. **将药攻与食养结合**

(1)祛邪药应中病即止，以免过而克伐正气。

(2)药攻后邪未尽者，提倡进食米粥素净之品，“续以五谷养之，五果助之，五畜益之，五菜充之”，助正气以尽邪。

本文将介绍其食疗补虚方法的 2 个代表病案，以作示例，亦为当今临床作借鉴参考所用。

案例一：在《儒门事亲》卷二中，记载有一病案。说息城酒监赵进道，病腰痛，岁余不愈。诊其两手脉，均沉实有力。以“通经散”下五七行，次以杜仲去粗皮，细切，炒断丝，为细末，每服三钱，猪腰子一枚，薄批五六片，先以椒盐淹，去腥水，掺药在内，裹以荷叶，外面再以湿纸封数重，再以文武火烧熟，临卧时细嚼，以温酒送下。然后每天早上时再以“无比山药丸”一服，数日而愈。此案是一个虚实夹杂的腰痛病案。张从正先予的“通经散”，方由陈皮、当归、甘遂为末而成。可行气利水、通经逐湿以疏通经络。经络通后，再予猪腰子“烧烤”后服用，猪腰子属猪之肾，其形亦如人之肾脏。中医早有“以形补形”的理念，此处也是一典型应用。这儿，体现的是张从正食疗补虚的理念。而食补中，又辅有药补。张从正还在"烧烤"的猪腰子中加入切为细丝并炒后的杜仲。杜仲为温补肾阳、强腰补肾的药物。性味甘温，药味本不重，再切细丝炒香，患者服用起来无限愉悦中已进行了食补和药补。又再辅以"无比山药丸"。此方由山药、肉苁蓉、五味子、菟丝子、杜仲、牛膝、泽泻、熟地黄、山茱萸、茯苓、巴戟天、赤石脂组成。观其药物组成，有补肝肾阴精的六味地黄丸以及补脾肾阳气的肉苁蓉、五味子、菟丝子、杜仲、牛膝等药，达到补肝肾阴精与补脾肾之阳同补的目的，所谓阴阳相济、乙癸同源、脾肾双补等观念，均蕴含其内。上药共为细末，炼蜜为丸而成。每天早上服用1次。这个也是一药补，但做成蜜丸剂，患者服用一是方便，而是口感极好。可见，如果将大倡攻邪理念的张从正视为一提刀立马的侠客的话，这侠客补起正来，却又是温柔无比、心思细腻、手段巧妙的。

此病案，辨证地把药攻与食疗结合起来，有补虚又有独到之处。所以，数年不愈之疾，数日而痊。

案例二："戴人过东杞。一妇人病大便燥结，小便淋沥，半生不娠。惟常服疏导之药，则大便通利，暂废药则结滞。忽得孕，至四五月间，医者禁疏导之药，大便依常为难，临圊则力努，为之胎坠。凡如此胎坠者三。又孕，已经三四月，弦望前后，溲溺结涩，甘分胎陨，乃访戴人。戴人诊其两手脉，俱滑大。脉虽滑大，以其且妊，不敢陡攻。遂以食疗之，用花碱煮菠菱葵菜，以车前子苗作茹，杂猪羊血作羹，食之半载，居然生子，其妇燥病方愈。戴人曰：余屡见孕妇利脓血下迫，极努损胎，但同前法治之愈者，莫知其数也。为医拘常禁，不能变通，非医也，非学也。识医者鲜，是难说也。"

此案中，张从正治疗孕妇大便秘结，以菠菜、葵菜、车前子苗及猪羊血作羹，既可润肠通便，又能食养补益。此中的两个蔬菜，一为菠菜，可以寒利肠胃；二为葵菜，可以宽肠利小便。葵菜又名冬葵，民间称冬苋菜或滑菜，是一种非常古老的蔬菜。按照《四川方言词典》的解释："冬苋菜"又叫冬寒菜。其嫩叶可食。词典把"苋"（Xiàn 音"现"）字的标准读音变为方音 Hàn（音"汉"），冬苋菜的这种读音，巴蜀两地是相通的，或许还包括云、贵及湖南、湖北等地。其属锦葵科植物。李时珍说："葵菜，古人种为常食,今之种者颇少”。甘、寒、滑,无毒。功用可利小便,治消渴,解毒,消炎,治疮肿。在此案中,张从正当是用其滑腻之性,以滑患者大便又不伤气,从而防止伤及胎儿。此法来源,可以说是取自于《周礼》之言,“以滑养窍”。而车前子苗为药食同源之物。其性味甘、淡,性微寒。可取其性寒清热之力,以助通大便。

本案中有一个极好的补血润燥之品,之所以要用此物,是因为张从正认为此患者为阳明有燥结,从而导致大便秘结。张从正在《儒门事亲》中讨论道“粗工不知燥分四种,燥于内,则皮肤皱揭;燥于中,则精血枯涸;燥于上,则咽鼻焦干;燥于下,则便溺结闭”。故其认为“夫燥之为病,是阳明化也,水寒液少,故如此。”所以其用猪羊血作羹,一方面其为血肉有情之品,可以很好地起到补血润燥的效果;另一方面,猪血平性,而羊血为温性。张从正认为,《黄帝内经》曰:辛以润之,咸以软之。即认为燥为水液代谢失常,水津不布而有患者口中自觉干燥欲饮者。以辛以开腠理,宣通气液,而致止渴。而达到此要求之“辛”者,便是此案中的羊血也。羊血,有羊之温热之性,又具血液之品之补血润燥之性,温与润兼具,大合此案的要求!再加前面滑肠之葵菜、寒利肠胃之菠菜、清热利湿之车前子苗,辛开温润、滑利肠胃、甘寒通下,如此设计,可谓高妙!非通晓《黄帝内经》辛以润之的真谛者、非识药物之性、熟悉食物之性者不可为,非聪敏细致者不可达!

张从正因针对时弊而大声疾呼攻法为主思想,制定了著名的汗、吐、下攻邪三法,尽显其攻邪时的果断准确、快捷有效,导致后世有诸多医家对其存有误解。实际上,张从正虽言攻,但并不是鲁莽之举,而是有法有略、思路清晰且设计缜密的,自成体系。而另一方面,其重视攻法后的饮食调补或食补与药补相辅助,有些疾病,甚至直接就用饮食调治之法,显示其对于补法的娴熟。而且,他的补法,方案设计时也体现出思维缜密、科学合理、精巧全面等特色,有很多可圈可点之处,是值得后世揣摩效法的。

(五)朱震亨“脾之乾与坤”及唐宗海“脾体阴而用阳”理论的探讨与临床意义

对于脾,我们所熟知的是其位于中焦,它的主要生理功能是主运化、升清和统摄血液。机体生命活动的持续和气血津液的生化，都有赖于脾胃运化的水谷精微，故脾胃为气血生化之源，“后天之本”。而朱震亨在《格致余论·鼓胀论》中提到脾的功能时说脾具“坤静之德，而有乾健之运”，将脾的生理特性比对《易经》的卦象进行诠释，但朱震亨仅提出这一说法，并未作进一步说明。朱震亨是理学大师许谦的高徒，所以，其学术理论中，常有易学思想的渗透。而到了清代，深谙《易经》，同样常常将易学思想引入医学讨论的唐宗海，在前贤尤其是朱震亨所说的指引下，进一步提出“脾体阴而用阳”之论。但此说后世极少发挥。笔者曾作研究，并撰写《浅论脾体阴而用阳》一文，发表于中文核心期刊《中国中医基础医学杂志》2014 年第 3 期上。文中，从易理、体用关系以及脾病的治疗原则等方面，探究了“脾体阴而用阳”的观点，以期发挥朱震亨脾具“乾健之运”“坤静之德”的内涵，也旨在为丰富脾胃学说以及临床辨治脾胃疾病提供思路。为方便读者，笔者将此文校改后录于下：

脾的阴阳属性，历代虽有脾阴、脾阳之说，但多分别而论。清代唐宗海曾提出“脾体阴而用阳”，但此说后世极少发挥。本文从易理、体用关系以及脾病的治疗原则等方面，阐述“脾体阴而用阳”的观点。旨在丰富脾胃学说，并为临床辨治脾胃疾病提供思路。

1. **从易理论**　元代朱震亨在《格致余论·鼓胀论》中指出脾具“坤静之德，而有乾健之运”，把脾与乾、坤二卦联系起来，将其生理特性比对《易经》的卦象进行诠释。这样，脾的生理特性就被放到一个更大的范畴中进行讨论。受其启发，本文首先从易理来阐发“脾体阴而用阳”的观点。

(1)脾体阴：乾、坤均为万物始初、万物本源之意。其中，坤承载万物，代表的是纯阴之气。其卦象征地，是土、大地的意思。“坤作万物”“含万物而化光”，指坤主生成万物，包容万物。“坤厚载物”，则世间万物因之而亨通。

脾在五行属土，其为脏属阴，《素问·五运行大论》中称脾“其性静兼，其德为濡……其政为谧”。所谓“静兼”，《类经》三卷第六注为“脾属至阴，故其性静。土养万物，故其性兼”。“兼”，作“兼并”解(摘自：山东中医学院，河北中医学院．黄帝内经素问校释：下册 [M]. 北京：人民卫生出版社，1982：884)，

“谧”为“安静”之意。这些均说明脾其性安静而兼化万物，德性为濡润，其政为安静，而这些正是坤卦之性。成无已在《注解伤寒论》中亦指出：“脾，坤土也。”陈念祖在《医学实在易》中云：“坤土，太阴之脾土也。”可见，朱震亨言脾具坤静之德，认为脾的特性与坤卦之德类似，是源于先贤，流于后世的。

(2) 脾用阳：乾，在《易经》中象征天，为纯阳之性，其性刚强，其行劲健，故以“健”为其卦德。其彖辞曰：“大哉乾元，万物资始，乃统天”，赞美乾为万物之本源，统率着整个天地宇宙。“元”有“原始”之意，意为乾元是世间万物生生发展的动力源泉。

称脾“其性静兼”的《素问·五运行大论》指出脾“其用为化”，言其功用为化生。《注解伤寒论》也在强调脾为坤土的同时，指出脾“助胃气消磨水谷，脾气不转，则胃中水谷不得消磨”。一个“转”字，深刻体现了脾主运化属阳的特性。故朱震亨言脾“有乾健之运”，可以说是对脾用属阳的概括。

可见，从易理来说，脾具坤卦之德，其体属阴；脾之用如乾卦之健，其用属阳。

2. **从体用关系论**　体用是中国传统哲学中的一个重要范畴。一般而言，“体”指“本体”，即客观存在的实体，“用”指“体”的作用与功能。中国传统哲学对中医有着诸多渗透。“肝体阴而用阳”学说即是对肝体与功能关系的高度概括(摘自：郭霞珍. 中医基础理论[M]. 上海：上海科学技术出版社，2006：53)：一方面，肝居于下焦，属阴；肝藏血，血属阴，故肝体为阴。另一方面，肝主疏泄，性喜条达，内寄相火，主升主动，故肝用为阳。因此，我们也从脾的生理特性、功能特点讨论脾亦“体阴而用阳”。

(1) 脾体阴：脾居腹中，为阴脏，脾为太阴湿土，为“阴中之至阴”。《灵枢·本神》曰：“脾藏营。”《濒湖脉学》释：“营者阴血也。”可以说，脾为藏营阴之所。《素问·五运行大论》称脾“其德为濡”。濡，滋润之意，《黄帝内经》所言应是脾能滋润濡养脏腑之意。明代周之干(号慎斋)指出“脾气为中土之阴”；清代陈念祖曾说“脾为太阴，乃三阴之长。脾阴足，自能灌溉诸脏腑”，并讨论道“血虽为阴，取汁必在中焦，肾虽为阴，而精生于谷，故圣人名为太阴为诸阴之母”,并提出治阴虚应以滋脾阴为主。唐宗海于《血证论》中强调“脾润则长养脏腑”。张锡纯创制薯蓣粥,治疗阴虚劳热及一切羸弱虚损诸候。这些论述与治疗措施均强调脾体属阴,脾阴在滋润人体脏腑中起着关键作用,脾赖脾阴以濡养五脏六腑、四肢百骸,正如张锡纯所云“治阴虚者,当以滋脾阴为主,脾阴足,自然灌溉诸脏腑也”。

(2)脾用阳:脾的主要生理功能是主运化、升清和统摄血液。脾主运化指脾具有把水谷化为精微并将其转输至人体全身的功能,可分为运化水谷和运化水液两方面。脾运化水谷,指脾对饮食物的消化、吸收、布散和转化等作用,早在《素问·经脉别论》中就有“饮入于胃,游溢精气,上输于脾,脾气散精,上归于肺”之说。而脾对水液的吸收、转输和布散作用,即是脾主运化水液的功能,故《素问·至真要大论》有“诸湿肿满,皆属于脾”之说。另外,脾主升清。脾的运化功能,是以升清为主,这一点,以李杲的讨论最具代表性,其强调只有脾气升发,水谷之气上升,元气才能充沛,人体才能健康。还有,脾主统血。《难经·四十二难》曰:“脾裹血,温五脏。”这里的“裹”,即是指脾具有包裹血液,勿使外溢之意,也就是脾有统血的功能。而脾统血的主要机理(摘自:印会河 . 中医基础理论 [M]. 上海:上海科学技术出版社,1984 :35),实际上是气的固摄作用,故沈目南的《金匮要略注》有“五脏六腑之血,全赖脾气统摄”之说。可见,脾主运化、升清,主统血,而“运”“化”“升”及“统摄”均为阳的属性,这些均充分说明脾用为阳。

(3)脾阴与脾阳紧密相关:脾在人体生命活动中能发挥重要的生理作用,全赖脾阴和脾阳的互相协调和互相依存。脾用为阳,当以健运、升发为常,而脾体为阴,脾所藏营阴是脾阳的内在基础。二者紧密相关,不可分割。对此,历代名医多有论述:明代万全于《养生四要》中说:“受水谷之入而变化者,脾胃之阳也。散水谷之气而成营卫者,脾胃之阴也。”明确提出脾胃之阳和脾胃之阴有着不同的职责,二者协作共同完成脾胃的功能。《血证论》中的讨论更加生动,提出“脾阳虚则不能统血,脾阴虚又不能滋生血脉”,并比喻道“脾阳不足,水谷不化,脾阴不足,水谷仍不化也。譬如釜中煮饭,釜底无火固不熟,釜中无水仍不熟”,认为脾分阴阳,二者共同行使统血功能，“一阴一阳，未可偏废”。

病理上，脾阴虚与脾阳虚常相互影响，互为因果：脾阳虚化源不足，阴无以生，易致脾阴虚；反之，脾阴虚日久，脾运失调，清阳（气）不升而内陷，致脾阳不足。对此，《灵枢·五邪》早有记载：“邪在脾胃，则病肌肉痛，阳气有余，阴气不足，则热中善饥”；《格致余论·鼓胀论》也有“脾土之阴受伤，转输之官失职”之说，指出脾阴受损，会致脾阳转运功能失常。

可见，脾阴脾阳生理相关，病理相连，脾体阴而用阳。

3. **从临床遣药制方论** 体用不失，方谓上工。认识到脾“体阴而用阳”的生理特性，对于指导脾病的治疗有重要意义。笔者认为治疗脾病，临床用药应润燥得当，方能使脾阴脾阳互济、统一。如喻昌所言“土虽喜燥，但太过则草木枯槁，是以补脾之剂，务须燥湿得宜”，吴瑭《温病条辨》所云“脾属土，虽喜燥恶湿，然燥太过则草木枯槁不荣”，强调不可偏重脾阳过用燥药。其实很多著名的补益脾胃的方剂常同时兼顾脾阴与脾阳，如四君子汤、参苓白术散等益气健脾方均为甘温加甘淡之品；又如补中益气汤用当归，黄芪建中汤用白芍，均以阴助阳长，补而不燥。而滋阴生津之剂中，又常配以温运之药，润中有燥，静中寓动。如缪希雍的资生丸用参、苓、术、草四君健脾益气，吴澄的中和理阴汤以及胡慎柔的慎柔养真汤等则是在滋补脾阴的同时加入益气健脾之品，使阳助阴性，润中寓健，滋而不滞，从而达到以“平”为度的目的，避免矫枉过正。这些都是“脾体阴而用阳”论在临床上的实践应用。

4. **结语** 综上所述，以《易经》乾、坤二卦比对脾之特性，脾体阴而用阳；从体用关系来阐述脾的本体与功能，则脾为至阴之脏，具藏营、滋润之性，而其用为阳，主运化、升清与统血，且脾阴与脾阳紧密相关，这些均体现脾为体阴而用阳之脏。而治疗脾病时则应注意润燥得当，以平为度。

（六）从张锡纯承气汤证医案说开去

张锡纯，字寿甫，清末民国河北省盐山县人。近代著名中医学家，汇通学派代表人物。其长期在乡间教私塾，且常为人疏方看病，中医水平不断提高。在张锡纯的时代，西方医学以及其他西学涌入中国，他在接触这些内容过程中，萌发了衷中参西的思想。其前后十余年的读书、应诊过程，其学术思想逐渐趋于成熟。之后其将学术思想与临证经验著成了《医学衷中参西录》。其理论多见创见，用药独到而效验，而且其中论理与医案相互印证，令人印象深刻。

笔者在学习张锡纯《医学衷中参西录》第七期第二卷《阳明病三承气汤证》时，发现其所录的医案，读后使人进步很大：一方面见识了一种极多见但是临床上容易误判的情况，可以极好地提高临床辨证能力；另一方面，也让读者充分认识和学习到名医在临证时灵活多变的应诊风格。

原案如下："又治一少妇，于大怒之余感冒伤寒，热传阳明，大便燥结，医者两次投以大承气皆吐出。诊其脉弦长有力。盖脉现弦长，无论见于何部，皆主肝火炽盛，此不受药之所以然也。遂于大承气汤中将朴、实减轻（朴实各用钱半），加生杭芍、生赭石各一两，临服药时，又恐药汤入口即吐出，先用白开水送服生赭石细末三钱，继将药服下，阅三点钟大便通下而病即愈矣。"

我学习张锡纯的医案，常常选用一个方法，就是在看病情时不慌看他后面的治疗，先自己自行思考如何诊断治疗才对。对于此患者，我起初的思考也是对的：患者有大怒的情况后才感冒的情况，似可用大柴胡汤，但患者有明显的热传阳明的情况，故而应该服用大承气汤。大承气汤为寒下剂，具有峻下热结之功效。主治阳明腑实证、热结旁流证、里热实证之热厥、痉病或发狂等。其中最常用的阳明腑实证，即是由于伤寒之邪内传阳明之腑，入里化热，或温病邪入胃肠，热盛灼津所致。

本案中的患者即是此情况。既然如此，当以大承气汤峻下热结为主，按理此为正治之法。何以患者出现服用药物后即呕吐情况？思之应和其大怒有关，大怒后肝气上逆，导致不受药的状况。难道情绪导致的反应竟能体现为不受药？接着往下看后，张锡纯的诊断表明我的判断是对的。此时，我仍不慌急着看他的治法，我想我该如何治疗？既然有肝火炽盛，那么清泄肝热的药物就应该可以服用了，于是我想到了用大承气汤中加入镇肝熄风汤中的牛膝以引气血上逆之势往下走？并想到用黄芩、茵陈来清肝之热，从而起到釜底抽薪的作用，一方面清肝之热，一方面引血下行，从而应该能够治疗患者目前的情况。

之后再继续往下查看张锡纯治疗方案，不免叹息自己的思路虽然正确，但比起国医圣手来说却是少了许多老到之处：此时患者已呈一呕吐较重趋势，故张锡纯于大承气汤中将朴、实减轻（朴实各用钱半），此治疗思路应是考虑到避免辛味加重对肝气的扰动。然后加生杭芍、生赭石各一两，目的是以生杭芍以养血平肝，以生赭石平肝镇逆。临服药时，又恐患者药汤入口即吐出，先用白开水送服生赭石细末三钱。这种注意细节、考虑周详的思维方法，尤其是先单用生赭石平肝镇逆以治呕逆反胃的操作，无疑对我等临床医师有着极大的启发，在临床的具体操作中，有着极好的可模仿性，并对提示临床中打开医师用药思路、提高临床疗效，都有着极好的提示作用。此患者之所以能"阅三点钟大便通下而病即愈矣"，与张锡纯诊断明确、用药精当、细致周全密切相关。

另外，案中张锡纯记载说诊其脉弦长有力，指出"盖脉现弦长，无论见于何部，皆主肝火炽盛"，虽为一句话而已，却是极具参考价值的名医经验！自学习此医案后，笔者也曾在临床中遇到这种多部出现弦长有力的脉象的患者，经过询问患者的临床表现等资料后，均能得出肝火炽盛的结论。可见这的确是张锡纯总结发现于临床的真知灼见！此案中，这也是较关键的一个诊断依据，也从另一侧面体现了脉症合参在中医诊断中的重要性。笔者一贯认为，中医的四诊，各有其优势所在，又各有其局限性，只有四诊合参，才能尽可能多地提供临床所需信息，为诊断与治疗提供关键的依据，那些夸大或忽视某一诊法的理念，都是不合理的。笔者在临床中，稍有虚名，故而常有外地患者欲从网上进行求诊者，我均一一婉拒。非为门诊费区区数文，实为不敢违背中医四诊合参的原则。比如本案例中，此患者如果不善表达，未诉说外感前情况，或未感觉到此患病情况与之前的"大怒"有关而未提供此信息，我们又未诊脉，那么仅凭临床症状所见，则治疗方案就多只会想到使用承气汤，但承气汤服用后却出现格拒情况。此时的医师，要么可能茫然不知所措，胡乱再试，如前医就曾出现再次予患者服用承气汤的举动；要么觉得为寒药格拒，从而予生姜、法半夏这一类既可温胃又可降逆的药物。这类药物辛温香燥，肝火本已炽盛，再加辛温燥烈之品，似可能发生头昏、耳鸣甚至晕仆可能。

此病案为张锡纯治疗伤寒病之讲义中较有特色者。除了前面得到的收获，此案中，前医的误治也是可以让我们学习到教训的内容的。患者病情初看为一明显的大承气汤证，似应易治。但因医家考虑欠周全，却未能达到治疗效果。案中患者虽为感冒伤寒后，热传阳明，故以大便燥结为主症。用大承气汤治疗应为不二之选，故而出现两次投承气汤的情况。但因有“大怒之余”的兼夹因素，故出现服用药剂后即吐出情况。此非病情判断有误，实可能是问诊不周或者是诊脉不精导致的考虑不周也。此误治虽说后来者来看的话感觉很不应该，但真正在临床中，也是有很多“易治”的疾病成为疑难杂症的情况的。故而，此医案的正反两方面都可给我们以极生动具体的提示作用。

（七）唐宗海将炙甘草汤作为补血第一要方的理论依据与临床应用

中医常用补血方为四物汤、当归补血汤及归脾汤等。著名血证大师唐宗海却提出炙甘草汤为补血第一方，观点独特，源于其“火即化血”的学术思想。笔者在临床中应用炙甘草汤补血效果卓著，远超四物汤等常用补血方，得验血证大师临证经验的过人之处。医家的学术思想，是其临证用药的理论依据，为进一步发挥唐宗海补血经验于临床，笔者进一步深入研究了唐宗海的学术理论，并撰写《论炙甘草汤补血第一方的理论依据及临床验证》一文，发表于科技核心期刊《中医药学报》2020 年第 2 期上。文中，探讨了唐宗海倡导炙甘草汤为补血第一方的理论根据并举临床验案为例，旨在彰示此方的补血效果，提高临床治疗血虚的疗效。为方便读者，笔者也将此文校改后录于下：

出血易致血虚，故血证大师唐宗海指出出血证的治疗在止血、消瘀、宁血之后，需采用补血之法。补血之方，中医常用传统方为《仙授理伤续断秘方》之四物汤、李杲之当归补血汤及薛己之归脾汤等。但晚清的唐宗海却推崇用炙甘草汤作为补血首选方，称之为“补血第一方”。清代是中医理论体系成熟与鼎盛的时期，作为治疗血证的大师，唐宗海如此强调炙甘草汤的功效，来源于其“火即化血”的学术思想。笔者在临床中，亦验证到本方补血效果远胜以上传统补血方。本文拟探讨唐宗海将炙甘草汤列为补血第一方的理论根据，并举临床验案为例证。旨在提高临床疗效，彰示此方的补血效果，并与同道分享。

炙甘草汤是《伤寒论》用于治疗阴血阳气虚弱，心脉失养之心动悸、脉结代的名方，临床应用以脉结代、心动悸，虚羸少气为辨证要点，也可用于治疗气阴两伤之虚劳肺痿。而唐宗海将其列为补血第一方。其在血证专著《血证论》中，阐述道：此方"大补中焦，受气取汁，并借桂枝入心，化赤为血，使归于肝，以充百脉，为补血第一方"。其理论依据笔者认为源于其学术思想。

1. **唐宗海学术思想是理论根据**

(1) 血液化生过程中脾胃功能很重要：唐宗海之前，《黄帝内经》曾明确提出水谷精微是血液生成的物质基础，"中焦受气取汁，变化而赤是谓血"。唐宗海在此基础上，强调血的化生，是心脾二脏综合作用的结果。其中，因"食气入胃"，需经"脾经化汁"才能上奉于心。脾主统血，运行上下，充周四体，且是后天之本，五脏均受气于脾，故而他指出，脾胃在血液化生中起着重要作用："故凡补剂，无不以脾为主"。

(2) 血液化生过程中，"火即化血"：唐宗海认为，血液的化生，与心的关系非常密切。这也是唐宗海补血用方思想的独特之处，直接引领其提出炙甘草汤为补血第一方。而其根本的学术渊源，主要根植于唐宗海对气血水火关系的认识。中医基础理论中关于气血水火之间的关系，之前关于气与血的有"气为血帅，血为气母"；水与火关系则是"水火即济"；水与血的关系则体现为水血同源；气与火之间的关系多有"少火生气""壮火食气""气有余便是火"等理论。唐宗海则"师于古而不泥于古"，创立了"水即化气，气与水本一家""火即化血，血与火为一家"的学术观点，补充了长期以来被人们所忽视的水与气之间、火与血之间存在的密切关系，使祖国医学的气血水火关系融为一个医学整体，更直接影响了其对补血方剂的选用。唐宗海首选炙甘草为补血第一方，所依据的理论基础便主要是其"火即化血"的理论。

唐宗海指出，血之色为火赤之色，而火由心所主，所以血与心火有着紧密的联系。他认为，血的化生过程为饮食进入胃进行腐熟后，通过脾的运化功能，不仅是输送食物中的精微物质到全身，更是输送精微物质中的精汁到心，通过“心火得之，变化而赤”，这样产生的血液。这就是其“火即化血”的内涵。可见，他认为心火在血液的化生过程中起着极其关键的作用。没有心火这个“变化而赤”的过程，就没有血的化生。接着，唐宗海进一步指出，血液化生后，血与心火仍有着紧密的关系，那就是血对心火有着濡养作用，心火得到血的濡养才能平而不亢，才能“火不上炎，血液下注，内藏于肝，寄居血海，由冲、任、带三脉行达周身，以温养肢体”。另外，唐宗海还指出，心火的下行，是借助血液下注于血海时而随之下济的。这样就达到了“血盛而火又不亢烈，男子无病而女子可受胎”。可见，唐宗海认为血与火的关系为：血赖心火以生成，而心火也恰恰是得了血的濡养后可正常发挥功能，并随血的下行而下济肾水。血与火的关系就是如此的密切与相互依赖！“火即化血”这一理论在血的化生过程中非常重要，唐宗海在其原著中强调“世医补血，而不能得血之化源，虽用归、地，千石无益”。

基于这样的理论思想，唐宗海指出补血第一方为炙甘草汤。“余按此方，即中焦受气取汁，变化而赤是为血之义。”

2. 强调炙甘草汤为补血第一方

(1)炙甘草汤中有大量的滋补脾阴之药：炙甘草汤方中有着一系列的滋脾阴之药。唐宗海认为脾胃在血液化生中起着重要作用，“治血者，必以脾为主”。故而重用炙甘草汤中的地黄生血，因地黄秉土之润，而大滋脾燥故也”。而方中姜、枣、参、草，皆是补脾之品。可以说是具有“大补中焦”的作用。

(2)以桂枝入心，是“火即化血”的关键环节：唐宗海认为心火在生血的生成过程中起着“心火得之，变化而赤”的作用。而炙甘草汤方中借桂枝入心，以“化赤为血”。桂枝的应用可以说在整个方剂中起着关键的作用。当然，桂枝性辛烈，能伤血，但方中用桂的同时，又重用生地黄、麦冬、芝麻、阿胶。唐宗海认为，火为阳，赖阴血以养火。血由火生，补血而不清火，则火终亢而不能生血。故《血证论》中，本方各药用量如下：人参二钱，地黄二两六钱，麦冬八钱，阿胶二钱，芝麻五钱，炙草四钱，大枣三枚，桂枝三钱，生姜三钱，清酒一两。可见，方中以大量的生地黄、麦冬、芝麻、阿胶等清润之性，使桂枝雄烈之气，变为柔和，达到生血而不伤血的效果。其在《阴阳水火气血论》中强调“治火即是治血。血与火原一家，知此乃可与言调血矣”，对“火即化血”进行了很好的总结。后世曹颖甫在其《经方实验录》中言此方“有七分阴药，三分阳药，阴药为体，阳药为用”。可以说是对此方较好的归纳。

再有，炙甘草汤中阿胶可“潜伏血脉，使输于血海，下藏于肝”。可以说炙甘草汤方中，考虑到了“生血之源”——以地黄、姜、枣、参、草，补脾润燥；紧扣有血液化生之“化血之变”——以桂枝助心火以化赤为全方点睛之笔；另外还加了“导血之流”——潜伏血脉之品阿胶。真是精妙之方！难怪唐宗海由衷赞叹之，称其为“真补血之第一方，未可轻议加减也！”。不过唐宗海指出如给予适当加减，又不失仲景遗意，“又何不可”。如加用牡丹皮、桃仁，则能清心化血；加用山栀，又是清心凉血之剂；加五味，则兼敛肺金。这些都体现了唐宗海重视“师于古而不泥于古”的思想。

3. **临床典型案例**　唐宗海将炙甘草汤选为补血第一方。虽然他的著作中均无医案，似无临床验案，但笔者在临床中屡用其治疗血虚患者，均收到显著效果。现举一典型案例以进行例证。

叶某，女，30 岁。于 2014 年 1 月 23 日首诊。因双胞胎足月剖宫产术后贫血求诊。术后血红蛋白仅 66.7g/L。医师要求输血，家人不愿。因之前其家中人生病均在吾处就诊，效果亦可，故问诊于吾。可否中药升血红蛋白。考虑其仅中等度贫血，现已无明显急性出血情况。另外，现在住院中，如贫血短期不能纠正亦可及时处理，且产妇年青，平时体健，现一般情况尚可。故同意试试，商量如 2 剂药后效果不好则可考虑输血。因产妇住院中，吾亲到其住院处诊查。患者刻下诉时有头晕，恶露少，色暗红，夹少量白色样物。大便一日半 1 次，软。眠可，小便正常。纳欠佳。多食则腹胀。面色略白，唇白，舌微红微胖，苔薄黄。脉沉略芤。诊为血虚，脾虚有湿。治疗原则：补益气血，健脾化湿。

处方：西洋参 6g（另煎），黄芪 20g，炙甘草 30g，白芍 20g，生熟地黄各

20g，阿胶10g（烊化），鸡血藤30g，生山楂6g，益母草10g，升麻10g，桂枝4g，陈皮10g，茯苓20g，炒白术15g。

2剂，西洋参另煎1小时，阿胶烊化，均等服用时加入药汤中服用。剩下的参渣，嘱嚼后服用。余药第1次熬40分钟，第2次熬30分钟，1剂药服2天，一天可服用4次，每次150ml，不空腹时就可以服用。

本案中，患者是双生子剖宫产术中失血导致的血虚，较一般的血虚明显严重。欲求速效，则须重剂。根据笔者临床经验，此种情况如用四物汤、当归补血汤及归脾汤等传统方剂，效力较慢，恐难在短时间内纠正血虚至满意效果。故使用补血第一方炙甘草汤为主方，大补气血，以应对患者失血较重情况。经方虽好，仍然需要加减使用。这是受刘尚义的教诲而得到的经验。刘尚义强调临床不能恪守某家、某派，而应“用其意，在继承中领会，在应用中创新”，故而强调对于古方，要在继承的基础上领悟其意，然后根据患者病情进行相应的加减。本方就去掉了麻仁，也未用清酒煎熬。因患者无血虚导致的便秘，另外，患者此前无饮酒习惯，加酒后可能会引起术后出血情况。故去掉清酒。另外，手术创伤较重，失血较多，故加鸡血藤、熟地、白芍以助补阴血，加茯苓、白术、陈皮以健脾行气除湿，以生山楂以助消化，益母草以助化瘀止血，升麻、黄芪以助升提阳气，毕竟产妇剖宫产双生子后气血大亏，需予以补益气血、升提中气。

二诊：2014年1月27日再诊。诉上方1剂后25日医院复查血常规，血红蛋白即已上升到9g/L。医师连称神奇。现诉汗出多。头晕已无，无恶露。余无其他不适。舌微红胖大，苔薄。脉略沉略芤。

处方：西洋参6g（另煎），生地黄30g，炙甘草10g，桂枝4g，生山楂10g，益母草10g，黄芪40g，升麻6g，云苓20g，浮小麦15g，倒提壶20g，牡蛎20g。

2剂，西洋参煎服法同前。余药第1次熬30分钟，第2次熬25分钟。1剂药服2天，一天3次，饭后半小时服用。每次服用200ml左右。

方中仍以炙甘草汤为主方，虽然患者血红蛋白已上升，但毕竟失血较多，脉尚有芤象。故补血第一方仍需继续使用。另外，在上方基础上，还加牡蛎、浮小麦及倒提壶以敛汗。使用牡蛎、倒提壶的育阴潜阳、收敛固涩之性以补肾敛汗,这也是刘尚义的临床经验。另外,刘尚义强调,中医除了辨证论治、整体观念,还有一个重要的法宝就是“治未病”。汗血同源,患者本来就有血虚,故而此处的止汗尤其具有重大意义,应注意避免过汗伤阴。因为此时的过汗可能会导致患者亡阳,或者会因阴虚出现风动的可能,故应用了三味药以敛汗。这也是中医“既病防变”思想在临床上的应用。此诊后患者2剂药尚未服用完,即因各种指标均正常出院休养。之后在家中继续服用完药物。未有其他不适。哺乳顺利。现双生子健康聪明,均已读幼儿园大班。本人身体健康,仅偶有其他不适时,仍在吾处诊查,未见有血虚之象。

4. **讨论** 炙甘草汤在临床上用于伤寒汗、吐、下或失血后,或杂病阴血不足,阳气不振所致之心动悸、脉结代,是卓有成效的,而唐宗海则将其选为补血第一方,是与其“火即化血”的学术思想及炙甘草汤的方剂特色所决定的。我们在临床应用中也取得了良好的效果。本文探讨了唐宗海用此方作补血第一方的理论依据,并列举了临床验案,一方面彰示此方的补血疗效,另一方面,也为临床治疗较重的血虚提供参考,同时,也拓宽了此方的应用范围。如有不当之处,敬请批评指正。

(八)《傅青主女科》调经方的学习体会2则

傅山(1607—1684),初字青竹,后改青主,号公之它、朱衣道人等,阳曲(山西太原)人。他博涉经史百家,工于诗文书画,擅医。因多方面均有较深造诣,声誉甚高。《傅青主女科》(1827年),系后人将傅青主有关女科病证的论述与经验和其他医家论述辑录而成。全书对妇女带下、血崩、种子、妊娠、正产、小产、难产、产后诸病均有论述,均是对病症与病机进行简洁精要的论证后,即提出治疗方药,随后列出用法及方用特点。以下是笔者学习其调经方的2则学习体会。

1. **“定经汤”治疗月经先后不定期的学习体会** 中医妇科学中,月经先后不定期情况原因主要归于肝郁为主,故而治疗方剂以疏肝解郁为主。而我们在临床上发现仅用疏肝之法常常难以治愈此证。在学习《傅青主女科》过程中,学习到了傅青主之“定经汤”,其书中指出妇人经来断续或者前后不定者，人以为气血之虚，“谁知是肝气之郁结乎！”开篇即提出世人之常见，但傅青主继续论述道：“夫经水出诸肾，而肝为肾之子，肝郁则肾亦郁矣。肾郁而气必不宣，前后之或断或续，正肾之通或闭耳”。言明肝郁是病因，但肾郁亦是其中很关键的病理机转，故而只治疗肝郁，不重视肾郁，是治疗不好此症的。所以在文中，傅青主强调“或曰：肝气郁而肾气不应，未必至于如此。殊不知子母关切，子病而母必有顾复之情，肝郁而肾不无缱绻之谊。”指出肝肾关系非常密切，不可能一脏亏虚而另一脏充实，同理，亦不会一脏气郁而另一脏功能不受影响的。中医之乙癸同源，肝肾同治，都是这个道理。所以，在治疗月经先后不定期的时候，应肝肾同治。因为“肝气之或开或闭，即肾气之或去或留，相因而致！”所以不能单独治肝或者单独治肾，这是必须注意的。值得一提的是，古人著书多惜墨如金，傅青主更是如此，前面说过，《傅青主女科》对妇科诸病均有论述，但均是对病症与病机进行简洁的论证后，即给出治疗方药、用法及特点，毫无半点废话与赘述。可此处傅氏却反复强调，且在讨论结束后还加上“又何疑焉！”以示强调，可见此处是病机的关键和易被忽略的“难点”，也是治疗的关键。

至于强调生效后，既然知道肝肾均应重视，那么后面的内容反而易于理解了。所以傅青主指出：“治法宜疏肝之郁，即开肾之郁也。肝肾之郁既开，而经水自有一定之期矣。”方用定经汤。

“定经汤：菟丝子一两（酒炒），白芍一两（酒炒），当归一两（酒洗），大熟地五钱（九蒸），山药五钱（炒），白茯苓三钱，芥穗二钱（炒黑），柴胡五分。水煎服。二剂而经水净，四剂而经期定矣。”方中以菟丝子温补肾阳，白芍养肝平肝，当归、熟地补肝肾精血，当归、熟地、白芍，实际上是一仅缺川芎的四物汤，因方中后面有茯苓以利水渗湿，荆芥与柴胡可用于疏肝行气，而芥穗炒黑则取“血见黑则止”的中医原理，用其一方面疏肝，一方面又治疗经血来而不止情况。故傅青主说方后二剂则经水净。另外，方中不过用通利之药，包括川芎均嫌其气通利未用，原因是傅青主认为此方是以舒肝肾之气为主的方剂，不是通经之剂。另外，虽用茯苓，但一是仅用一味，二是用量极少，仅用于行药势，以行肾浊避免出现流滞不通的情况。

故而有此为“补肝肾之精，非利水之品也”之说。通过本方以舒肝肾之气，达到精通而水利，经血自然定期而至。此为“不治之治，正妙于治也。”

定经汤用药不多，但其理法严谨，在临床上有着极高的应用价值。另外，通过此方也可看出傅青主对妇科郁证辨证论治的新意。一般来说，中医理论和临床上多认为“肝郁证”是由于人体情志失调，肝气郁滞所致；而傅氏论肝郁的发病及转归，始终着眼于正虚，认为血虚致肝血亏损，而女子以血为本，肝为藏血之脏，乃主情志之官，故致肝郁发生，肝郁后又能郁极化火伤阴液，又能郁逆克脾伤胃气，还能下耗母气伤精血等，故而正虚成为“肝郁”发病始末的主要矛盾。与仅强调肝郁为肝气不舒导致的认识有着极其重要的不同之处。故而傅氏在辨证论治时对于肝郁之证，均立足于肝、脾、肾，为女科郁证的治疗开辟了新的途径。另外，傅青主治疗妇科病时，不轻用攻药，而主张攻补兼施，合理照顾妇科病多易气血亏损的特点，使用平肝和胃理脾的治疗方法，适当配合补虚药物，对妇科临床很有实际意义。

2. **“固本止崩汤”治疗血崩的学习体会** 固本止崩汤来自《傅青主女科》上卷之“血崩”系列。其主治证阴血亏虚，虚火上冲之血崩症。患者常有因血崩导致昏晕在地。傅青主指出一般血证，多由火盛动血，但此种情况之火，为虚火，非实火。故治疗应以止血的同时，于补阴之中以止崩。原方具体药物为：熟地黄、白术（土炒焦）各一两，生黄芪、人参各三钱，当归（酒炒）五钱，黑姜二钱。因为治疗的是阴虚火旺导致的血崩，故而于今天的临床有着较好的指导性。今天的妇女，工作的繁忙、快节奏的生活以及睡眠的不足，使阴虚火旺的血崩患者在临床并不鲜见。所以研究“固本止崩汤”，有着较现实的意义。

此方的第一个特点，虽是治疗血崩昏晕，却无一味明显的止血药。

第二个特点，方中重用了明显补阴血之剂，如九蒸九晒之大熟地，用量为一两。另外，还有酒当归五钱。均为补阴补血之代表药物。

第三个特点，方中除了补血药，还有明显的补气药。傅青主指出此用药的原因，是因为患者有血崩至昏晕的情况，说明出血较多，血虚较甚，故而以芪、参以急补气，因有形之血，恐不能遽生，而无形之气，必且至尽散，所以不先补血而先补气。与当归补血汤之用药有类似之意。不过,此方中补气补血的剂量比例没有当归补血汤的明显。究其原因,应该是患者有阴虚于下,虚火上逆的晕仆情况,故而补阴之剂也应在考虑之列。另外,当归补血汤中患者阴血虽亏且有血虚生热情况,但未以血崩为主症,故而治疗重点也有所不同。

第四个特点,也是本文想要着重强调的此方的妙处,凸显傅氏用药的精妙之处:细思此方,名曰固本,主要是强调方中用制土之法以助固本:方中用的白术量较大,为一两,且注明为土炒焦,一为补脾,二可助止血,所谓血得黑则止之意也。且方中以黑姜二钱,以引血归经,是补中又有收敛之妙。白术与黑姜均主归脾胃经,脾主统血,所谓血崩,乃因土不能制水导致。治血大师唐宗海曾有言:“崩中”之词,实质上已经言明崩证主要病位在于脾,脾不统血。所谓血病则水病,水病则血病。水之泛滥之疾,需土制之。土能克水。脾主统血亦可理解为出血性疾病尤其是崩中与脾胃关系尤其密切,故而需从固护脾胃以调治。

人体气血就相当于稻田中的水,如果田垄不固,水就会流失。现在稻田中的水已流失,要想这块田地能长庄稼,不仅只是给它补水,还需要把田垄修好,不然放入再多的水,水仍然会从缺口中漏出。所以要培土以固堤坝。这就是说,在人体有血崩之时,不仅需要补气血,还需要补脾胃,使补的气血能守得住,才能从根本上达到补的效果。

另外,本方还有第五个特点:由于配方精良,考虑周全,故而方有傅青主所言良效:一剂崩止,十剂不再发。前言好理解,但为何崩止还需要服用十剂之多。笔者认为其崩止后还需要服用十剂,正是中医不只求临床疗效,更注重治本的特色。患者发为血崩,现虽一剂崩即止,却反而要求服用十剂,是因为阴血亏较甚,中医认为“阴虚难复”,补阴血需要有一个过程。另外,补脾胃固本,亦不是一朝一日能收功之举,故而虽然一剂得效,仍需要服用十剂,方能“不再发”。可以说是中医“治未病”特色的一个表现:病虽表面已愈,但需要继续补阴血以补虚防晕仆,仍需要补脾胃以防脾土不固脾不能很好地发挥统血之功,血易妄行。区区一方,药味不多,却显示出傅青主的考虑周到,用药独到,不愧是妇科圣手!

第三章

跟诊名师的经验分享

一、跟诊刘尚义经验分享

刘尚义为第二届“国医大师”，第三、第四、第五批全国老中医药专家学术经验继承工作指导老师，主任医师、师承博士研究生导师、师承博士后导师。国家医疗保险（中药）咨询专家，国家中药品种保护评审委员会第一、第二届委员，中华中医药学会第二、第三、第四届理事，中华中西医结合疡科专业委员会第三、第四届委员，中国中医药学会临床药物评价委员会委员，贵州省中医药学会第二、第四届副会长，贵州省食品卫生专家审评委员会委员，贵州省科技著作审读专家。荣获“贵州省四化建设标兵”称号，荣膺“五一劳动奖章”，被评选为“全国卫生系统先进工作者”，享受省政府特殊津贴。2006 年 12 月，获中华中医药学会授予“中医药传承特别贡献奖”。曾赴俄罗斯、韩国、奥地利讲学、诊疗疾病，饮誉而归。

刘尚义一直从事中医药的医疗、教学工作，精通中医药学理论。数十年来培养了数以千计的中医人才。刘尚义熟谙中医历代各家学说和医案，不仅具有坚实、宽广的中医药理论基础，而且有丰富的教学、临床医疗经验，学术造诣极高，对肿瘤病、肾病、肝病、消化系统疾病、心血管疾病、脾胃病、肺病、中医外疡疾患等的诊治有着丰富的经验和卓越的疗效。

笔者自 2008 年起，一直跟随刘尚义师父门诊，蒙师不弃，跟诊已 17 年余。每次跟诊，仍感到有许多的收获与启迪。现与同道分享部分典型医案如下。虽限于笔者领悟能力的不足，同时也受时间及篇幅的限制，以下内容仅是刘老精彩临床医案中的沧海一粟，然也望读者能窥得师父才之高、思之妙、效之神！

（一）寒热并用、攻补兼施治疗久咳不愈

唐某，女，59岁。2019年1月15日求诊。

主诉：反复咳嗽6个多月求诊。

患者诉不明诱因出现反复咳嗽6个多月。呈呛咳样，痰呈白色泡沫状为主。夜间加重。久咳后伴咳时有胸中略闷痛感觉。查见手足冷，体略胖。

舌淡红苔秽略水润，脉沉濡。

考虑寒热错杂，虚实夹杂。

处方：制附片10g（另包，先煎30分钟），制胆星10g，川芎10g，细辛3g，干姜10g，五味子3g，冬凌草20g，黄芩10g，枳壳10g。7剂，水煎服。每剂煎取900ml。一剂服用2天。每日3次，饭后半小时服用。每次约150ml。

二诊：2019年1月29日。上方服用半月后复诊。患者诉上方效好。咳嗽已无。唇略红，手凉，体略胖。

舌偏红苔秽，略润。脉沉略濡。

考虑患者咳嗽已愈。可主要以补法为用。以中医治疗肺部疾患“急时治肺，缓时治肾”的原则为参考。

主要以补肾纳气为治则。

处方：制附片10g（另包，先煎30分钟），制胆星10g，川芎10g，巴戟天20g，续断20g，桑螵蛸20g，冬凌草20g，降香10g，炙甘草30g。7剂。煎服法同前。

1个多月后，带朋友来诊。诉服上方后手凉愈，咳嗽至今未再复发。

按：患者久咳，之前多用大量止咳之剂，效不好，缘于不治本。分析患者病症，体胖手足冷，有肾阳亏虚之象。体胖，结合舌脉之象，为肾阳亏虚兼痰湿之证。故首先应攻补兼施。方中以制附片为君药，温补肾阳，以胆星以化痰，以川芎以活血化瘀治疗久咳久病入血络兼瘀的状况。另外，本

患者舌润，痰为白色泡沫痰，加之手足冷，脉濡，又有寒饮凌肺之证，故以细辛、干姜、五味子以治疗肺有寒饮情况。取小青龙汤之意。但患者不单纯是一个寒饮凌肺之咳嗽。因患病时间较久，寒郁又有化热情况。故而有夜咳甚之肺家热的情况，又予冬凌草、黄芩以清肺中郁热。可谓寒热错杂，则寒温并用。另外，患者诉胸中闷痛，虽与久咳胸肌疲劳有关，但加枳壳既可行气止痛，亦可化痰利气而减轻咳嗽。为一药两用之治标之品。方中无一味明显的止咳药，但通过温肾纳气，温肺化饮，并清肺中郁热，宽胸化痰行气以恢复肺的宣发肃降之性而自然嗽止。如此复杂的病情，如此多的治疗措施，合计却仅九味药，但内涵丰富，蕴意颇多，考虑全面而药专力宏，可谓有用药轻灵，四两拨千斤之意。

二诊以温补肾阳、补肾纳气的制附片、巴戟天、续断、桑螵蛸为主，加上胆星以化痰、川芎以活血、冬凌草以清肺中郁火为佐，以免余邪未净。再加降香以利降肺气，炙甘草以补气。总的原则，以补肾纳气以收功。

患者一个咳嗽，可治疗半年而效果不好，前医多受西医治疗思路影响。输液治疗无效的情况下，在中药中多予止咳化痰之品。不知患者久病后多寒热错杂虚实相兼之疾。刘老一诊即标象痊愈，二诊则收功与兼顾余邪未净情况一齐处治，诊断清晰、考虑全面，且用药轻灵。值得吾辈学习。

（二）以肝风内动思维治疗注意缺陷与多动障碍

陈某，女，7岁。2018年1月16日求诊。

主诉：不能自主地频繁眨眼及嘴动，情绪紧张时更甚1年多。

患儿父母诉患儿不明诱因出现眼、嘴不由自主抽动，情绪紧张时更甚1年多，未伴秽语情况。精神正常。伴有大便秘结。平素挑食，体瘦。双眼无神。

西医诊为多动症？面肌痉挛。但多方治疗无效。

查：舌淡红尖略红，苔薄，指纹略紫。

刘老指出患者情况，为风动之象，考虑阴虚，肝风内动证。

处方：龟甲10g（另包，先煎30分钟），法半夏6g，天麻15g，羌活6g，玉竹10g，石斛10g，牡蛎15g（另包，先煎30分钟），蜈蚣1条。7剂，水煎服。

每剂熬作 900ml，每服 150ml，饭后半小时服用。一剂可服用 2 天。

二诊：2018 年 1 月 30 日。诉服上方后原频繁眨眼及嘴抽动明显好转，且便干好转。纳食有所好转。

查：舌淡红，苔薄，指纹略紫。

刘老指出：诸风掉眩，皆属于肝。患者挑食，导致消瘦，双眼无神。阴虚动风之象，服上方后得到一定控制。思路不变，略作加减。

处方：龟甲 10g（另包，先煎 30 分钟），玉竹 10g，石斛 10g，法半夏 6g，天麻 15g，羌活 6g，白僵蚕 6g，防风 10g，钩藤 6（另包，后下，仅煎 10 分钟），蜈蚣 1 条。30 剂。煎服法同前。服用 2 个月。

2019 年 1 月 29 日随其母王某求诊时再次见到患儿，诉上症再未发作。双眼活泼有神，精神好。未再挑食，体型已恢复正常。

按：患者方 7 岁，按理不应有肝肾阴亏导致动风之症。但因挑食，导致阴血亏损，故而有体瘦，双目无神之外表。张介宾曾说真阴之亏与不亏，可通过外在形质的好坏来判断。此为一典型的阴虚之象。因阴虚后有动风之态，所幸尚不重，仅只表现为不能自主的眨眼及嘴角抽动。指纹略紫，亦印证了阴虚有热之证。故治疗应标本兼顾：治本，则以养阴为主。刘老取大补阴丸之意，以龟甲、玉竹、石斛养阴。以法半夏化痰通络，天麻在此处用之非常合用。此药之苗名“定风草”，有着极好的息风止痉，平肝潜阳，祛风通络之用，羌活以助祛风湿通络。此三药为刘老喜用的一组药对。多用于治疗痰湿阻滞导致的眩晕、头痛等症，此处虽无此二症，但病机相合，照样用此三药以达到治疗风湿痰邪上扰清窍之证。实际上，半夏、天麻在古方中为常用药对，如半夏白术天麻汤。李杲《脾胃论》指出：“此头痛苦甚，谓之足太阴痰厥头痛，非半夏不能疗；眼黑头旋，风虚内作，非天麻不能除，其苗为定风草，独不为风所动也。”而《医略六书》亦云：“脾气大亏，痰食滞逆，不能统运于中，故厥逆头痛眩晕不已焉……天麻祛风湿以豁痰……半夏燥湿痰……为气虚痰厥头痛眩晕之专方。”本患儿长期挑食，脾胃虚弱，甚合半夏白术天麻汤之意。刘老用此意，再加上羌活以祛风除湿。在临床上常常起到四两拨千斤之效。又因患者患病时间久，故用牡蛎一方面填养胃阴，另一方面与蜈蚣一起起到松动病根之效，为叶桂久病入络说在临床上的应用。另外,蜈蚣还可以用于祛风通络,与第二诊中的钩藤及白僵蚕一起起到了祛风化痰,通络止痉的效果。类似牵正散之意。患儿患病时间略久,且虚实夹杂。虚证中不仅有引起风动的肝肾阴虚,实际上还有脾胃虚弱,且后者应是诸病的根源;而实证中则有风痰夹杂情况。刘老之方,两次诊治过程中有养肝肾之阴、健脾胃、祛风化痰之治,有息风止痉之药。法多而有序,药精而不繁,故二诊即愈。

(三)温补心肾之阳治疗手足抽搐、心慌

黄某,女,39岁。于2017年6月13日求诊。

主诉:3个多月前夜间手足抽筋1次,后反复出现2次,伴心慌。

患者诉3个多月前夜间出现手足抽搐1次,后反复出现2次,伴心慌心悸,常有悲观感觉。曾在西医处检查无明显异常,考虑"夜间心慌及手足反复抽搐原因待查;抑郁症?"但按抑郁症治疗无效。在其他中医师处治疗效果亦无效求诊。

刻下:面色差,唇白。

舌淡,苔薄略秽,脉沉略弱。

考虑心肾阳虚。

处方:制附片10g(另包,先煎30分钟),制胆星10g,川芎10g,黄精20g,肉苁蓉20g,山茱萸20g,石菖蒲15g,百合20g,炙甘草30g。15剂,水煎服。煮为450ml液体,每次服用150ml。饭后半小时服用。

二诊,2017年6月27日。诉心悸明显好转。无手足抽搐情况。患者诉夜间仍偶有醒来,心情出现悲观情况。

仍有唇白,面色差。

舌淡红,苔薄,脉沉略弦略弱。

仍以心肾阳虚为主证进行治疗。

处方:制附片10g(另包,先煎30分钟),制胆星10g,川芎10g,当归15g,黄精20g,肉苁蓉20g,百合20g,酸枣仁20g,炙甘草30g。15剂,水煎服。煮为900ml液体,每次服用150ml。饭后半小时服用。

三诊,2017年7月25日。诉服上方后心悸心慌进一步好转。时有

心烦。常悲观情况明显好转。唇白。面色差好转。

舌淡红，苔薄，脉弦略沉。

处方：佛手 10g，郁金 10g，当归 15g，川芎 10g，酸枣仁 30g，百合 30g，石菖蒲 15g，桃仁 10g。15 剂。煎服法同前。

之后患者 1 年多未来。至 2019 年 2 月 12 日因工作过度劳累后出现眩晕、便泄来求诊，问及上次诊治情况，诉 2017 年 7 月 25 日方后手足抽搐、心慌心悸及悲观思想等诸症已无。故未再来诊治。现见患者面色正常，无唇白情况。

按：一般来说，手足抽搐，中医多以肝血亏虚以治，治疗以养肝血并息风止痉为主；或处以柴胡加龙骨牡蛎汤等。心慌心悸，亦多以补心血或者活血化瘀为主进行治疗。但之前医师所开之方均无效。说明不可囿于常法。刘老临床上一直奉行辨证论治原则，强调对于疾病的治疗，一定要秉承中医思维方式以治疗。此患者四诊合参的结果为心肾阳虚之证。从而一诊时处以制附片为君药以温补肾阳，加以炙甘草，取炙甘草汤之意，但不尽用其方，仅用其以温补心肾之阳。恐独补其阳，阴无以生，故加黄精、肉苁蓉以助补肾阴从而取善补阳者，必于阴中求阳，阳得阴助方能生化无穷之意。以胆星、石菖蒲以化痰开窍，加川芎以化瘀，治疗久病必多痰瘀交阻，利于活血化瘀、开窍化痰，以治疗患者时有心慌心悸情况。另外，石菖蒲、百合相配，有养心、宁心安神之妙，石菖蒲在此可谓一药二用。方简药精，故而效果极好。二诊患者诉已无抽搐，心慌心悸明显好转。心肾阳虚情况得到改善，故而加入当归、酸枣仁以助养心肝之血虚以助除虚烦不眠。其余药物改动不大。之后病情继续好转，三诊时心肾阳虚情况明显好转，故转以舒肝解郁的佛手、郁金为君药，并用当归、川芎、酸枣仁以助养心肝之血虚以除虚烦不眠，并加桃仁以助活血之力。由于诊断正确，思路清晰，君臣配伍得当，故而患者病情得到极好治疗。三诊即愈。可见中医辨证论治原则的关键性，的确是中医思维的特色之一，临床医师不可不知。

（四）攻补兼施，一诊治愈 10 余年咳嗽

杨某，女，49 岁。2018 年 12 月 25 日求诊。

主诉:反复咳嗽10余年,多于秋分后出现。

患者诉反复咳嗽10余年,常在秋分后开始咳嗽,干咳为主,伴略喘,咳嗽时常伴小便失控而出。常缠绵数月后至次年天气好转且经多方治疗后可慢慢好转,但均不能痊愈。至秋分则又明显加重。此情况已有10余年之久。

刻下:咳嗽,干咳,痰少难咳,咳出后痰为白色泡沫痰或白色黏痰。时出现小便随咳嗽而失禁。

舌淡红苔黄。脉略滑,肾脉弱。

考虑肾气虚为主,补肾以治。

处方:海浮石30g(另包,先煎30分钟),炙麻黄6g,地龙20g,细辛3g,五味子6g,干姜4g,黄精20g,山茱萸20g,白芥子20g。15剂,水煎服。1剂药可服用4次,每天3次,每次约150ml,饭后半小时服用。

2019年4月30日求诊:诉服上方后,病情一日好过一日,服用至10剂时已全无咳嗽与喘促,仅行走过快时略有喘咳,坚持服用完15剂后,咳喘已愈。现来治疗经少,漏症。此文不再赘述。

按:此患者咳嗽时久,且常在秋分后咳嗽。秋分后阳气渐渐处于收敛潜降状态,此时疾病出现及加重,都说明患者多为一阳虚为主的病情。患者咳嗽时久,如此反复咳嗽已有10余年,久病归肾。另外,患者还有咳嗽时小便随之而下的情况,此为中医常说的膀胱咳。肾与膀胱互为表里。此患者的病情总的来说,是以肾为主要治疗病位,以肺为兼顾病位的疾病。再观察患者舌苔脉象,也支持此诊断。不过,患者虽病在肾,但目前咳嗽较重,常干咳不止,伴小便不禁,故应标本兼治为宜。

故治疗重点,一方面要补肾,另一方面温肺化痰、止咳平喘的药物也是必须的。方中以黄精、山茱萸补脾肾阴精以治本。以细辛五味干姜汤以温肺化饮,止咳平喘。至于患者虽然是以干咳为特色,但是其脉象略滑,舌苔黄,痰饮蕴肺情况是存在的。此种久痰顽痰所致的咳喘,刘尚义老师常用一组药对:海浮石及炙麻黄。海浮石,善于治痰的朱震亨有“海石,治老痰积块,咸能软坚也”之说。可见海浮石擅长于消顽痰久痰,而炙麻黄善于化痰平喘,刘老常用之以治疗肺气壅滞所致的喘咳症。对于麻黄,刘老指出此药主要是取其宣、散两个方面的功效。宣即宣肺,散即散寒。其气味轻薄,能升能降,透彻里外。透里则可治风寒湿痹、寒湿水肿、心腹寒积;透表则腠理宣通,可治咳逆肺胀,解表散寒。在临床应用中,刘老常配伍干姜、细辛、海浮石以治疗寒痰蕴肺之咳嗽喘促,尤其是对于久咳久喘的患者,常常能起到极良好的效果。至于地龙,其对于痰鸣喘息,有着较好的扩张支气管从而达到较好的平喘的效果。另外,在本病中,其属于虫类药,也有着久病入络,用虫类药以达到搜剔络邪,松透病根的目的。此为叶桂久病入络说的一个精髓所在,也是利于此病患的另一个特色。可以说此病例中用地龙有着一药两用,且都较关键的作用。至于白芥子,则性味辛温,归肺经,有着极好的温肺祛痰的目的,对于患者寒痰壅滞、咳嗽气喘的情况,白芥子能很好地起到温肺化痰、辛散利气的作用。本方仅九味药,却每个药都用得极精到,围绕着温补肾气、温肺化痰、止咳平喘这几个重心进行。攻补兼施,药专而力精,方简而意蕴丰富,故而取得了较好的效果。故而10余年的顽症,一诊而愈!

(五)一诊治愈肾阴阳两虚夹湿热为患的患者

张某,女,29岁。2019年7月2日求诊。

主诉:尿频急,白带多如水半个多月。

患者诉半个多月前,无明显诱因出现尿频急,无尿痛及尿道灼痛感。白带多,常感如水流淌感。颜色淡如水,无异味。曾到医院进行求诊,西医检查除尿常规中发现有少量白细胞外,余无特殊。考虑尿路感染。予抗生素治疗后,尿频急略有好转,但白带多、清稀如水样情况治疗效果不理想。曾找其他中医师进行治疗,效果也不满意。近几日来上症逐渐加重。逐求诊刘老处。

刻下:疲倦面容,面色略暗。诉每日尿频,白天可达7～9次左右,夜间可有2～3次。且量均如一次正常小便。白带如水样,每日淋漓不尽。

患者因以上不适,白天工作生活自感烦扰不堪,到了夜间,又常因需小便而醒来,导致睡眠亦不好。精神极倦怠。

查见舌偏红裂纹,苔腻黄。脉略沉弱。

诊为肾阴阳两亏。

处方：龟甲20g(另包，先煎30分钟)，熟地黄20g，山茱萸20g，桑螵蛸20g，覆盆子20g，益智仁10g，虎杖20g，王不留行20g，茺蔚子20g。7剂，水煎服。1剂药可服用2天，每天3次，每次约150ml，饭后半小时服用。

之后2019年底，患者母亲来看病时，向刘老提及女儿服用上方第3剂时已病愈。不过，按要求将7剂全部服用完毕。之后一直未再复发以上病患。

按：刘老在平时门诊坐诊中，常常会反复提示我们，中医诊疗疾病，判断病因病机是首要的。而判断病机最关键的地方，就是要时时刻刻记得中医的两大法宝：一是辨证论治，一是整体观念。本患者如果单从症状来说，容易被西医的思维所干扰，患者有小便急且多的情况，白带也出现多的情况，且小便检查有白细胞出现的情况。所以多数医师会判断为有感染，从而对应中医的治疗方法，就是应用清热解毒的药物。这应该也是之前很多中医方法没有治疗效果的原因之一。

仔细诊查本患者。其尿虽频急，但无尿痛。白带虽多，但如水淋漓，且无异味。此为一派寒象，一派虚象。已经持续半个月。抗感染和中医清热解毒治疗无效，也是在佐证此诊断。而患者面色略暗，舌偏红有裂纹，此为阴虚有热的征象。原因是因尿频以及白带多导致的。尿与白带，虽然是人体的代谢产物，亟待排出人体以外，但是，如果过多地产生与排出，则是对人体阴精及津液的损伤，故而此患者舌象有此表现。而患者舌苔的改变，则提示患者有湿邪为患，且湿有化热情况。其中的原因，是肾虚患者，常因肾主水液的功能受到损伤后，导致湿邪泛滥，水湿停久，郁而化热。

综上所述，此为一肾阴阳两亏，夹湿热为患的患者。病机较为复杂，为一虚实夹杂，寒温错杂情况。应该是其病机复杂的原因，导致之前医师判断上有失误，从而出现治疗效果不满意的情况。

病机复杂，治疗同样颇为考量人。如果提到单纯地补肾之阴阳，当然比较简单。但此患者虚中夹实，肾阴阳虚的同时，还伴有湿热为患的情况。如果补肾阳太过，则会伤及肾阴，更助湿热之热邪为患。如果补肾阴太过，药性滋腻，则又会助湿邪。故而临床有其难治性。

刘老以龟甲、熟地黄及山茱萸大补肾阴，且此三药均是填精补髓的要药。其中，龟甲是血肉有情之品，对于肾阴损伤较重、伤及形质的患者，此药可以起到很好的补肾中形质的效果。而熟地黄可以补真阴益骨髓，滋补肾阴。温补大师张介宾曾称此药为“精血形质中的第一品药”。而山茱萸不仅能很好地配合熟地黄补肾阴，是六味地黄丸三补中的2味代表性药物，更能敛精填髓，对于本患者白带及小便多的情况，也可以起到很好的收敛作用。

而桑螵蛸、覆盆子重用，则是刘老常用的一组药对，可以很好地补肾阳、敛补肾精，对肾精外泄之疾，这两个药物可以很好地补肾阳且敛补肾气，防止阴精外泄。至于益智仁，则是加强前两药的补肾气、收敛肾精效果的。

虎杖重用，取其清热利湿之效，是治湿热停留为患的药物，虽重用，但因仅用一味药，起到了利湿不伤阴、清热不伤阳的效果。王不留行与茺蔚子合用，同样是刘老的一对药对。对很好地对肾阴阳虚，肾气不固患者起到很好的活血行气、助其功能恢复的效果。是谓通因通用。

本案精彩之处，主要在于诊断部分。因患者病机比较复杂，加上有化验室检查结果，常易导致医师误判。此亦是刘老提醒我们的。中西医结合的今天，一定要记得“引西润中”。西医的诊断等有其强项，可以帮助我们诊治疾病，但是我们也切记不要被西医牵着鼻子走。如果完全以西医的方法思路来治疗疾病，是要吃大亏的。只有坚定中医辨证论治的信心和方法论，才能很好地利用好西医的成果为中医服务，提高临床疗效。

本案中的治疗极为精彩：虽然才9味药，但因分析判断准确，用药精当，量也恰到好处，故一诊而愈。

（六）寒热同用，健脾化湿治愈呛咳2个多月的患者

杨某，女，33岁。2020年1月7日求诊。

主诉：外感后咽痒则咳、咳嗽痰多2个月余。

患者诉2个多月前受凉后出现喷嚏、鼻塞、流涕不适，并伴咳嗽不适。经自服感冒药“三九感冒灵”后喷嚏、鼻塞情况明显好转。但咳嗽一直不愈，曾到国家正规医院进行输液(诉为抗生素，具体药物不详)和中医治疗，

效不显。故求诊于刘老处。

刻下：咽痒则咳，咳则甚，呈呛咳状。咳嗽痰略多，咳出少量痰后可减轻。

舌淡红苔腻略白，脉滑略缓略弦。

诊为痰湿蕴肺证，予温肺化痰以治。

处方：川朴 10g，苍术 10g，草豆蔻 6(另包，后下，仅煎 10 分钟)，贯众 20g，虎杖 20g，紫菀 20g，炙冬花 20g，百部 20g，槲片 10g。3 剂，水煎服。1 剂药可服用 4 次，每天 3 次，每次约 150ml，饭后半小时服用。

2020 年 1 月 14 日患者来治疗其乳房胀痛、经前尤甚情况，诉上方 2 剂将服用完毕时，咳嗽已愈。

按：此患者起初为一普通的感冒，有鼻塞、流涕、喷嚏、咳嗽等情况。数日后一般的感冒症状已愈。但是，其咳嗽症状不见减轻，反而加重。现在有咽痒则咳，咳则甚，呈呛咳状情况。咳嗽痰略多，咳出少量痰后可减轻。从症状上来说，应该是痰湿较重的情况，痰湿蕴肺，则肺失宣降，导致咳嗽久治不愈。转而从舌脉上寻找依据：舌淡红苔腻略白，此为一派痰湿内蕴之象。而脉滑略缓略弦，是为痰湿蕴内，阳气受损之象，故而脉滑中有缓。而脉弦，应是患者平时情绪较急躁，肝气不舒造成的。此患者虽然目前的主要症状集中于肺，是一个典型的痰湿蕴肺的情况，但是其肝气上逆情况平时应该是有的。气有余便是火，肝火反侮肺脏，肺为娇脏，导致其在咳嗽久不愈的基础上，出现呛咳较重的情况，所谓木火刑金是也。

木火刑金的情况，虽然不是目前治疗的重点所在，但是询问患者，果然有平时情绪不稳定，易怒的情况。而患者咳嗽愈后，来治疗其乳房胀痛、经期尤甚的情况，也进一步证明了此处的判断。患者仅仅是因为一诊时咳嗽情况较痛苦，故而仅诉说咳嗽情况而已。但是刘老能在脉诊中诊出其有肝火上逆、木火刑金情况，正是其临床经验丰富的体现，同时也说明了其咳嗽何以为呛咳的原因。

咳嗽的原因，是因为痰湿蕴肺，此类咳嗽，用抗生素效果是不好的。不仅效果不好，反而从某种程度上来说，因为输液的液体是冷的，常常增加湿邪壅盛的情况，反而会加重咳嗽。而从呛咳及脉象，诊断出咳嗽的病因中，还带有木火刑金的情况，这些都可能是之前诸医未能治疗好此患者咳嗽，导致此咳嗽2个多月未愈的原因。

审视之前的中药处方，常以止嗽散为主，有以射干麻黄汤为主的，甚至因其感冒起初的原因是受凉引起，有用麻黄汤的。均不对证。故而效果均不好。刘老常常在临床中不断地提醒我们的中医的两大法则一是整体观念，一是辨证论治。此案中深刻地体现了后一个法则。虽然此后刘老所用方中，分别都有止嗽散及射干麻黄汤的部分药对的影子，但是，通过辨证即可知道，此两方并不能满足本患者的病因病机，故而效果不好。

止嗽散，可以说是中医止咳的良方。其来自清代程国彭的《医学心悟》，主治外感咳嗽，症见咳而咽痒，咳痰不爽，或微有恶风发热，舌苔薄白，脉浮缓之证。前医误以此方治疗，是因为此方是治疗咳嗽的常用方，且患者有受凉的历史。宣肺疏风，止咳化痰。方以炒桔梗、荆芥、紫菀、百部、白前、炒甘草、陈皮组成，达到宣肺疏风，止咳化痰的效果。虽然此方有很好的止咳作用，但是因本患者咳嗽的根本原因是因为痰湿蕴肺造成的，故而单纯以此方不能治疗其根本病因，从而也达不到止咳化痰的目的。

射干麻黄汤则来源于张仲景《金匮要略·肺痿肺痈咳嗽上气病脉证治》，由射干、麻黄、生姜、细辛、紫菀、款冬花、大枣、半夏、五味子组成。此方能宣肺祛痰，下气止咳。主治痰饮郁结，气逆喘咳证，症见咳而上气，喉中有水鸡声，或胸膈满闷，或吐痰涎，苔白或腻，脉弦紧或沉紧。此证虽与本患者之证有类似之处，但是射干麻黄汤所治的咳嗽，风寒外束明显，且以痰饮郁肺为主，气逆喘咳较重，故而患者出现喉中如有水鸡声。此患者呛咳之因，不是风寒外束，而是木火刑金导致，故治疗重点仍然不一样。而麻黄汤则更加不对症。

刘老之方，重点在于健脾化湿，芳香化浊，患者痰湿蕴肺，不仅要去湿为治，且此治湿之法，宜配合健脾为主，此则是平胃散的功效所在。而湿在上焦，宜芳香化湿为主，故而用草豆蔻以芳香化湿，燥湿温中，行气除痰。此三药可以说是本方剂的灵魂关键所在。之后的贯众、虎杖，是刘老常用的一组药对，贯众本是祛虫药，但其苦、微寒，入肝脾经，还可清热解毒，治疗风热感冒，温热斑疹；而虎杖主要是用于活血化瘀、但其性苦寒，入肝胆肺经,除了活血定痛,还可以清热利湿、化痰止咳。用于肺热咳嗽及湿热内蕴。此两药,可以很好地配合前面三药,避免痰湿内蕴后化热的倾向,也避免前面三药都属温热之性而致辛温太过,对肺恢复清肃之性不利。故而此方中,寒热温凉之剂都在应用,体现了临床情况复杂,则用药复杂的特点。

之后的紫菀、炙冬花、百部可以说来自止嗽散和射干麻黄汤,这也是刘老常用的一个配伍;三药合用,可以起到很好的止咳化痰平喘的功效。而榔片,则是行气之药,取自吴有性达原饮之榔片的应用。患者湿重,咳嗽达2个多月之久。取榔片能消能磨,能很好地治疗湿邪内伏的情况。

本方虽然才九味药,却深刻体现了诸多中医的基础理论及历代名医的学术经验,体现了刘老善于继承学习,并在传承中大胆创新的学术思想。值得我们今天的中医临床进一步学习和探讨。药方虽小,但力道深厚,故一诊而愈。

(七)从肝胃不和治疗慢性萎缩性胃炎之胃脘痛

程某,女,35岁。2011年1月11日求诊。

主诉:胃脘痛10余年。

患者诉10多年前不明原因出现胃脘痛。疼痛以胀痛为主,时有针刺感。常伴胁部胀痛不适,吃酸味食物后痛剧。情绪不良时胃脘痛常发作或加重。胃镜示“慢性萎缩性胃炎”。曾中西医治疗多次。效不显。故求诊于刘老处。

平时月经常提前,眠差。平时常有不良情绪。

刻下:慢性病容,消瘦,焦虑情绪较明显。脉弦滑,舌淡红苔薄黄。

就诊过程中,患者拿出之前西医、中医诊治病历一厚叠,西医多为标准化方案,常1个疗程后胃脘痛略有好转,但数日或者一二月后反复,中医的处方则多见三类药物的单用或合用:一类药为养阴生津的药,如玉竹、石斛、生地黄、麦冬等;一类为止痛生肌的药,如白芷、白及、白蔹、延胡索等;第三类为清热解毒药,多见的为黄芩、黄连、蒲公英等药,典型的中医西化的思路:针对萎缩用养阴生津,针对有黏膜溃疡用生肌药,针对有炎症用清热解毒药，针对疼痛有止痛药。

刘老指出，这样用中药，是因为受到了西医学的思想的影响，但是中药的应用，是根于中医理论指导下的应用。如果忘记了中医的两大法宝——“整体观念”和“辨证论治”，那效果还不如人家西医，失去了理论的指导，就是失去了灵魂和大脑的士兵，再好的中药都起不到效果，如果再这样进行西医化的中医论治，中医谈何立足、谈何发展？对于今天医学的先进结果，我们应该参考，可以帮助到我们中医的某些弱项，但是绝不能丢掉中医的思维，那就成了无本之木了！

所以他指出，治疗此类患者，只能参考其胃镜结果，知道此患者的特点一是病久了，已经有了病理变化，治疗上不能掉以轻心；二是这还是一个癌前病变，故而治疗上不能满足于症状的解除，而是应该提醒患者坚持治疗一段时间，待病理检查结果提示已经不再是癌前病变后方能逐渐停药。这就是今天的医学成果能够给我们的帮助。真正治疗时，我们就必须“忘记”这个胃镜结果，不能因这个结果而使用所谓的“标准化药物”。所以，其根据患者临床四诊情况诊为肝胃不和。

处方：葛根 20g，黄芩 10g，黄连 6g，苍术 10g，川朴 10g，草豆蔻 6g，百合 30g，薏苡仁 30g。5 剂，一日 1 剂。水煎服，每天 3 次，每次约 150ml，饭后半小时服用。

5 剂后患者病情明显好转。无胃脘痛，偶有胃胀不适。效果极好，也鼓励了患者，患者之后定期来求诊，依从性极好。之后经过了大概一年半的调理，患者胃镜检查，报告转为非萎缩性胃炎。之后逐渐停药，2 年后未再服用药物。随访至今无特殊不适。案中以平胃散、葛根芩连汤、左金丸等为基础用方，但又有自己独到的加减之处，随证用之。体现了中医辨证论治的精神。

按：胃脘痛是一临床常见病，临床上有难以根治，易复发的特点，所以低毒、副作用小的中药是胃脘痛患者一个较好的治疗选择。刘老善于治疗脾胃病，指出中医很多病症其根本的病因病机均在脾胃。治疗脾胃病中的胃脘痛更是得心应手，效果显著。他认为胃脘痛主病在胃，却与肝脾有着密切的关系。在对胃脘痛的治疗中，从中医角度探索病因病机，灵活进行辨证论治，收到较为满意的效果。

胃脘痛所包含的西医所诊断的疾病较多，如浅表性胃炎、萎缩性胃炎、胃及十二指肠溃疡、功能性消化不良等。刘老在临床上谆谆教诲：可参考西医的检查资料，但千万不要受其牵制，忘记辨证论治才是指导中医治疗的根本大法，很多临床医师常犯一见实验室检查有细菌、病毒的感染，就用金银花、黄芩、黄连、败酱草等系列药物，一见萎缩性胃炎就用白及等药的毛病，也搞起中医标准化来，把中医辨证论治的大原则忘记了，虽然偶有起效之时，但是对于疑难重症，就难以取得良好的效果。

治疗胃脘疼痛，刘老有一些常用处方。其中，以葛根芩连汤为常用方。本案中，即有葛根芩连汤清热利湿、调和中州。此三药来自《伤寒论》，也是刘老爱用的一组清热燥湿、表里双解的药对。其中葛根能发表解肌、升阳透疹、解热生津，黄芩具有清热燥湿，泻火解毒，凉血止血的作用，黄连可清热燥湿，泻火解毒，三药配伍，相互促进，相互为用，可加强清利肺胃、大肠实热之力，同时燥湿力亦强。另外，本案中的还用了平胃散中的厚朴、苍术，并加薏苡仁以健脾和胃、祛湿化痰，使脾胃虚弱的患者可以标本得治，促进疾病的康复。因为本患者痰湿内蕴的情况比较明显，故而，在使用葛根芩连汤、平胃散的基础上，还加上了草豆蔻以利芳香化湿，醒脾助运。本案还用了百合，以利补益心肺之阴，以清心安神，治疗患者过度焦虑，心神不安的状态。整个处方才九味药，但是判断准确，抓住了病机关键，从而能达到用药重点分明，力专药宏。故而效果极好，也增加了患者的依从性，从而保证了之后一年多治疗的可能性，也消除了一位癌前患者的隐患。

二、跟诊徐学义经验分享

徐学义为全国老中医药专家学术经验继承工作指导老师，主任医师。师从贵州省名老中医袁家玑、李昌源，从事中医医、教、研工作60余年，可以说学验俱丰。徐老曾在基层实践多年,之后又在高校编辑部工作,且每周在贵州中医药大学的两个附属医院的名医楼各坐诊2个半天,救治了众多患者。

徐老临床经验丰富,在内科、妇科、儿科、男科,均有极丰富的经验。其效验也是极迅速与可靠的。在徐老那儿诊病的,常常是祖孙三代都在他那儿看病,加上徐老每次诊病均会与患者"说病",比如与患者讨论其发病的原因、平时生活中要注意什么、治疗后要怎么预防复发等等。所以,患者们常常会挤在诊室里听他对疾病的宣讲。当时还未有疫情,患者常常会坐满一屋子。不过,这样一来,徐老就会耽误很多时间来给患者"说病",一个下午常常只能诊治30多个患者。而对学生,徐老更是不厌其烦地回答大家的疑问,遇到有特色的患者,还会及时提醒大家,告知方中的基础方以及应用关键等等,所以,徐老那儿常常也是坐着一群来跟诊的学生。

笔者有幸跟随徐老抄方10余载,直到徐老因要照顾其百岁的母亲而不再坐诊为止,受益极丰!本书因时间关系,暂将徐学义较有代表性的两个内容分享给读者,以窥其临床风采之一二。

(一)徐学义治疗哮喘患者便秘的经验及"生白术"的临床应用

徐老治疗哮喘经验丰富,不过,因为之前徐老已有弟子发过相关文章,故此文不再赘述,本文主要是介绍徐老在哮喘患者中应用生白术以通便的经验(有其独特之处)。另外,本文拟在分析介绍徐学义老师经验的基础上,进一步讨论生白术在临床上的应用,旨在与同道分享。

先简要介绍一例病例如下:

周某,女,61岁,2011年3月23日首诊。主诉:支气管哮喘20多年,伴汗出过多8年多,加重并严重便秘2年多求诊。患者诉20多年前,因"肺积水"(此为患者自诉病名,具体诊断情况不详)后出现哮喘,经中西医结合治疗后可缓解,但常在外感后复发。近年来逐渐加重,8年来,时有受凉后哮喘发作情况,常并见大汗出,冬天均大汗,诉每天早上常需换5件内衣。多方求诊效不好。2年来还并见严重便秘,常3 ~ 4日一行,便虽无明显干结却感无力排出，每次排便均需40多分钟，努挣后哮喘加重，汗出全身，痛苦万分。求诊于徐老处。

刻下：哮喘缓解期，呼吸尚自如，面黑，唇发绀，手足冰凉。舌红暗且暗中带紫，苔腻略黄厚，左脉弦细略滑疾，右脾脉滑，重按弱，略疾，双肾脉极弱。

诊为阳虚自汗。方以玉屏风散及苏子降气汤加减。

处方：黄芪40g，党参15g，焦术15g，防风10g，倒提壶10g，牡蛎30g，麻黄根10g，苏子15g，桔梗10g，前胡10g，白果30g，百合15g，炙冬花10g，桑白皮15g。

7剂，水煎服。一日1剂。

另：因舌黑紫，考虑久病兼瘀，恰好患者家中有较好的三七，嘱每日服用3g三七粉，1个月为1个疗程。以药汁吞服。

二诊：2011年3月30日。服上方后汗证明显好转。面黑略好转，唇发绀。仍诉大便常有秘结，努挣后汗证又加重。舌脉较前变化不大。方得效，主要用药思路不变，并针对患者大便常有秘结，且常常有无力排便情况，进行相应的加减。

处方：苏子10g，桔梗10g，黄芪40g，党参20g，百合15g，麻黄根10g，倒提壶10g，牡蛎30g，防风10g，生白术60g，银杏30g，升麻10g，柴胡10g，川贝粉6g(吞服)。7剂，水煎服。一日1剂。

三诊：2011年4月6日。前日外感后哮喘发作，伴汗出。但诉此次发作哮喘及汗出均较原来明显减轻，且因大便秘结明显好转，故而虽然哮喘作，但腹部满闷情况较原来明显好转。此诊仍予苏子降气汤合三子养亲汤加减治疗，并嘱患者此方后如好转均需三伏天、三九时节一定要来调理。患者表示遵嘱。之后患者偶因受凉后哮喘发作时到徐老处求诊，徐老以治肺为主，而在平时缓解期时来进行调理，徐老则以补肾为主。患者咳喘逐渐减少，即使偶尔外感，也仅有咳嗽，而无哮喘。之后则仅在三九天、三伏天时来调理，调理3年后哮喘极少发作。2018年年初其带朋友来徐老处求诊，追问其情况，诉近3年未再有哮喘，仅偶有咳嗽时均在徐老处调理一二次即愈，汗多及便秘情况亦愈。

此案中，徐老以玉屏风散及苏子降气汤以补肺降气，止喘敛汗，治疗哮喘缓解期之汗多气短，取得了极好的效果。此经验限于篇幅，本文不赘述。本文主要讨论的是徐老重用生白术治疗哮喘患者便秘的经验及用药特色。徐老指出，肺与大肠相表里，哮喘久作的患者，多肺气虚。肺气虚导致受凉则哮喘易作，同时也致大便无力排出，且肺热下扰大肠，故而患者多伴有大便秘结情况。此时如用大黄等泻下力猛之剂，大便虽可得一时之快，但常常更耗肺气，加重病情。另外，此类患者，治疗过程较长，如长期用大黄，易致不良反应如黄疸、肝硬化和电解质紊乱。另外，大黄中的泻下成分为蒽醌化合物，同时也是引起肝、肾毒性的成分。有实验发现，以蒽醌衍生物给大鼠口服或注射，连用3～9个月，可致甲状腺瘤性病变，肝细胞变性和肝静脉充血，胃上皮肥大和组织变性。徐老重用生白术以增加胃肠动力，一方面通便，另一方面，也可扶助脾胃之气，脾为后天之本。从而从根本上解决因气虚无力排便的情况，也避免了久用大黄的不良反应。生白术对于此时患者一方面肺脾痰饮较重，另一方面肺气虚，无力排便的情况，是最好的适应药。

生白术重用治疗便秘，之前曾有医家有应用。1978年第4期《新医药学杂志》刊登了北京医院魏龙骧先生医话四则，其中《白术通便秘》一文，介绍了重用生白术治疗便秘的经验。时隔年余，浙江医科大学妇女保健院在上刊发表了运用魏老方法治疗50例妇科手术后便秘的临床观察。所用药物由白术60g、生地黄30g、升麻3g组成。效果显著。魏龙骧强调，便干者加生地黄以滋之，时或少佐升麻，乃升清降浊之意。

欲阐明白术通便的作用机制，不妨先回顾一下最早使用此法的《伤寒论》。论中第174条原文："伤寒八九日，风湿相搏，身体疼烦，不能自转侧，不呕不渴，脉浮虚而涩者，桂枝附子汤主之。若其人大便硬，小便自利者，去桂加白术汤主之。"历代注家对此条解释不一，矛盾重重。而分歧点恰恰在于为什么大便硬、小便自利还要去桂加白术上。魏龙骧认为，便干结者，阴不足以濡之。然从事滋润，而脾不运化，脾亦不能为其行津液，终属治标。重用白术，运化脾阳，实为治本之图。此言可谓一语中的，对于仲景大便硬反用白术之因也就明了无争了。

另有报道，有重用白术治疗肝硬化腹水1则：证属脾虚不运，水湿泛滥。治宜健脾益气利水。方用陈夏六君子汤加减。处方：陈皮6g，法半夏12g，党参、黄芪各30g，白术60g，茯苓15g，甘草3g，大腹皮20g，厚朴、当归各10g。每日1剂，水煎服。显效后，仍用上方白术加至90g，获得了满意的效果。一般在临床中，治疗肝硬化腹水，中医和西医大多从利小便入手，使腹水消退，很少提及从利大便，使腹水消退的。本例患者全身水肿，口渴引饮，舌红、苔黄，看似实证、热证，但用甘遂、芫花、大戟等逐水，非但不效，且病情日益加重，患者神疲，语音低微，乏力气短，脉沉细缓无力，均为脾虚之候。文中医者以大剂量党参、白术、黄芪之品，且复诊白术量用至90g，意为塞因塞用。经服药至1个月，腹水从大便中逐去。无独有偶，近贤顾丕荣指出："通过临床实践，重用白术，取效更捷。因白术具有健脾、利水、消肿之功。……可见，白术补中寓利，堪为治疗肝硬化腹水的要药。惟其用量要重，轻证要用30g以上，重证需用60g左右。"并进一步指出脾虚为肝病之本，重用白术，用量分大剂（60 ~ 100g）、中剂（30 ~ 60g）、小剂（15 ~ 30g），炮制分生用、炒用和制用。舌红苔少为阴虚，白术宜生用；舌淡苔薄边有痕者为脾虚，白术宜炒用；舌苔黏腻者为湿盛，白术宜制用。

可见，无论是徐学义老师还是另外几位中医名家，对于白术的应用都极具特色，且其用均是以白术的健脾效果为基础的，从而根据患者的情况的不同，白术具有通便与止泻的双向调节功能。其中，通便时以重用生白术为主，如脾虚需止泻时，则炒用。

（二）徐学义治疗月经周期紊乱经验拾萃

月经周期紊乱主要有月经先期、月经后期及月经先后不定期等情况，虽不是疑难重症，但因传统治疗服药时间长，多数患者难以坚持而常于急性期过后终止治疗，导致患者常处于慢性疾病过程中。另外，即使坚持治疗痊愈者，也常在停药数月后病情反复，使此疾患成为损害女性健康的常见疾病之一。徐学义学验俱丰，治疗此疾患，疗效显著，复发极少。笔者有幸跟随徐老学习4年，收获颇多。现将其治疗经验介绍如下，以飨同道。

1. **经期用药，药少效显** 周期性是月经的特性。李时珍《本草纲目》强调："女子……其血上应太阴、下应海潮，月有盈亏，潮有朝夕，月事一月一行，与之相符。"受其启示，徐老治疗月经病，均经期用药，且最好的用药时间在行经前1～2天。指出如用药太早是"无的放矢"，如行经过后方服药，徐老称是"潮汐已过，灵药空投"。而月经周期紊乱患者因行经时间不确定，故治疗时间视具体情况而定：如患者行经前2日有明显腰酸、腹胀等先兆者可提前1～2天用药；如无先兆者则在行经后及时就诊，保证在行经期间得到治疗。另外，一般每月药仅4剂，1天1剂，4剂后不论行经是否结束均停药，待下一次行经时再进行第2次调节。此用法与传统连续服药2～3个月者相比，首先是患者依从性明显增强，保证了下一个治疗周期的顺利进行。其次是调经效果显著——往往通过2～3个月的调节后就能看到满意的效果，最长的也会在半年内恢复正常的月经周期。另外是病情很少出现反复：吾跟师4年，此类患者众多，随访尚无病情反复者。最后还节省了患者的开支，减少了药物的浪费。

2. **调冲任带，循经选药** 冲、任、带均属奇经。任脉为"阴脉之海"，冲脉为"十二经脉之海"和"五脏六腑之海"。临床历来重视冲、任脉与女子月经的关系，而徐老还强调带脉的重要性。带脉，主约束，其约束诸经，使经脉气血循行保持常度。清代名医叶桂即很重视带脉的功能，认为人身冲任二脉，与阳明合于宗筋，会于气街，皆属于带脉。宗上思想，徐老认为带脉功能正常对维持月经的正常周期有着至关重要的作用。故治疗月经周期紊乱注重调节冲、任、带脉。在药物的选用方面，也宗叶桂奇经用药经验，如"龟体阴，起任脉""石英收镇冲脉"及有关带脉的"盖脉隧气散不摄……必引之收之固之，震灵丹意，通则达下，涩则固下，惟其不受偏寒偏热，是法效灵也"等，选用龟甲、紫石英、当归、白芍、艾叶等药以调节冲、任、带脉。

3. **肝为先天，重视疏泄** 《易》有"乾道成男，坤道成女"之说。《本草纲目》中亦强调"女子，阴类也，以血为主"。对此，徐老总结："女子属阴，阴性易凝结，易致郁结，郁结则气血亦多凝滞。故女子多气血瘀滞之疾。

而肝主血，主疏泄，‘女子以肝为先天’，故治疗女子之疾主张通过疏肝以调畅气血，肝气条达才能‘血脉流畅，经候如常’。”在疏肝诸方中，喜用柴胡疏肝散。此方疏肝行气，活血止痛。药味虽不多，却是疏肝解郁名方。所以徐老在治疗月经周期紊乱时，除以上龟甲、紫石英等药，北柴胡、香附等基本上为必用之药。

4. **花开有时，调经用花** 徐老在重视调节冲、任、带脉功能并主张疏肝解郁以调畅气血的基础上，据自然界各种花在每年特定时间都会准时开花结果的自然现象，取其意提出“调经用花”的用药思想，并指出此思想对月经周期紊乱的治疗尤其切合。他指出本草书即多用花类药物治疗月经病，如月季花用于肝郁之经行不畅、闭经，玫瑰花疏肝理气、和血散瘀以治疗月经不调，凌霄花治疗闭经，红花治疗痛经、闭经等等。徐老则常用花类药物治疗月经周期紊乱，尤其喜用月季花。他指出：月季花性甘温，归肝经，除本草书中记载有良好的祛瘀、行气、止痛作用外，对于恢复月经的正常周期有着很好的调节作用，此为徐老治疗此类疾病获得显著疗效的关键用药之一。另外，徐老还常用绿萼梅、鸡冠花、代代花等。

5. **重视郁证，未病先防** 徐老历来重视防治未病。女子之病，郁证为一大病因，并常导致多种难治之疾。如叶桂“久病入络说”即指出络病多因嗔怒动肝、七情郁结等导致。徐老常说郁证患者月经不调是一个信号，应及早治疗，去除病因，防止癥瘕等更严重的疾病产生。故其临床问诊详略得当，发现有情绪不良者，除辅以佛手、香橼皮、郁金、薄荷等疏肝理气之品，还不惜牺牲宝贵的时间，耐心开导患者，缓解患者不良情绪。由于宽解之言来自医者，加上徐老慈眉善目，耐心细致，又配合相关中药，故效果很好，也体现了中医治未病的先进理念，使患者受益于无形。这也是其医德胜人一筹之处，得到了广大患者的信任与敬重。

综上所述，徐老在治疗月经周期紊乱时，以调节冲、任、带脉功能和疏肝解郁为治疗核心，强调经期用药，并提出“调经用花”的用药思路，还注重防治未病。环环相扣，形成了一套独具特色的治疗体系。当然，具体临证时因月经周期紊乱患者多伴有其他月经病，如经量、经色及经质等方面的异常，病情又具复杂性和多样性。徐老更在错综复杂的临证中，以中医辨证论治为大法，随证施治。本文限于篇幅，就不一一列举。

（说明：本篇文章的原文，作为2012年贵州省科技厅贵阳中医学院联合基金项目之一，发表于北大中文核心期刊《中国中医基础医学杂志》2015年第1期）

三、跟诊何成瑶经验分享

何成瑶为第四届“国医大师”，第一届“全国名中医”，第四、第五、第六批全国老中医药专家学术经验继承工作指导老师。教授、主任医师，师承博士研究生导师。从医60年以来，何成瑶以崇高的医德和精湛的医术救治了无数患者。在治疗妇科经、带、胎、产、杂病方面疗效显著，主持制定不孕症、胎动不安、盆腔炎、异位妊娠4个妇科中医优势病种诊疗方案；创制调经四方、消炎四方、通阻三方等11个协定方，研发调经助孕膏、温经散寒膏等5个膏方，获批医院制剂1个。提出“养精育胞”理论，创“温枢三焦、宁心坚肾”治法，尤擅不孕症和妇科肿瘤诊治，享誉黔中大地，被贵州百姓誉为“妇科圣手”。

何成瑶是我非常尊敬和敬重的老师。2020年以来，笔者因是第四届全国中医优秀人才的培养对象，在进行研修过程中，有幸拜得何成瑶为师，得以跟师父学习。在跟诊的过程中，亲见师父的高超医术以及高尚的医德，受益很多。以下为我在较短的学习时间中，收集到的2例较典型的病例，与读者分享。

（一）全面考虑，治愈肝肾阴亏、湿热下注、中气下陷、脏器下垂患者

晏某，女，37岁，贵州三穗县人。已婚。2020年1月14日求诊。

主诉：经量少半年，月经愆期7天多。

患者诉半年来出现月经量少。未予特殊治疗。本月出现月经愆期7天多的情况来就诊。之前周期正常。现月经情况除月经推后外，还有量

少情况。余月经颜色正常、经期5天左右。

末次月经时间为:2019年12月7日。避孕中。否认怀孕可能。

3年前曾有崩症史,因当时血出不止,予诊刮过。之后周期可。

孕4产2。自然阴道分娩2子,现均健在。1年前曾有宫外孕史,保守治疗后已愈。半年前引产术史后(自诉打针后引产,数小时后排出胎儿)。余胎产史、家庭史无特殊。

其他情况:白带异常5年多。患者诉5年来白带平时量多,水样,有异味,无阴部瘙痒。曾在当地进行白带检查,诊为"细菌性阴道病",曾予"甲硝唑"进行治疗,效初可,后病情反复后效不好。纳眠差,多梦,眼干涩,口干不欲饮,易饥。

舌淡红略胖,苔裂纹,略白。脉弦略细。

检查:B超、性激素检查均示正常。

何老指出,妇女以气血为用。考虑本患者情况,何老考虑其可能会有子宫脱垂情况,亲予患者做妇科检查,果然发现子宫Ⅱ度脱垂。何老指出,虽然子宫韧带在生产时常出现松弛,但产后应恢复。子宫脱垂的原因,常常是因为产时用力不当,或产后调养不好。导致子宫韧带松弛。妇检时,见此妇女见宫颈组织结构乱,一般生产后为一字形,但其紊乱,应是产时用力不当、加上自身失于调养导致的。另外,妇检时发现此妇女上阴唇大,下唇小,宫颈均外出,说明其产时用力不当应该是最大的诱因。

处方:仙茅10g,淫羊藿15g,当归10g,川芎10g,盐巴戟天12g,鹿角霜12g,山茱萸12g,熟地黄10g,生地黄10g,山药12g,茯苓10g,麸炒泽泻12g,牛膝12g,生丹参15g,桃仁10g,金樱子15g,麦冬12g,醋五味子10g,远志10g,盐知母10g,盐黄柏10g,麸炒枳壳10g,甘草6g,大血藤15g,蛇床子15g,合欢皮10g,炒酸枣仁15g,首乌藤15g,黄芪15g,升麻10g。15剂,2日1剂。水煎服,每日3次,每次约150ml,饭后半小时服用。

另嘱:常做提肛动作,不可负重物。

并加用"妇乐片、补中益气丸、定坤丹"各4瓶。嘱服用现在中药饮片时,加服"妇乐片"。15剂服用完毕后服用"补中益气丸"与"定坤丹"。1年后,患者带一亲戚过来何老处诊病,诉上诊约半个月后月经来潮,此次月经量少情况已明显好转。之后月经情况转正常。白带情况亦愈。

按:何成瑶曾任贵州中医药大学中医妇科教研组主任、贵州中医药大学第二附属医院妇产科主任。她在从医生涯的60年中,对中医妇科进行了艰苦的实践探索,对于女性各种常见病及疑难杂病,都有着较丰富的经验。其在女子月经疾病中,强调中西医结合、以中医为主的治疗特色,有着自己独到的经验和优势。

何老治疗女子月经病,认为应从《黄帝内经》中寻找理论依据。她指出,《黄帝内经》所载"女子二七天癸至,任脉通,太冲脉盛,月事以时下,故有子;三七,肾气平均,故真牙生而长极;四七,筋骨坚,发长极,身体盛壮;五七,阳明脉衰,面始焦,发始堕;六七,三阳脉衰于上,面皆焦,发始白",对女子基本的生理特征进行了详细而准确的描述,临床中可以此为根据来帮助诊断和治疗女子月经疾病的基础原因,从而来观察女子的各种病理的根本病性与病位所在。

此患者经量少,年龄为37岁。何老指出,其年龄在五七刚过一点,机体功能开始略有下降时,患者即出现经少,月经周期略紊乱的情况,与其之前的崩症、引产、宫外孕等各种情况有着多重联系。但根本原因仍在于肾气不固上。故治疗仍以补肾之气为主,兼以补脾气升提中气为上。

何老对于妇科疾病,在长期的临床过程中,创制有著名的调经四方、消炎四方、通阻三方等11个协定方。本案所用的,即是其妇科调经4号方加入大血藤15g、蛇床子15g、合欢皮10g、炒酸枣仁15g、首乌藤15g、黄芪15g、升麻10g。功用为滋阴助阳,调理心脾。适用于绝经前后诸证、月经失调、闭经之肾阴阳俱虚证;症见月经紊乱,量多或少,乍寒乍热,烘热汗出,头晕耳鸣,健忘,腰背冷痛;舌淡,苔薄,脉沉弱。

妇科调经4号方方中开始即是著名的二仙丸,有着极好的补肾阳的作用,之后有四物汤以补肝血,还有六味地黄丸的三补三泻在其中,能很好补肝肾精血,另外还有牛膝、生丹参、桃仁活血补肾,有金樱子、醋五味子敛补肾精,麦冬、大血藤助养肝血,且还加知母、黄柏、远志,可治疗阴虚火旺、湿热下注的情况,同时也治疗阴虚火旺、虚热扰动肝肾精血导致患者睡眠差的情况。还用了合欢皮以疏肝活血,安神助眠。炒酸枣仁、首乌藤进一步补养气血，同时还有助于养心安神。蛇床子为一药多用的药物，一方面可以温补肾阳，另一方面，有助于清热利湿，止痒杀虫。对于患者白带多，有臭味的情况，与上面大血藤合用，有着较好的杀虫止痒的效果。另外，患者有中气下陷，内脏下垂的情况，故方中还加入黄芪、升麻以助升提中气，治疗内脏下垂。

患者还有白带异常的情况，何老创制有妇科消炎四方，不过，患者目前的主要矛盾为月经的情况，故以调经方为主，加部分清热利湿、止痒杀虫的药物。但毕竟药味药量不多，故加上中成药“妇乐片”以助治疗。此中成药由大血藤、延胡索、忍冬藤、赤芍、牡丹皮、蒲公英、大青叶、川楝子、甘草、大黄等组成。具有清热凉血，消肿止痛的功效。适用于盆腔炎、附件炎、子宫内膜炎等引起的带下，腹痛等病。可见何老面对临床复杂的情况，兼顾其他疾患的同时，注意重点突出，以主次得当。

另外，除了汤剂，考虑到患者来得远，治疗不容易，还给予15剂药物服用完毕后补充服用的“补中益气丸”与“定坤丹”。补中益气丸为升提中气以治疗气虚导致脏器下垂的经典方，可补充治疗患者子宫脱垂的情况。此情况虽煎熬剂中有相应的药物，但疾病的治疗绝非一月之功可以达到，故补充有中成药。另外，还给予“定坤丹”服用。“定坤丹”由人参、鹿茸、西红花、鸡血藤、三七、白芍、熟地黄、当归、白术、枸杞子、黄芩、香附、茺蔚子、川芎、鹿角霜、阿胶、延胡索等药组成，是经加工后制成的大蜜丸。既补气补血、壮阳益精，又活血行气、舒郁止痛。用于月经不调，经行腹痛，崩漏下血，赤白带下，贫血衰弱，血晕血脱，产后诸虚，骨蒸潮热等症有着极好的治疗效果。

本案的治疗，考虑周到，用药老到，对于患者肝肾阴血亏虚，加上有阴虚火旺，火扰心神以及肾虚、湿热下注的情况，以及中气下陷、内脏下垂的情况均有着相应的治疗。而且，不仅治疗目前的情况，对于后续的治疗用药，何老均给出了相应的中成药。体现出何老对待患者不仅有着高超的技术，还有着一片仁心。这些都是值得我们认真学习的。

(二)气滞血瘀型癥瘕(子宫腺肌病合并肌瘤),治疗后受孕

杨某,女,27岁。贵州兴义人。2020年1月18日求诊。

主诉:未避孕3个多月未孕,调理欲孕。

患者诉结婚4年,之前一直避孕。现未避孕3个多月未孕。无受孕及生产情况。

月经情况:初潮,14岁。月经周期30天,行经6～7天。量多,色黑,有血块。原有经前痛经10余年。经何老调理后,已2个多月未再有痛经。

末次月经:2020年1月8日—1月14日。

现除外感后略有咳嗽、伴少量咳痰外,余无特殊不适。

B超:11月底、12月初均示"子宫腺肌病合并肌瘤"。自诉为小肌瘤,但具体检查单未见。因就诊时已晚,B超室已下班。患者诉来得较远,请求先开药回去服用。且因将近春节,请求开方时间长一点,之后再来求诊。

之前有支原体感染史。

之前曾在当地医院检查性激素六项,诉检查未见异常(未见单)。

中医门诊诊查见:舌微红、有齿印,苔黄秽。脉弦略洪涩。

中医病名:癥瘕。

治疗法则:活血化瘀,温经散寒。

何老予患者开了2个处方。

第一个处方:妇科消炎1号方加减。

处方:连翘15g,大血藤15g,败酱草15g,牡丹皮10g,炒栀子10g,赤芍12g,生白芍12g,川芎10g,茯苓10g,麸炒泽泻12g,醋三棱10g,醋莪术10g,炒川楝子10g,黄芪15g,党参15g,生白术10g,桂枝10g,甘草6g,醋延胡索10g,金银花15g,当归10g,益母草15g,小茴香12g,漏芦12g,皂角刺12g,紫石英12g,盐补骨脂12g。

14剂,颗粒剂,1剂药服用2天,每天2次,约可服用1个月。

第二个处方:妇科消炎2号方加减。

处方:当归10g,川芎10g,牡丹皮10g,赤芍12g,白芍12g,大血藤15g,败酱草15g,炒栀子10g,桃仁10g,牛膝12g,茯苓10g,小通草10g,巴戟天12g,鹿角霜12g,柴胡10g,醋香附10g,山药12g,甘草6g,生蒲黄

12g，五灵脂 12g，大血藤 15g，蒲公英 15g，淫羊藿 15g。

14 剂，颗粒剂，第一个处方服用完毕后服用此方。服用方法同上。亦可服用约 1 个月。

另：加用中成药宫瘤消胶囊 1g，每日 2 次（0.5g × 60 粒）；辅助服用桂枝茯苓胶囊，0.62g，每日 2 次（0.31g × 100 粒）。

之后，患者于 2022 年 3 月始来门诊，并背着一个健康的约 3 个月的男婴。告知上次治疗后，坚持服用完了所有的药物，感觉各方面情况均好。痛经也一直未反复。之后因为忙未及时回来复诊，也想观察下能自然受孕不，后果然受孕成功。现已产子，故来贵阳时，特地来门诊来感谢何老。

按：案中患者自觉不孕，虽然目前情况还不支持不孕症，但年纪轻，未避孕 3 个月未孕，是要考虑患者是否有不易怀孕原因。本患者首先考虑有可能会因子宫腺肌病导致；另外，患者之前病史中有支原体感染史，支原体易侵犯输卵管，故也是一个可能导致不易怀孕的原因之一。

患者之前的痛经之症（当时笔者未记录到此情况），为经前、经期均痛，属于实证。已治愈。现在的癥瘕也属于实证。此患者治疗方案，以活血化瘀加温经散寒为主。此治法是与何老创制的妇科消炎 1 号方最为合适。虽然此患者的最终目的是想怀孕，患者也将进入排卵期，本是可以考虑助孕的。如无癥瘕情况，本应该用何老的妇科调经 1 号方以助怀孕。不过，一方面其现在患有外感，不利怀孕；另一方面，患者诉其夫出差在外。故本次可以完全不考虑受孕之事；更重要的是，何老认为如果不调节好其癥瘕情况，恐不利于之后的受孕。故何老指出此时正好可以好好调理下患者癥瘕的情况后，两个月后再考虑受孕的情况。

最后决定以妇科消炎 1 号方为主方进行治疗。另外，因临近过年，患者要回家 2 个月才回来。故予妇科消炎 1 号方、妇科消炎 2 号方先后用药，以利于调养。

妇科消炎 1 号方是何成瑶的一个常用方，有着很好的清热利湿、健脾理气、祛瘀止痛效果。其弟子张向华对其君臣药的分析如下："本方以银翘红酱解毒汤、八珍汤加减。金银花、连翘、红藤、败酱清热利湿，活血通络，为君药；栀子、当归、川芎、牡丹皮、赤芍、延胡索、川楝疏肝理气，活血通络，为臣药；三棱、莪术消癥散结，泽泻利湿浊、清热利湿，桂枝通阳利水、温通经络、养血祛瘀，助诸药化气活血祛瘀，药到病解。全方补虚清利湿热、理气，活血祛瘀、消癥。治疗妇科多种疾病如盆腔炎性疾病、子宫内膜异位症、子宫腺肌病、子宫肌瘤、不孕、痛经等，体现了异病同治的治疗特点。”何老将此方先用于此患者，体现了何老对于癥瘕，不是蛮攻蛮消，而是使用活血化瘀药物的同时，应用健脾补气的药物，还有四物汤的部分药物如当归、白芍、川芎等；总的来说，清热利湿中有补养精血，活血祛瘀中有益气健脾，从而保证了治疗攻中有补，攻而不伤患者正气。另外，方中还加益母草、小茴香、漏芦、皂角刺以助行气活血、软坚散结，加紫石英、盐补骨脂以助温补肾阳。此方用的疗程为 1 个月。

1 个月之后，用妇科消炎 2 号为主进行治疗。对于此方，张向华的分析如下：“该方为盆腔炎性疾病的急性盆腔炎转为慢性盆腔炎而设。慢性盆腔炎以血瘀湿热为主，有瘀便有滞。肝经环绕阴部，至小腹。慢性盆腔炎主要缘于肝经瘀滞，还与脾弱肾虚相关。病程长，虚实并存。本方以丹栀逍遥散为基础方，加红藤败酱散加减。丹栀逍遥散清热凉血，疏肝解郁，健脾益气，养血调经。红藤、败酱为主药，具有清利湿热、活血通络功效。巴戟天、鹿角霜、山药补肾健脾；鹿角霜配通草具有温通清利作用；桃仁、牛膝活血祛瘀。全方共奏清热疏肝理气止痛，活血化瘀之功。”可见，对于此患者来说，此方用在第二阶段，是非常适合的。本案中，因患者肌瘤和异位症并存，故加生蒲黄、五灵脂助活血化瘀，另外，患者之前有支原体感染史，故加大血藤、蒲公英以助清热解毒，加淫羊藿以助温补肾阳，目的在于扶正以助祛邪。总的来说，此方除了以四物汤养血活血，还有一定的活血化瘀的药物，并有大量的疏肝行气止痛之药。另外，还有少量补肾壮阳的药物。这些都利于在给予患者消癥瘕的同时，使肾气不亏，利于子宫内膜的修复等。这种边消癥瘕边进行补肾气的方法，可以一边活血化瘀，一边修复子宫内膜，确实是高手境界。

何成瑶在从医生涯 60 年的历程中，坚持中西医结合、以中医为主的治疗原则，形成了自己的特色和优势，尤其是在治疗中医妇科杂病中，她有着较好的经验。本案中，何老不是因为患者主诉为不孕即予补肾助孕，而是根据患者实际情况，首先给予患者活血化瘀兼温经散寒的治疗，指出需其子宫环境有明显改善后才能谈受孕的可能。治疗先后顺序的安排上有着丰富的经验。何老指出，女性怀孕，除了激素等条件具备，子宫的环境也是极为重要的。本患者除了有子宫腺肌病，还有子宫肌瘤。如果单纯予补肝肾助排卵等治疗，是不利于怀孕的。医师所要做的，是对不利于患者受孕的不利因素逐一进行排除，这样，相当于做好准备工作，待患者情况支持怀孕时，已将各方面因素准备完毕，从而更加利于患者达到怀孕的目的。果然，患者之后顺利受孕产子。

上篇

2周治愈胃脘及双胁部胀痛、时剧烈心悸心烦10余年

蒋某,男,48岁。贵州人。2019年7月29日求诊。

主诉:长期胃脘及双胁部胀痛,时剧烈心悸心烦10余年。

患者初以胃脘胀痛不适求诊,诉此疾已有10余年。多方求诊,曾作胃镜示浅表性胃炎,呼气试验(^{13}C)示幽门螺杆菌(helicobacter pylori,Hp)(-)。西医进行“标准化治疗”后效果不明显,具体用药不详。仍时有胃脘部胀满不适。见肤色偏暗,言语较少。左脉沉弱,右脉弦而长。舌淡红苔薄白,舌底静脉未见曲张。患者舌象虽无较多的诊断提示,但脉象极有价值。张锡纯有言“盖脉现弦长,无论见于何部,皆主肝火炽盛”。考虑患者肝火炽盛,木克土,故症状以胃脘部胀痛不适为主,但其还应有肝火炽盛情况。故追问患者是否有双胁肋部胀痛?是否常有情绪极端不良情况?告知此应为患者病根之所在,应在服用药物的同时注意调控情绪。患者闻言大悟,诉方才才记起疾病初起(即10余年前起病时)即是与人生气后起病,之所以还记得是当时生气较厉害,但从未想到此情况即为胃脘痛的原因。连赞中医脉诊厉害!此后一扫之前寡言少语情况,详细叙述10余年来,长期胃脘部胀满不适,还伴有双胁肋部胀痛不适。因是驾校教练,常欲采取略后仰的坐位方舒,但此体位又不方便很好地控制学员驾驶车辆,故感此疾影响工作较甚。另外,还伴有稍有激惹如饥饿、情绪不良时则心跳加快,常可超过每分钟100次,伴心悸、心烦剧烈,常心烦致欲大喊大叫,但自我修养较好,强行忍住。不过,驾校学员学习过程中难免出现诸多错误,患者心情常常极度不良致心悸、心烦甚,每日均需强忍许多盛怒于心,自感每日辛苦异常。故实际上此二疾均让患者每日痛苦莫名,仅以胃脘胀痛求诊,是因以上不适曾作过多种检查均未能明确原因,且多方治疗无效后已失望不愿再过多诉说。来此处求诊是因为其所教学员之父

母曾在我处治疗脾胃病效果好后多次推荐方抱着试一试的心态前来。现因我诊脉道出病根，方告知除胃脘胀痛外还伴有双胁肋疼痛，此外还有心悸心慌等多年之疾。

患者为驾校教练，因之前与人生气较甚，又未能得到疏解一直郁闷于怀，盛怒之下出现胃痛。治疗过程中，因患者与医者均未关注到起病原因，仅按照一般脾胃疾病进行治疗。属于未找到病因，效果可想而知。之后患者情绪因工作关系常受激惹，但又不能发泄，郁闷较久。肝郁化火，而心主神志，火热扰动心神，故患者常伴发有心悸、心跳过速甚至极度心烦情况。可见，虽然患者病情以脾胃症状及心悸、心慌等心神的症状为主，但实质上主要根源在于肝火炽盛导致。

病因既明，治疗方法则清晰容易。方以疏肝行气为主，另外，气有余便是火，患者患病时间久，壮火食气，火灼津伤，故患者气阴都有所损伤，故而左脉见沉弱之象，是以疏肝行气的同时，还需兼顾肝血亏虚及脾胃虚弱情况。

处方：佛手 10g，郁金 10g，玉竹 20g，石斛 20g，益智仁 10g，徐长卿 15g，青陈皮各 6g，地榆 20g，当归 20g，川芎 10g，黄精 10g，延胡索 15g。

4 剂，水煎服。1 剂药可服用 2 天，每天 3 次，每次约 150ml，饭后半小时服用。

方中佛手、郁金可起到很好的疏肝解郁的效果；玉竹、石斛则用于养胃阴，因木旺克土，脾胃虚弱，胃阴亏虚，则有胃脘常胀痛不适情况。此两组药对均为刘尚义常用的药对。另外，为增强疏肝解郁效果，还加上了青皮、陈皮两药行气解郁以助治疗疾病之根本。当归、川芎以补养肝血，以黄精以补养脾胃。黄精亦是刘老常用的一味治疗脾胃虚弱常用的药物，笔者发现刘老在治疗脾胃虚弱的患者，常以此药作为基础用药。仔细研究此药在各本草著作中的记载可发现：此药味甘性平，《名医别录》中言其可“安五脏”，《本草便读》中言其“性平质润，为补养脾阴之正品”，《本草纲目》认为黄精“受戊己之淳气，故为补黄宫之胜品”，土为万物之母，母得其养，则“水火既济，木金交合，而诸邪自去，百病不生矣”。故而笔者也常用此药以补养脾胃虚弱，不仅用于脾阴虚的患者，凡是有脾胃虚弱均可用此药。本案例中患者有肝木克脾土情况，肝火亢盛，则必然有脾阴的损伤。故用此药是极好的选择。患者久病，脾胃虚弱，必然有脾气的不足，故用益智仁以温补脾肾之阳，在一系列的阴药中，也起到补而不腻的作用，以免影响脾胃功能。至于用地榆，则是刘尚义的创新经验；他的膜病理论，认为在内之膜，如在外之肤，治疗胃肠疾病等黏膜疾病，可以引用外科治疗皮肤病的类似思想，加用风药于其中，收到了良好的效果。而延胡索则是行气止痛之药。为治标之举。全方以疏肝行气为主，补养脾胃为辅，加以滋补气阴，以利恢复肝之体用。再加以膜病思想，治标之药。处方完整，思考全面。虽仅 4 剂(1 周的用药)，却收到了良好的效果。

二诊：2019 年 8 月 5 日。服上方后胃痛胁痛已无。纳转佳。偶有心慌，追述之前有自觉颈部酸胀后心慌即起，接着会出现乏力，曾做心电图检查，示“心动过速”（未见单)，诉医师予“稳心颗粒”服用后好转，但停药又起。

晨起有口干口苦。

脉弦略疾，舌偏红苔薄白。

处方：佛手 10g，郁金 10g，酸枣仁 20g，百合 20g，夏枯草 15g，法半夏 15g，竹茹 10g，枳实 10g，当归 30g，大枣 10g，陈皮 6g，炙甘草 20g。4 剂，煎服法同前。

上方有效，大的思路不改，仍以佛手、郁金疏肝解郁为主，但是最近天气晴热多雨，患者有肝胆湿热内蕴情况，加上法半夏、夏枯草、竹茹以清利肝胆湿热，以百合清心安神，酸枣仁养心安神，炙甘草、大枣则以补脾益气。当归仍取补阴血之效。仍为 1 周剂量。

三诊：2019 年 8 月 12 日。服上方后感心中宁静，不再有心悸心慌情况，即使学员出错亦不复出现之前烦躁难忍情况。“稳心颗粒”上周诊前即已停药，未再服用。胃部情况稳定，仅于一日午后进食过多后出现饱胀不适 1 次。

脉弦略疾。舌偏红，苔腻略白。

处方：佛手 10g，郁金 10g，酸枣仁 20g，百合 20g，法半夏 15g，枳实 10g，竹茹 15g，当归 15g，川芎 10g，炙甘草 20g，川楝子 10g，青陈皮各

10g。7 服，煎服法同前。

此方作巩固疗效用。开 2 周剂量。如无不适可不用复诊。

2021 年 11 月曾有驾驶员前来吾处就诊时，告知即是蒋姓患者推荐而来，并诉上诊后，蒋某一切安好。之后其还常常推荐其他驾驶员患者来我处诊治。

按：本患者的病情较特殊。其主诉为脾胃疾病，但是诊脉后发现其右脉弦而长。根据张锡纯所言“盖脉现弦长，无论见于何部，皆主肝火炽盛”而推断其脾胃病的病根在肝上。追问患者，不仅确认了此病因，还由此知道患者还有心悸、心跳过速甚至极度心烦情况。可见中医脉诊是非常关键的。临床上，中医的四诊合参缺一不可，若非极特殊的情况，尽量见到患者才予开药，以增加诊断的准确性。

患者的职业，与患者所患疾病常常密切相关。何成瑶让学生在对患者进行基本情况登记时，就要求患者必须书写职业情况。刘尚义、徐学义也都非常重视患者的职业情况，对于较特殊的患者，常常会询问其职业情况，也常常从中找到了很多疑难病患者的一些关键病因。受他们的影响，笔者在临床中，也会让患者初诊时在病历上写明职业，以利于病情的诊断与治疗。

此患者也是一个较明显的病因受职业因素影响较明显的情况。患者为驾校教练。学过驾照的人士都清楚，学员们常常有心到手脚却到不了的情况，常常令教练哭笑不得，但是又不可能骂学员。所以情绪易受激惹，但又不能得到发泄的情况较多。郁闷越久，肝郁所化之火越重。而患者发病之前，又有与人生气较重的历史，且一直未能得到疏解而郁闷于怀。肝木克脾土，故渐渐出现胃痛。另外，其在治疗过程中，一直在当驾校教练，郁闷情绪每日均有，其诉每日均需强忍许多盛怒于心的情况，无疑是会让其病情日日叠加的。而之前的治疗中，患者与医者均未关注到起病原因，仅按照一般脾胃疾病进行治疗，属于未找到病因的情况，故出现了反复治疗 10 余年仍效果不满意的情况。郁火内盛，又每日均有添加，已有十年之久，其肝郁所化之火之重可想而知。宋金时期河间学派的开山祖师刘完素曾经强调过，五志过极，皆能化生火热，而心主神志，故五志化火的过程中，心是一个很关键的因素，也是一个最容易受到影响的脏腑。火热最易扰动心神，故患者还伴发有心悸、心跳过速甚至极度心烦情况。本案中，患者表现在外的脾胃症状，表现出的心悸、心慌等心神失常的症状等，其根源均是肝郁化火后，肝火炽盛导致的。病因既明，治疗则清晰，当然效好。

补肾健脾、养肝柔肝治疗消谷善饥、完谷不化患儿

郑某，男，1 岁 3 个月。贵州大方人。2018 年 12 月 15 日求诊。

主诉（患儿母亲代诉）：消食善饥，每日泻肚 20 余次 1 年多。

患儿母亲代诉，诉此小儿自出生后一直有消谷善饥情况。表现为其每日索食不止，如不予则饥饿难当之象，且哭泣不止，但食后约 10 分钟后可泻上一次所食食物，泻出物呈完谷不化状态。家人为避免其泻肚，常尽量拖延予其食物的间隔，但患儿平时“气性大得很”，如果索要食物或者玩具不得，则恼怒异常。故仍每日泻肚可达 20 余次。此情况已 1 年多。此前曾有多次就诊中西医门诊历史。家长诉西医治疗常予蒙脱石散等药物（其余药物诉说不清）治疗，效果不显；至于中医的诊断，患儿家属述医师多诊为脾虚或肾虚，但予开方服药后效果均不显。因为此情况，患儿消瘦、个矮，体检身高体重及较多指标均不达标。另外，就诊前几日，西医又予蒙脱石散等治疗，仅能服药当日（剂量加倍时）大便次数略减为 9 次，次日又再增加为 20 余次。且每日索要食物不止。本次因笔者到当地做学术讲座，家人听闻后携子前来求诊。

刻下：患儿面色青黄、极度消瘦、个矮。就诊时，见 10 分钟不到，其虽然在一旁玩玩具较专注，但仍过来拉扯其母，其母随即抱其至卫生间泻肚 1 次。

发育正常，言语清楚，表达沟通正常，行走无异常。

触诊时觉其手凉甚。

舌淡红苔黄，指纹淡甚，难以看清。

辨证：脾肾阳虚，夹肝木克脾土。

治法：健脾益肾，健脾疏肝。

处方：制附片 5g（另包，先煎 30 分钟），生地黄 6g，枳实 6g，白术 3g，

白芍 10g，胆星 4g，陈皮 6g，巴戟天 10g，羌活 6g，桑枝 6g，通草 3g，蜂房 5g。

5 剂，水煎服。1 剂药可服用 3 天，每天 4 次，每次约 50ml，不空腹时服用。

二诊：2019 年 4 月 29 日。患儿家长诉方后效果极明显，大便次数明显减少，泻出物呈完谷不化情况也已无。故虽然路远不能带孩子来笔者所在医院求诊，但此后常自行按上方抓药给患儿服用，间断性服用已达 20 剂左右。现胃纳佳，索要食物虽较一般同龄孩子稍多，但较原来消谷善饥情况已明显好转。另外，消化能力已明显好转。每日大便仅 1 次，略溏，已无完谷不化情况。身高体重及其他指标现均已达标。

手仅略凉。

指纹淡紫，略细，风关未及。

舌淡红略暗，苔黄。

处方：制附片 6g(另包，先煎 30 分钟)，干姜 6g，肉桂 3g，砂仁 4g(另包，后下，仅煎 10 分钟)，玉竹 10g，石斛 10g，白芍 10g，白术 3g，生甘草 3g，巴戟天 10g，地榆 10g。7 服。煎服法同前。

2019 年 12 月，其母亲来吾处诊治乳腺疾病。诉此子胃口仍佳，但已接近普通小孩情况，大便一到两日一次，已无完谷不化情况。身高体重达标正常。

按：患儿年龄仅 1 岁多，但消谷善饥、完谷不化情况已 1 年多，可见，患儿几乎可以说是出生后就有以上情况了。其消谷善饥、每日索食不止，又有腹泻，且多为完谷不化，竟然每日可达 20 余次，还有手凉，以上这些情况已经可以判断肯定有先天禀赋不良——脾肾阳虚的存在。舌淡红苔黄，指纹淡甚，难以看清，均提示一虚证的情况。患儿虽每日不停索食，但因泻肚不止，故营养过度缺乏，有着面青黄、消瘦、个矮，体检身高、体重及较多指标均不达标情况。实际上已经类似于中医之疳症，但患儿毕竟生活于今天，加上之前服用过中西药，虽然改善不大，但疳证情况尚不明显。另外，虽然消瘦、个矮，体检身高体重及较多指标均不达标，但是发育还算正常，言语清楚，表达沟通正常，行走无异常。算五迟亦尚不能达到。只能作为中医的脾肾阳虚之证进行治疗。

患儿脾肾阳虚的情况如此明显,但是之前很多医师以脾肾阳虚进行治疗效果不好。说明患者另有情况,而且此情况可能是诸多医师均有所忽略的,才会久治无效。本案中,患儿的消谷善饥情况,考虑为肝木克脾土导致。患儿虽小,但因脾胃过度虚弱,故而会形成肝木克脾土的情况。另外,患儿母亲诉患儿平时"气性大得很",易大怒,是肝火较旺的表现。如此小儿,何来肝火,应是与母亲孕期情绪失调或者有所偏嗜有关。询问患儿母亲,诉自身平时的确有易怒情况。所以本案中还应注意加上柔肝疏肝从而治疗肝木克脾土、导致脾虚作泻情况的治疗。一诊中以制附片、巴戟天、生地黄以补益脾肾之阳,温阳止泻。另外,还用痛泻要方之白术、白芍、陈皮,以柔肝疏肝健脾。另加枳实,与白术合用,有枳术丸之意。其索食不止,当有积滞,用枳实可行气消积,加白术以健脾化湿。另外,患儿因长期索食不止,虽泻肚多,但仍会有运化不及的情况,故而仍有食积痰的存在,以胆星、陈皮以健脾化痰。还有,患儿居住于贵州大方,此地天气寒冷,且多有绵绵细雨天气。患儿体质本来就是阳极虚的体质,再久居阴冷寒湿之地,不排除其体内有风、寒、湿邪停留的情况,故加羌活以助散寒除湿。另外,方中还加桑枝、通草、蜂房以温通经络,以利于以上温阳健脾化痰药运行全身。

一诊后,收效明显。虽然开的方仅能服用半月,但效果显著。可惜因患者离笔者较远,未能乘胜追击,不过,患儿母亲常予其上方间断性服用,也算治疗未完全停歇。

第二诊于 5 个月后方进行。患儿消化能力已明显增强,腹泻情况明显好转,每日仅大便 1 次,略溏,已无完谷不化情况。可以说效果是极好的。手略凉,指纹淡紫,略细,风关未及。舌淡红略暗,苔黄。患儿身高体重及其他指标现均已达标。此次患儿腹泻情况已明显好转,但仍有消谷善饥情况。考虑患儿脾肾阳虚情况已得到改善,虽然肝木克脾土情况尚未明显改善,但是毕竟脾胃虚弱的情况有了好转。患儿服药时间尚短,还应继续补益脾肾阳气,同时,柔肝、疏肝健脾治疗也应继续。另外,阴阳互根互生,脾阳虚较重者,也必然有着脾胃阴虚,阴虚生热,也会导致患儿消谷善饥，故而在第二诊中，在温补脾肾、疏肝健脾的同时，还给予了滋补胃阴的药物如玉竹、石斛。另外，还加上了地榆、肉桂以加强温阳补肾、健脾止泻的力量。同时，还加上砂仁以利芳香化湿，芳香之品，有助于醒脾，可帮助脾胃功能的恢复。

此小儿出生之后一直有消谷善饥、完谷不化，且伴有消瘦、手凉的情况。多考虑脾肾阳虚。但本案患儿夹有肝木克脾土情况，另还兼有阳损及阴的情况，是其之前治疗效果不佳的原因。诸证合病，当复合用方。故临证用药时，诸药合药：温肾阳、养脾阴、健脾化痰、疏肝止泻。处方虽复杂，但病情复杂，不得不多法合用。整个治疗过程中用药精当，辨证精确，故效好力显。

1 周治愈溏便、稍凉食则完谷不化、舌有裂纹 20 余年

林某，男，26 岁。贵州玉屏人。2019 年 7 月 29 日求诊。

主诉：溏便、稍凉食则完谷不化、舌有裂纹 20 余年。

患者为我学生易某的朋友。自小溏便，稍凉食则完谷不化，但又时欲食凉食。自小手足汗多，读贵州中医药大学后自查舌有裂纹。曾进行过多次中西医门诊治疗，可暂时止泻，但一直为溏便，下次进食稍凉的食物（包括夏天常温状态的水果）后则又有完谷不化。之后来我处求诊时，已是规培医师，也经过多个中医老师调理，情况均不理想。患者对自己的疾患丧失信心，认为可能是“基因”导致的。因其友易某在我处治疗虚损效果好反复劝说方来就诊。

刻下：之前一直为溏便状态，昨晚吃一个苹果后今日即是完谷不化情况。手汗多，体型偏胖。

右脉弦，左脉濡。舌体均有裂纹，且较明显，舌淡红略胖，苔略黄。

患者溏便日久，且凉食则泻，脾肾阳虚是肯定有的，而又有裂纹舌，此为阴虚较甚的表现，可见，患者虽以阳虚症状为主，但实质上一个阴阳俱虚，且以阳虚为主的情况。另外，患者虚损的同时，又表现为手足心多汗，体胖，舌苔略黄，有脾虚生湿情况。患者男性，又正值青春少年，湿易化热，故虚损同时，夹湿热为患。这样，患者病机为脾肾阴阳俱虚，以阳虚为主，夹湿热为患。虚实相兼，寒热错杂，病情复杂，故而之前久治不愈。

辨证：脾肾阴阳俱虚，以阳虚为主，夹湿热为患。

治法：补脾肾阴阳尤其是以补脾肾之阳为主，兼以化湿为辅。

处方：制附片 6g（另包，先煎 30 分钟），肉豆蔻 6g，吴茱萸 6g，补骨脂 20g，肉桂 6g，桂枝 6g，酒黄连 6g，黄精 20g，玉竹 20g，砂仁 6g（另包，后下，仅煎 10 分钟），陈皮 10g，白芍 20g，麻黄根 20g，炙甘草 6g。

7剂，水煎服。1剂药可服用2天，每天3次，每次约150ml，饭后半小时服用。

本方以制附片为第一个药，虽用量轻，但一方面可助温补下元，因久病必归于肾，以制附片以补肾阳，有着极好的补肾阳作用；另外，患者有着脾胃虚弱后，兼夹有脾虚生湿的作用，制附片辛温而燥，还有着助除脾湿的作用。一药两用，虽药量轻，却有着四两拨千斤的作用。另外，本方有着四神丸的基础，四神丸是治疗五更泻的专方，是治疗脾肾阳虚久泻的良方，此患者虽然无五更泻，但长期便溏、冷食则泻的情况是典型的脾肾阳虚的泄泻。所以此处以辛苦大温的补骨脂以补相火以通君火，火旺乃能生土。以辛温的肉豆蔻以暖胃固肠，取辛热之吴茱萸以除湿燥脾，关键此药入肝、脾、胃经，能引厥阴气分之阳而补火，在四神丸方中有着极好的升阳助阳的作用。体现中医的一个重要理念：少阳厥阴肝胆之阳气的升发作用对其他脏腑阳气的升发作用起着极为重要的引领作用。所以四神丸中用吴茱萸可以说是极为关键的一个用药。本方中更有意重用了此药。另外，四神丸整个方剂也体现了中医认为久泻皆由于肾命火衰，不能专责脾胃的观点。故大补下焦元阳，使火旺土强，则能制水而不复妄行矣。

方中有桂枝与肉桂，用桂枝以助温通全身阳气，用肉桂以温养下焦元阳，两药虽同源，但取药处不同，作用的脏腑归经亦不同，故两药均用，分别得到了不同的效果。方中还用了白芍，一方面助补肝肾之阴，以阴中求阳之意；另一方面，取其酸敛之性，可得敛汗，麻黄根亦是治其标象之剂。

方中还有一个左金丸的基础处方。因患者脾湿生热，湿热蕴结，肝脾不和，故而常有欲食冷食，但食后又有完谷不化的寒热错杂的情况，且右脉弦，长期便溏，除了有脾虚的情况，实际上也含有肝胃不和的情况，故在用吴茱萸的情况下，再用黄连，以助除脾胃之湿热，也有治疗肝火犯胃之证的意思。

另外，中医的基础理论认为脾肾生理相关，病理相联，故治疗虚损证，宜中下兼顾，脾肾双补。本方以黄精、玉竹、白芍补肝脾肾之阴，以利治疗患者脾肾阴阳俱虚阳虚为主、但阴虚亦存的情况，亦是张介宾阴阳学说中，阴阳相济说的临床应用。而砂仁、陈皮则有助运湿化浊之功。少量用点炙甘草，一方面助调和整个处方寒热并用、攻补兼施的情况，另一方面，因患者诉平常用药过多，怕服药的心理较重，加入国老，也利于调和整个处方的口味。

二诊：2019 年 8 月 19 日。服上方 1 周后完谷不化即无，试着食用水果等已未再复发，大便已成形。裂纹舌已无。现有不适仅只有汗多，但均较前好转，仍以手足汗多为主。

另诉：梦略多。

左脉略沉，右脉弦略濡，舌淡红苔薄黄，裂纹舌已无。

上方效好。主要思路不变，略作调整以巩固疗效。

处方：制附片 6g（另包，先煎 30 分钟），肉桂 6g，炒白术 10g，苍术 15g，肉豆蔻 6g，干姜 4g，补骨脂 20g，白芍 20g，麻黄根 20g，五味子 10g，陈皮 15g，黄精 20g，桑椹 20g，生甘草 6g。7 剂，煎服法同前。

本方因患者诉吴茱萸之味觉得较难喝，申请减去此药。予改为干姜以助温养中下焦阳气之力。加用苍术、白术，加强健脾去湿力量。另外，除了用麻黄根敛汗，重用五味子补肾涩精，涩能止汗，更能止泻，其在此是一药两用，四神丸中亦有此药。上剂未选用是恐其收涩之力太强，不利于除湿。现脾虚情况已有明显改善，可加强治标之力。故重用之。至于补脾肾之精，改用桑椹取代玉竹，此药黑能入肾，补肾精之力较强，且其味甘，使整个处方味道较易让患者接受。此方虽仍有四神丸之意，但整个处方中已经加大除湿敛汗之力。

2 天后学生易某转告其大便已完全正常，现汗多情况也已明显好转，梦多已无。告知虽症状好转，但脾肾阳虚情况时间太久，宜把后方服用完毕为宜。患者表示遵嘱。之后仍在医院进行规培，偶尔遇到，均告知病情愈后，未再反复。

按：此患者病情拖延日久未得有效治疗的原因，与其虚实夹杂、寒热并存有着极大的原因。其虚证，是脾肾之虚，且是阴阳均虚，以阳虚为主；而实证情况，则是脾虚生湿后，又有化热情况。故在脾肾阴阳俱虚，长期便溏甚至凉食则完谷不化的同时，又有欲进食凉食的矛盾病情。患者病情较复杂，有虚损，但如单纯补虚，则加重湿热之邪；有实邪，其实邪亦为脾虚生湿后化热，如单纯进行清热利湿以治疗湿热为患，则又会损及脾肾之阴阳。故而面对此“复合”病情，亦当“复方”以治。辨证为脾肾阴阳俱虚，以阳虚为主，夹湿热为患。则治法相应为补脾肾阴阳尤其是以补脾肾之阳为主，兼以化湿为辅。

中医的辨证论治，从来无定法，所谓“观其脉证，知犯何逆，随证治之”，即是此意。

左金丸加减治疗胃出血后胃脘疼痛、饱胀伴呃逆2年余

韩某,男,46岁。贵州遵义人。2015年9月3日求诊。

主诉:胃脘部饱胀疼痛、呃逆,稍辛食后则腹泻2年余。

患者诉2年多以来,胃脘部饱胀疼痛不适,时常伴有呃逆,且稍辛食后则腹泻。曾多次求诊多位中医师,自诉医师多予黄芪、党参、白术或者丁香、柿蒂等药进行治疗,效不显。

6年前曾有胃出血史,住院治疗后好转。具体治疗不详。

平时经商为生,追诉压力较大。

舌偏红微紫苔薄少,脉弦缓。

辨证:肝胃不和。

治法:清泻肝火,降逆止呕。

处方:左金丸加减。

处方:黄连6g,吴茱萸2g,玉竹20g,石斛15g,白及20g,五灵脂10g(布包),炒蒲黄10g(布包),苍白术各15g,莪术6g。

5剂。1剂药可服用2天,每天3次,每次约150ml,饭后半小时服用。

二诊:2015年9月12日。服上方后胃饱胀、疼痛、呃逆均明显好转,稍辛食后则腹泻情况亦明显好转,仅偶有便溏。今日补诉有夜尿情况,每夜至少1次,已有3年多。

舌淡红暗,苔秽黄。

左脉弦细略疾,右脉略濡。

处方:葛根30g,黄芩10g,黄连6g,吴茱萸2g,川朴10g,苍术10g,合欢皮15g,巴戟天20g,肉豆蔻6g。5剂。煎服法同前。

另外,得效后,告知患者,情绪不良亦可导致疾病的发生。其病情,与情绪密切相关,宽解其情绪,嘱其平时注意看轻得失。患者表示遵嘱。

2015年10月24日，患者带其亲戚来请我看病。诉服上方后已无胃脘部饱胀感，无呃逆。大便正常。无夜尿。病愈。嘱其平时生活中应注意调整情绪，方有防止疾病的反复。患者表示遵嘱。至笔者写此文时，至今已有6年有余，上症未再发作。

按：患者虽为壮年男性，但因做生意精神压力较大，木克土，故表现为肝郁化火，致脾胃虚弱之象。曾经有胃出血史，虽经治疗后好转，但现常出现胃脘部疼痛、饱胀感，另常有胃气上逆之呃逆，且稍辛食后则腹泻之情况，另外，脉显弦象，均示一系列的肝气横逆犯胃、脾胃虚弱之象。脾胃弱，生化之源不足，故而患者脉象有阳气不足之缓脉。

治疗则以左金丸为主方，治疗由于肝郁化火，横逆犯胃，肝胃不和所致的胃失和降之证。肝之经脉布于胁肋，肝郁有火，则胁肋常有疼痛不适；肝火犯胃，胃失和降，故胃脘部胀痛不适，且伴有呃逆；舌红，脉象弦乃肝经有热之候。故以黄连为君，清泻肝火，使肝火得清，自不横逆犯胃；黄连还善清泻胃腑之热，胃火降则其气自和。黄连一药，可清肝胃，标本兼顾。然气郁化火之证，纯用大苦大寒既恐郁结不开，且恐过寒损伤脾胃阳气，故又少佐辛热之吴茱萸。左金丸之用吴茱萸，可谓一药四用：一者疏肝解郁，以使肝气条达，郁结得开；一者反佐以制黄连之寒，使泻火而无凉遏之弊；一者取其下气之用，以和胃降逆；一者可引领黄连入肝经。故二药合用，药简而内涵丰富，能清泻肝火，降逆止呕。的确是朱震亨先生的名方！

患者另有舌苔薄少的情况，脉弦中有缓，有脾胃阴精受损的情况，当是因为之前有胃出血病史，加上之后长期肝郁化火伤脾胃之阴，故而以玉竹、石斛以滋养胃阴，以白及以收敛生肌，以炒五灵脂、炒蒲黄以助活血止痛，主治胃长期疼痛不止。以炒五灵脂、炒蒲黄以活血止痛，这是刘尚义在临床上总结出来的经验：以失笑散治疗长期慢性的胃脘疼痛，有着极好的疗效。此处正好适合此患者，引以为用。方中还以苍白术健脾除湿，以少量莪术行气散结。

方中有补有清，有滋有泻，有温有凉，诸法合用，治疗患者久病寒热错杂、虚实夹杂之症，有着极好的效果。5剂药后，患者二诊时即诉胃脘饱胀、疼痛、呃逆均明显好转，虽仍有辛食后则腹泻情况，但已较前明显好转，仅偶有便溏。患者舌脉情况：舌淡红暗，苔秽黄。左脉弦细略疾，右脉略濡，均示患者胃肠虚中夹湿之证，故仍予左金丸为主方继续使用外，还加葛根芩连汤以清热利湿止泻并升举脾阳，用平胃散以健脾除湿，以合欢皮以舒肝解郁。另外，患者6年前有胃出血病史，3年来每夜至少夜尿1次，说明患者脾久病已殃及肾，已有肾阳虚的情况。补脾不如补肾，故用巴戟天20g以温补肾阳，另加肉豆蔻6g，一方面助巴戟天补肾阳，另一方面肉豆蔻还有涩肠止泻的作用，是一药两用之品。

患者一诊后病本已去大半，再加此方健脾化痰，再加温肾补阳止泻以助补脾，收到了很好的效果，故前后2次共服用10剂药，患者2年之疾即愈。

此案中，还有另外一个需要说明一下的是，根据中医五行理论，木克土，肝郁则乘脾，故而压力大的人，常常脾胃弱。所以脾胃弱的人，除了饮食不节、劳累过度这两个常见因素，更常见、更容易成为致病关键因素的则是情绪不良的刺激。这个因素，因为较隐匿，常常会世人所忽略，但是实际上这个因素伤人脾胃更甚。这个理论，补土派宗师李杲在《脾胃论》中早有强调。这也是现代白领容易得脾胃病的原因之一。故而此患者在首诊得效后，笔者便嘱咐患者，应注意避免不良情绪诱发和/或加重此病的发生。必须告知，是因为其如果不知，接下来仍会再次患病，是中医“治未病”中“瘥后防复”的原则之一；不在首诊告知，是因为其对医师的技术还不了解，依从性不够，如果过度强调情绪因素，其反会怀疑医者有将病因责之于患者本身之感，反不利于治疗。故吾在临床中，对于此类患者，均在首诊起效后方告知，也是笔者多年临床的一点心得。

另外，患者因为有胃出血病史，目前症状也以胃部情况为显，所以前面医师均判断其病位在脾胃，而忽略了其他脏腑也可能为病的情况。所以用药多以黄芪、党参、白术等健脾胃的药，或者以丁香、柿蒂等下气降逆的药为主，但因不合病机，病必不愈。此也是临床上要注意的另一个情况。所以，面对每一个患者时，无论患者之前所患何疾，在了解的同时，也要注意不能产生定向思维。

大补阴丸、封髓丹及桃红四物汤治愈腰腹冷、便溏及口疮

陈某，男，23岁。贵州瓮安人。2018年10月22日求诊。

主诉：腰腹部冷，大便略溏，脱发3个月余，口溃反复发作月余。

患者诉3个月以来，无明显诱因出现腰腹部冷感，如坐水中，大便略溏，脱发明显。曾自服附子理中丸（患者为中医学院学生，自我诊断为脾肾虚寒后以附子理中丸的处方改为饮片后水煎熬服）数天后腰腹冷有好转，但出现腹痛较甚，且善饥。停药后腰腹冷再作，且伴四肢冰冷，运动后无汗。1个多月来又加上口腔溃疡反复发作情况，影响进食。特来求诊。

刻下：腰腹隐隐作痛，痛点不固定，伴冷感，以手触之，皮温略低于正常人。头发略稀少。四肢冰冷，无汗。口腔中颊部黏膜、舌上及舌底可见数个暗红色溃疡，无明显出脓情况。

左脉弦滑，右脉弦略濡。

舌微红，苔黄，舌底静脉有怒张及青紫较明显情况。

考虑：肾阴亏虚于下，相火偏亢于上。

治法：养阴清热，活血化瘀。

处方：大补阴丸、封髓丹及桃红四物汤为主加减治疗。

处方：龟甲20g（另包，先煎30分钟），生熟地黄各15g，盐黄柏10g，知母10g，砂仁6g（另包，后下，仅煎10分钟），肉桂1g，酒黄连6g，桃仁12g，红花12g。

4剂，水煎服。1剂可服用5次，每日3次，均饭后半小时服用。

二诊：2018年10月29日。诉腰腹冷好转，仅双侧胁冷不适，大便仍溏，口溃已无，仍有脱发。

查左心脉略沉，肝肾脉略滑，右脉弦略滑以脾脉为甚，舌微红，苔黄腻，舌底静脉略怒张加青紫明显。

上方效好,思路不变,主要治疗原则不变。

处方:龟甲20g(另包,先煎30分钟),川厚朴10g,苍术15g(另包,后下,仅煎10分钟),盐黄柏10g,巴戟天20g,鹿角霜20g,砂仁6g(另包,后下,仅煎10分钟),酒黄连6g,肉桂1g,广木香10g(另包,后下,仅煎10分钟),生甘草3g。

4剂,水煎服。1剂可服用5次,每日3次,均饭后半小时服用。

三诊:2018年11月5日。腰腹冷已愈,便溏好转,脱发情况好转,诉记忆力近来不好。

左脉沉略细,右脉弦略滑。

舌偏红,苔黄秽,舌底静脉怒张加青紫情况已无。

肾阴虚火旺情况已明显好转。现以健脾补肾为主。

处方:生熟地黄各12g,山茱萸12g,石菖蒲15g,炙远志10g,云茯苓20g,益智仁10g,天竺黄15g,陈皮15g,巴戟天20g。

5剂,水煎服。1剂可服用4次,每日3次,均饭后半小时服用。

之后患者诉上症均已愈。之后为假期,到下一个学期2019年3月在学校遇到患者,诉虽然返家,过年期间天气寒冷,但腰腹冷情况均未出现,口疮情况亦未再发作,便溏仅在饮食不节后偶有出现。余无特殊不适。

按:患者男性,年轻学子,虽然正值青春年华,但先天禀赋略弱,一直体瘦,且平时学习很用功,上课认真,课余时间除认真复习课堂所得以外,还自行大量背诵中医经典著作,典型的“身静心动”,此最易暗耗肝肾阴精,日久便出现了阴阳俱虚的情况。加上之前自我调理有失误之处(其初用药应以补肾中阴阳且以补肾阳为主,反以补中焦为主,且用药偏温燥,脾胃有热药煎熬,故出现腹痛较剧情况),更加剧了阴虚的情况。故而出现既有腰腹冰冷如坐水中、大便略溏的脾肾阳虚的情况,又有阴虚于下,相火偏亢于上的脱发、口腔溃疡频发的阴阳俱虚的情况。且因脾肾阳虚,体内易生痰湿,故而还有阴虚夹湿的情况。阴虚,精血亏少,又遇辛燥之品煎熬,再加痰湿阻滞,故瘀自内生,所以患者出现舌底静脉有怒张加青紫明显情况。另外,患者思虑过度,肝血亏耗,肝体阴而用阳,肝血亏,则肝气失于条达,则肝郁内生。故其脉双侧均以弦脉为主,而左脉弦中有滑、右脉弦中有濡的情况，为夹有痰湿导致，其舌脉情况与患者症状是相符合的。方以朱震亨大补阴丸滋阴清火为主，以封髓丹以降心火，益肾水，以桃红四物汤以活血化瘀。方中龟甲、生熟地黄滋肝肾之阴、填精益髓于下，以知母、黄柏清泻相火。此基本为大补阴丸的原方应用。另外，黄柏加用砂仁以清泻虚火，并燥湿化痰，取封髓丹之意，而黄柏在此为一药二用，大补阴丸及封髓丹，都用黄柏，可见治疗下焦肾之湿热，用黄柏是不二的药选。另外，患者虽是阴虚于下、相火偏亢于上，但由于之前误用附子理中丸，中焦有实火且较重(已导致腹痛较剧烈)的情况，加之虚火较甚时亦需要适量的治疗标象之剂，故方中加入黄连6g，恐其走下焦，而用酒炒。另用肉桂1g以引相火归原。至于方中还用到桃仁、红花，一方面是其有瘀象，另外，更重要的是取材于徐学义的临床经验。其在治疗反复性口疮时惯用桃红四物汤作基础方，临床效果极好！此处也是学以致用的一个典范。一诊起效后，二诊、三诊根据患者情况略有微调，但总的思路不变，最终治愈患者此虚实夹杂、阴阳俱虚的病证。

主次分明治疗病位病机复杂患者

石某,女,54岁。贵州人。2018年11月12日求诊。

主诉:小便急2个月余。

患者2个多月前不明原因出现小便急迫,白天常感口干,但如饮水,则半小时后小便频数,且较急迫,但无尿痛情况。因尿频尿急,故常常不敢外出,或者外出则不敢饮水,但不饮水则口干更甚。至夜间时,虽夜晚10时后即不敢饮水,仍出现醒则欲小便,且小便急的情况较白天为重,常有难自禁而自遗情况。时有咳嗽,咳嗽时曾出现小便失禁情况。严重影响生活质量。

另诉,之前大便常稀溏,近几日大便正常。

平时易外感,口干欲饮。时有胃脘饱胀不适,夜难入寐,每晚大约仅睡4～5小时。胸中烦,自诉易生气。原有子宫脱垂史,后自行恢复。

查:左脉弦濡,右脉弦细而坚涩,舌淡红有裂纹,苔黄。

辨证:脾虚气陷,肝气不疏。

治则:补中益气,疏肝行气。

方用:补中益气汤加减。

处方:黄芪30g,党参15g,白术10g,当归15g,陈皮15g,升麻10g,枳实10g,炒山药30g,丹参15g,佛手10g,郁金20g,巴戟天20g。

4剂,水煎服。1剂药可服用5次,每日3次,均饭后半小时服用。

因患者家在外地,嘱有效后可按原方在当地抓2周药物服用后再复诊。

二诊:2018年12月3日。患者诉上方效好。故遵嘱在当地按上方抓药再服用2周后复诊。

现饮水半小时后则尿频繁情况已无。白昼均尿急情况亦明显好转。胃脘饱胀不适、口干和睡眠差的情况稍有好转。

舌偏红,苔少。脉弦细。

考虑患者现以胃脘饱胀不适和睡眠差为主要矛盾。而舌、脉的情况现均显示阴虚为主,而病位则主要在脾胃及心肝之精血亏虚上。故现在的治疗以滋阴养血为主,再酌加补肾阳之剂以巩固肾阳不足情况。

处方:龟甲 20g(另包,先煎 30 分钟),知母 10g,生地黄 12g,玉竹 15g,石斛 15g,益智仁 10g,木瓜 10g,巴戟天 20g,续断 20g,枳壳 10g,炒酸枣仁 30g,百合 30g,陈皮 10g。

7 剂,每日 1 剂,水煎分 3 次服。服用方法同前。

后未再诊,1 年后其朋友来诊,告知其上诊后症状均已愈,并因效好推荐其朋友来我处治疗疾病。

按:患者表现为小便急为主症,之前曾有医师治疗,考虑为尿频尿急,似为尿路感染,故而予清热解毒之药为主。此未认真诊查其他症状及舌脉导致。患者虽有尿频尿急,但一是饮后小便频数,二是虽尿急,但无明显尿痛情况,三是咳嗽时常伴小便难自禁,此均为虚证表现,且应是气虚,而病位在脾胃上。脾胃气虚,故一方面水液代谢出现紊乱,口渴与尿多并存。另一方面脾胃气虚后无力固摄,膀胱蓄尿的能力下降,出现有尿液即留存不住情况。另外,患者还有胃脘饱胀,也符合脾胃虚弱,脾运不足情况。而胃不和则卧不安,患者当然会有夜眠差。患者右脉细而坚涩,乃脾胃虚弱后阴血亏损、气血不足,从而导致气血在脉管中运行不畅,也证明了其脾胃虚弱脾气下陷为主的主要病机。而患者之前的确也曾有子宫脱垂情况,进一步证明了其中气下陷的情况。值得注意的是,患者两手脉均有明显的弦脉,这是因患者天生性情易怒,肝气不疏导致。肝郁气滞,郁久化火,扰乱气机,故胸中烦;而木旺克土,这也可能是患者脾胃虚弱的原因之一。患者病情较复杂,除了脾胃气虚、中气下陷,还有胃阴亏虚、心肝血虚、肝郁气滞、肝郁化火等情况,涉及的病位较多,但此时宜抓主要矛盾为主。此时的主要矛盾,应为脾胃虚弱,中气下陷。故而用药时,以补中益气汤为主方,温补脾气,升阳举陷,并加枳实以治疗胃脘饱胀情况较重之标象。另外,患者常口干,脉濡,提示患者脾虚夹湿情况较重,光有白术力量略欠,加炒山药以进一步健脾除湿。患者脉细而坚,一派阴精不足之象,但此时又不宜过用补益胃阴和心肝精血之剂,故用丹参一味一方面可补血凉血,另一方面也可清心除烦,可谓一药两用。而肾主二便,患者虽病位主要在脾胃,但毕竟年龄偏大,另外,脾肾生理相关,病理相联,故以巴戟以温补肾阳,也加强膀胱气化功能,以助改善患者尿急而数的情况。

首诊后效好。患者夜尿急症状明显好转,此时以胃脘饱胀不适和睡眠差为主要矛盾。查见患者舌偏红,苔少。脉弦细。考虑患者现脾胃气虚情况已明显好转。现在的病机以阴虚为主,而病位则主要在胃阴虚及心肝之精血亏虚上。故以滋阴养血为主,方以大补阴丸为主方,不过,因其相火妄动情况不明显,故而不用黄柏,而阴血亏虚较重(热象较明显,舌红),故改熟地为生地,加玉竹、石斛、益智仁、木瓜以养脾胃之阴。另外,恐一派滋阴之剂阻滞气机,以枳壳、陈皮行气,亦助舒肝解郁。酸枣仁和百合则是取其安神之功,为治标之用。巴戟和续断温补肾阳,巩固前方之效。

从肝诊治疑似涉及心、肺、乳腺多器官的疾病

刘某，女，30岁。贵州凯里人。2016年6月6日求诊。

主诉：胸中如有物梗阻感，喜太息，时口苦2个月余，加重伴呼吸困难、乳房疼痛及干咳周余。

2个多月前患者出现胸中如有物梗阻感，喜太息，时口苦。曾在当地某三甲医院就诊，曾在心内科做检查，作心肌酶以及心电图、24小时心电监护、超声心动图等检查，诉均正常。又曾在消化内科做血液生化以及B超检查（胃、肝、胆、胰、脾、双肾均无异常表现）。呼吸内科胸片示肺部纹理增粗，考虑支气管炎，予药物（只知道其中一个为“补肺活血胶囊”，余治疗情况不详）治疗后稍舒，但两三天后又起。现上症仍存。1周前似乎感受风寒后出现略咳，以干咳为主，偶有少量黄痰。感觉胸中如有物梗阻感加重，感觉呼吸非常困难，乳房常有疼痛感，痛如刀刺。曾到乳腺门诊，乳腺B超示未见明显异常。患者无奈，遂求诊于中医门诊。

刻下：痛苦面容，胸中如有物梗阻感，呼吸困难不适，乳房常有疼痛感，痛如刀刺，手不可触碰。

舌偏红，紫气隐隐，苔白腻，有裂纹。脉弦滑。

辨证：肝胃不和。

治法：疏肝和胃。

处方：合欢皮15g，佛手10g，郁金10g，苏叶15g，法半夏10g，川朴10g，枳壳10g，玉竹20g，石斛20g。

7剂，水煎服。1剂药可服用2天，每天3次，每次约150ml，饭后半小时服用。

服上方后半月，患者通过QQ告知上症已愈，遂嘱原方再服用半月（仍是7剂）。之后，2018年5月7日来治疗膝关节疼痛时，诉上症药后已痊愈。

按:患者胸中如有物梗阻,喜太息,时口苦,且排除了肝、胆、胰、脾、胃等脏腑器官实质性的病变。有经验的中医师一看便知是肝气不舒,气机升降失常,肝胃不知的之证。故而有胸中如有物梗阻感,且喜太息。另外,肝胆相连,胆气亦不舒,故出现时有口苦情况。西医因患者的不适显示于胸部,曾首先进行了心肌酶以及心电图等相关检查,排除心脏疾患。之后,也曾考虑可能为消化道疾病,做了血液生化以及消化系统的B超检查,也无异常表现。还考虑可能有肺部疾病,对应性检查恰好又有支气管炎情况,于是考虑由支气管炎导致的胸中不适,予相应治疗如其中一个为“补肺活血胶囊”,便知其考虑的病位是在肺,着眼点与中医是有极大的不同的。虽然其余治疗情况不详,但是其病位是不对的。故虽治疗后稍舒,但两三天后病情又反复。

之后患者病情继续加重,且因1周前感受外邪后出现略咳,以干咳为主,偶有少量黄痰情况,应是感受外邪后因风寒束肺,且寒从火化后表现为干咳痰黄。患者肝气郁结于内,现再加感觉外邪致胸中气机更加不畅,故而患者气机阻滞情况加重,出现呼吸非常困难情况。且肝气郁结情况加重,表现为乳房常有疼痛感,痛如刀刺。但是因不是器质性的病变而是气机阻滞导致的,故而乳腺B超示未见明显异常。这儿要注意需要与乳腺的痞块情况相鉴别。患者病情诊断明确后,治疗也需要谋划好。因为患者现在相当于是外邪引动内邪的情况。常规的治疗,应是先治疗外感之邪,待外感病愈后再治疗内邪。但是患者一是从外地来求诊,另外,其外感之邪较轻,是风寒从热化后肺气被束,失去正常的宣发、肃降功能后导致的干咳伴痰黄。因感外邪较轻,所以患者自己均有“似”受风寒之邪的感觉。故此患者可内外合治。

对于内有肝郁、横逆犯胃情况,方以疏肝解郁、和胃降逆、活血化瘀以治。对于外邪,则疏散外邪即可,肺气得宣则咳止痰消。故方中以佛手、郁金以疏肝清热,行气导滞。此组药对是刘尚义常用的一组著名药对,对于肝郁气滞的患者极好!本方还加上合欢皮一方面能疏肝,另一方面其还能活肝血,对于肝郁气滞并有血瘀的患者有着较好的治疗效果。另外,方中还加上枳壳的宽胸行气功能,能很好地解肝郁,行肝滞,治疗胸膈如有物梗阻、呼吸困难、乳房疼痛如刀刺情况。本患者为肝胃不和患者，除了肝郁，本患者还有胃阴亏虚、舌有裂纹的情况，故予玉竹、石斛养胃阴，治疗肝胃不和之胃阴亏，加上半夏、厚朴，则能很好地在养胃阴的基础上帮助进一步恢复胃的主降功能，另外，也保证了养阴药不致太滋腻。这组和胃的药与前面一组疏肝解郁之药同用，就能起到很好的疏肝和胃的效果。方中还以苏叶宣散外邪，发表散寒，以治疗患者在患病过程中感觉的较轻的外邪，另外，苏叶还有很好的行气宽中的效果。在此患者治疗过程中更是有着一药两用的作用。苏叶虽然性温，但有石斛的寒凉之性制约，不会有助热可能。其辛散之力较强，又兼能理气宽中，对于此患者是极好的用药选择。

另外，值得一提的是，患者病情看似严重，单从症状上看，似与心、消化系统、肺、乳腺等器官或系统有关。如果仍从西医角度进行诊断和治疗，似有可能将进行较多检查但仍不能判定疾病病因与病理之所在，当然，对于疾病的实质更是难以进行明确的把握。这也体现了中医的先进之处：中医整体观，决定了人体的脏腑、经络不是一个个孤立的器官，而是一个整体统一、牵一发而动全身的整体。中医的脏腑辨证体系和经络辨证体系将脏腑的生理特性、病理表现与经络循行路线、分布规律及所主疾病等理论进行结合，能较快地辨清一系列看似属于多系统多器官的疾病的病位、病性，从而为临床用药进行指导，获得极好治疗效果。这些都体现了中医思维的特色与优势。

不过，还要强调的是，面对患者的首诊症状，其诉胸中不适、如有物梗阻感，甚至疼痛剧烈、有呼吸困难的情况，西医首先进行心肌酶学的检查，以及心电图、超声心动图等的检查是正确的必需的。对于此类患者，首先必须排除心绞痛，甚至急性心肌梗死、主动脉夹层动脉瘤等心脏疾患的可能，以免贻误重大的危急重症。这又是本案最后必须强调和说明的。

频繁顽固的发热咳嗽（阳虚外感夹湿）

俞某，女，24岁。2019年10月15日求诊。

主诉：频繁出现受凉后则顽固发热、咳嗽且伴足冷、腰酸2年余，发作1天。

患者诉近2年来频繁出现受凉后则出现较顽固的发热、咳嗽，咳嗽时伴咽中有血腥味，且有足冷、腰酸。每次就诊后中西医药一齐服用（感冒药、头孢类消炎药、抗病毒的中西医药均服用），也常常需要半月甚至1个月左右方慢慢退热，不久后又会因受凉会再次复发上症。甚为痛苦。

昨夜受凉后，刚入睡时自感特别冷，但是到后半夜就特别热，摸额头有点烫。凭以往多次发热量体温经验，应该是到了38.5℃以上，但没起来量。昨晚根据以往经验，自感会发热，已自服"头孢克肟片"1片，"冬凌草片"4片，冲了1包"清热灵颗粒"。今天早上量的体温是37.5℃。今晨早上醒来时鼻涕多而色黄，之后转为白涕。咽中有痰感，痰稠难咯。因疾病方起，尚未有咽喉部有血腥味感觉，但感咽喉部略痛。

刻下：发热，头隐痛，以头顶为甚。腰酸甚。咽痰难咯，涕白，脚冷，膝以下渐冷甚，但本次手不冷。现感觉人发热感强，汗出。口渴欲饮，饮而不解。喜热食。知饥但不欲纳。昨夜除了很冷和很热的时候，其他时候都跟之前一样睡眠极佳。昨日腹泻一次。今日尚未大便。

患者为贵州中医药大学的学生，现正在实习中。因之前听笔者讲解"中医各家学说"课程后，对中医信心大增。故本次不适发作后来诊。

自查：扁桃体Ⅱ度肿大。因不在笔者门诊时间，故发照片请余网上诊治。查见舌微红而略干，苔秽略腻略黄。

考虑患者为阳虚外感夹湿邪为患。治疗原则以温阳祛风化湿为治。

处方：制附片6g（另包，先煎30分钟），桂枝6g，麦冬20g，藿香15g（另包，后下，仅煎10分钟），羌活10g，苍术10g，云苓20g，厚朴10g，制胆星10g，淡豆豉15g（另包，后下，仅煎10分钟），酒黄芩6g。

3剂，水煎服。1剂药可服用4次，每天3次，每次约150ml，饭后半小时服用。

二诊：2019年10月21日。诉上方于网上开后，至药店抓药，待回寝室后，体温已升至39.0℃。赶紧服用药物。服药的第2天退热，之后体温就一直正常。腰冷已明显好转。未再发热。但诉这2天白天喉咙有点痒，略痛。夜间则喉咙很痒，有间断性呛咳。咳嗽白天偶尔发生，至夜晚11—12点后会比较严重，有频繁呛咳，感觉会"把肺咳出来"的那种咳嗽。干咳无痰。鼻涕比之前减少，颜色以白为主，偶有少许黄涕，但本次较特殊的是鼻涕较黏腻。另外，擤完鼻涕后鼻腔很痒，感觉想把鼻部抠破死命挠的那种痒。没有鼻涕的时候鼻腔会很干，眼睛有点痒也有点干。

自我检查咽喉部，略充血，扁桃体仍Ⅱ度肿大。咽部异物感强。喉部痰黏感甚。手足情况同前。稍活动则有发热汗出(体温不高)，汗出后怕冷甚。

近两日大便先干后稀。口渴欲饮，饮而不解。夜口干唇干加重。眠佳。

舌淡红略胖略干，苔略腻秽。

诊断同前。仍考虑阳虚外感夹湿，但上次因为咳嗽未起，宣肺化痰止咳药力量不够。本方将加强此类药物的应用。

处方：制附片6g(另包，先煎30分钟)，桂枝3g，麦冬20g，藿香15g(另包，后下，仅煎10分钟)，连翘10g，苍术10g，云苓20g，厚朴10g，制胆星15g，炒僵蚕10g，杏仁10g，炙杷叶15g，灵仙20g。3剂。煎服法同前。

服上方1剂后咳嗽明显减轻，膝盖以下冷、足冷甚的情况逐渐好转。鼻痒咽痰情况亦明显好转。至第2剂服用期间，上症基本消失。第3剂药服用完毕。上症痊愈。之后贵阳天气反复不定，患者诉曾有几次受凉情况，但均未有不适发生。病情告愈。

按：患者有频繁发作的受凉后则有顽固的发热情况，且常常持续很长时间方能渐愈，且常伴足冷腰酸。本次发作还夹有湿，所以还出现有口渴欲饮，饮而不解的情况，且饮则喜饮热饮的特殊表现。此类患者因为阳虚较重，再加受凉，且又夹湿，病机较复杂，可以说是寒热错杂中又兼有湿邪黏腻，病情常缠绵难愈，且常规西医方法不易起效，甚至时有用药后反加重情况。此类患者,必须用中医方法进行治疗方能获效。一诊用温阳化湿之法为主,以养阴清热为辅助。另外,一诊后虽然发热已愈,但因患者咳嗽情况未出现,笔者未充分考虑到肺气将受郁遏情况,故方中未加得有宣肺止咳之药。故而在二诊时,患者咳嗽情况较重,深刻体现了中医所言“形寒饮冷伤肺”之说。故而二诊在温阳化湿为主、养阴清热为辅的基础上,加上了宣肺降气化痰之剂。之后患者病情迅速缓解。此亦为中医优势之所在:病机复杂者,予复方即可。一人一方,可以应付临床中各种复杂的情况。

临床上,阳虚患者常常出现频繁受凉后有外感情况,且因为阳虚易生痰湿,常常在阳虚的基础上再夹有湿邪甚至痰湿为患的情况,造成病情较重,且缠绵难愈。此类患者西医方法不易起效,甚至时有用药后反加重情况,须用中医方法进行治疗方能获效。当然此患者二诊后病情不仅痊愈,还在受凉几次后均未再有之前的不适,说明其阳虚情况已得到明显改善,这也是与一般阳虚患者需治疗一段时间才能得到改善的情况是不同的。这应该与其年纪较小有关系,所以阳虚恢复较快。

咽痒咳嗽，清热养阴效不显，以祛风剂治疗得效

周某，女，14岁。2020年1月8日求诊。

主诉：咽痒偶咳3天余，咽干甚1天。

3天前患者偶受风寒后，咽略痒，服用荆防颗粒后好转。偶咳。今日放学回来诉咽干甚，饮大量水后不减。心烦甚，欲打人感。大便近两日略干。因在读初三，未能请到假前来就诊。仅照来舌头照片求诊。见舌偏红，苔薄略黄，根苔略腻。

考虑：湿热内蕴，热伤津液。

予清热利湿，养阴生津。

处方：龟甲20g(另包，先煎30分钟)，盐黄柏5g，生甘草6g，知母6g，淡豆豉10g(另包，后下，仅煎10分钟)，栀子10g，桃仁10g，北柴胡10g，天冬10g。

1剂，水煎服。1剂药可服用4次，每天3次，每次约150ml，饭后半小时服用。

因未诊脉，且是外感初起，故仅开1剂水煎，观察药后效果，嘱如有不适即时告知。但服上方后，心烦以及便秘情况明显好转，虽咽痒、偶有咳嗽情况未有明显改善，但因咳嗽不重，不影响学习，未在意，亦未告知笔者。

二诊：2020年1月14日。上诊6天后，于今日晚电话求诊。诉昨日再次受风寒后晚上临睡前咳了一阵，入睡后未再咳嗽。但今日白天咳嗽加重，呈剧烈咳嗽，已导致胸痛不适。咳嗽呈干咳样，夹有流鼻涕，涕色白。感觉咳嗽的部位比较深，并诉咽痒甚，痒时则剧烈呛咳。痰少。手足很冷。仍然照舌头照片求诊。查见舌微红苔薄黄，根苔仍黄略腻。

考虑上方虽对心烦及便秘有效，但对咳嗽咽痒的效果不好。重新整

理思路。思忖前方不足之处。

近日天气寒冷，患者有受凉情况。之前就有咽痒情况。现咽干甚，咽痒加重，时呛咳甚。符合喉性咳嗽特色。应以风药取胜。舌虽现微红色，当为刘完素阳热怫郁之说：此系风邪外侵后，有化热之象。至于患者有下焦湿热之象，舌苔的根苔色黄略腻，原因应与贵州地理环境多雨多寒湿、而患者年少，寒湿入里易化热之故，故而患者有口干饮水不解之症。上方仅看到有湿热之象，却忽略了患者咽痒的原因，是因为外中风邪，风邪束肺，所以上方中虽有盐黄柏、栀子以清利湿热，有龟甲、知母、天冬养肺阴之品，也有栀子豆豉汤以清心解郁，治疗患者心烦甚、欲打人的情况，还有桃仁润燥通便，但祛风之药却极少，仅有北柴胡一味，此一味药，是不足以治疗风邪犯肺的情况的。故而服上方后，患者虽然口干、心烦、便秘情况有明显好转，但咽痒及咳嗽情况并未有明显好转。总结上方效果不好原因后，本方以祛风宣肺之品为主以治。

处方：制附片 10g（另包，先煎 30 分钟），荆芥 10g（另包，后下，仅煎 10 分钟），防风 10g，羌活 6g，盐黄柏 6g，苍术 6g，炒僵蚕 10g，桔梗 10g，生甘草 6g，玉竹 10g，干姜 10g，细辛 3g，炙枇叶 10g。2 剂，煎服法同前。

次日（15 日）晚上 7 点左右，家长与笔者联系。诉今日中午服用第 1 次药，放学回来后说咳嗽好多了，傍晚回家患者自己再服用了 1 次，现已经好太多。从昨日呛咳不断到现在仅偶尔有咳嗽。家长非常高兴，连声言谢。

嘱虽然好转明显，但仍需服用完 2 剂方药。家长表示遵嘱。

三诊：2020 年 1 月 18 日。今日诉上方已服用完。现嗓子仅偶痒，每日偶有咳嗽，鼻涕略多，鼻涕的颜色仍以白色为多，偶有黄涕。

再发舌头照片来，见舌略红，苔薄。

考虑上方得效，现用健脾胃收功。

处方：制附片 10g（另包，先煎 30 分钟），巴戟天 10g，干姜 6g，黄芪 10g，防风 10g，白术 10g，枳实 10g，肉苁蓉 20g，黄精 10g，桑椹 10g，百合 15g，炒麦芽 10g，白芥子 10g。2 剂。

2020 年 1 月 29 日，患者家长来信息，诉因疫情大家在家防护，久坐后腰痛，询问如何调养。诉上方2剂服完后，流涕及咳嗽已愈。

按：患者一诊中，仅注意到了患者湿热为患，导致咽干甚的情况，全方以清利湿热为主，却忽略了患者有外受风邪情况，故而仅治疗了患者口干、心烦及便秘情况，而咽痒及略有咳嗽情况却未能起效。

一诊未能治愈，原因是未重视外受风寒情况，以至于患者再次受凉后，出现咽痒加剧、咽痒则咳嗽且呛咳剧烈情况。故二诊中首先以制附片以温阳祛湿，以助祛风邪，因患者病虽不久，但寒邪伤人，对阳气的损伤较重，故而患者表现为手足凉甚。另外，用荆芥、防风、羌活一系列祛风湿之药，以利治疗患者喉性咳嗽的情况，又以炒僵蚕、桔梗以清咽利喉，止咳化痰。另外，方中还用干姜细辛汤以助温肺化饮，也治疗寒饮咳嗽。对于外感风寒咳嗽，也是必须之品。还有，方中用了生甘草及玉竹，以养肺阴，一防久咳伤阴，另防风邪化热之伤阴，还可防前面祛风药性散且多辛温之性易伤阴。这类患者，养阴的药不可多，但也不可少。另外，方中以二妙散治疗患者下焦湿热情况。炙枇叶为治标之药。由于抓住了病机关键，所以，二诊时患者方服用2次后效果即很明显地好转。

三诊患者咳嗽咽痒等已明显好转，可以予收功之药，故以补脾肺之药为主要药物，且加玉屏风散以助提高抵抗力。方中仍用制附片、巴戟天、肉苁蓉加干姜以补肾温阳，助祛风湿之邪；白术、枳实、黄精、桑椹、炒麦芽以健脾胃、养脾胃阴液，其中，白术与枳实为枳术丸，为健脾消食、行气化湿之名方；而白术、黄芪与防风为玉屏风散；以白芥子以温肺化痰，以百合养肺阴，且助宁心安神，对原来患者易心烦发怒情况继续用药进行调理。可谓一药两用。

咳嗽身痒，因痰瘀交阻、风邪郁肺，兼肺气阴两虚、肾阴阳两虚

侯某，男，53岁。2020年1月20日求诊。

主诉：反复冬季干咳，伴身痒，以阴囊痒为甚5年，发作2个月余。

5年来患者不明诱因出现冬季则咳嗽，咽痒则咳。咽干痰少，白天咳甚，夜咳少。伴身痒，且以阴囊处瘙痒为甚。全身及阴囊局部未见明显疹、疖子或斑等皮肤特殊改变。2个多月前，患者不明原因后咳嗽发作，咽干痰少，身痒、阴囊处痒甚亦发作，且均较原来加重。曾进行各种检查无明显阳性结果。之前也曾多次寻求中西医治疗，效果均不显。每年均在12月左右发作，常常需要到次年4—5月天气变暖后上症才慢慢减轻。7—8月逐渐消失。今年发作时间提前，程度也加重。

追问：一直无阴囊汗多情况。

大便正常。

原吸烟，已戒。不饮酒。一般情况中，除冬季则易发作扁桃体炎以外，均无特殊。

右脉弦滑，左脉沉濡。舌淡红苔薄少。

诊为：风邪郁肺，痰瘀阻络。

治法：化痰祛瘀，祛风止痒。

处方：桃仁10g，红花10g，荆芥10g（另包，后下，仅煎10分钟），北柴胡10g，薄荷10g（另包，后下，仅煎10分钟），桔梗10g，生甘草10g，杏仁10g，桑白皮10g，炒僵蚕10g，刺蒺藜15g，巴戟天20g。

7剂，水煎服。1剂药可服用2天，每天3次，每次约150ml，饭后半小时服用。

另外，叮嘱患者，治疗才开始进行，目前还需要配合忌口，尤其将要过年了，各种发物尤其不能食用。患者表示遵嘱。

二诊:2020年2月17日。疫情原因,未能来诊。其女为我学生,由其代诉,网上诊查。

诉之前全身瘙痒、以阴囊部为重的情况,上次吃了药以后已经都不痒了。但是过年时没有忌口,食用牛肉后,又出现阴囊瘙痒较剧烈情况。诉局部皮肤仍然没有长疹等特殊改变,就是单纯的痒,痒得受不了,吃了“荆肤止痒颗粒”后略有好转。

另诉:上次咳嗽的情况已明显好转。

舌淡红苔薄略黄。

辨证:湿热内蕴,肺气阴两虚。

治法:清热利湿,补气养阴止痒。

处方:龟甲20g(另包,先煎30分钟),北沙参15g,天麦冬各10g,知母10g,生地黄20g,盐黄柏10g,刺蒺藜15g,紫草6g,地骨皮6g,巴戟天15g。5剂,煎服法同前。

上方服用至第2剂时,阴囊处痒感已无,咳嗽无。嘱服用完后方停药。遵嘱服用。之后,1年后,其女儿返校时在QQ上告知我其父亲病情平稳,全身瘙痒及反复咳嗽入冬加重情况已无。

按:患者的咳嗽,冬季则作。干咳且痰少,已有5年历史。另外,其全身瘙痒,但常见的身痒会伴有疹子或者斑等情况均无。虽然有阴囊处痒较重的情况,但是局部无潮湿多汗,说明此痒与常见的湿热下注的情况是不一样的。应该是属于风邪为患。综合来看,患者的咳嗽及身痒,均为风邪为患的特点。故而,治疗的重点在于治疗风邪为患,而其病位,咳嗽肯定与肺关系密切,而肺主皮毛,皮肤瘙痒情况,也与肺关系密切。可见,病位在肺。

弄清楚这一点以后,治疗的方向就很清晰了。

患者舌苔薄少,另外,冬季则上症会发作,都说明其有肺气阴两虚的情况,气阴两虚,夹风邪闭郁,故而出现干咳痰少,咽痒则咳。另外,肤痒也是干痒为主。这些都证明了患者在气阴两虚的基础上,还夹有风邪为患的特色。

另外,患者诉发病有冬季则发作咳嗽、扁桃体炎发作以及身痒的特点。此情况,与王清任在其著作中所说的“交节病作”是同一类情况。王清任在《医林改错》中提到,交节病作,则用血府逐瘀汤。故此患者处方第一组药即为桃仁、红花,即是取血府逐瘀汤之意。而之后的荆芥、北柴胡、薄荷、炒僵蚕等,均是一派风药,主要用于患者风邪偏盛的情况。另外,患者久咳不愈,肺气阴两虚的同时,一定有内有郁火,故而用桑白皮以清泻肺热。桑白皮性味甘寒,归肺脾经,具有很好的泻肺平喘,行水消肿的功效。另外,还用杏仁润肺止咳,刺蒺藜疏风止痒。

方中还有一味巴戟天,为补肾阳之药。本方用之,一为肺虚日久,以巴戟天以助补肾纳气。因五脏病久,总归于肾,故以巴戟以补肾气。同时,也避免以上风药太多,耗散肺气太过。同时,患者各种不适均于冬日则作,肾阳虚的情况是有的。故而此处的巴戟虽只是一味药,却有着较多的用途,是一味不可缺少的关键药物。

上方服 7 剂后效极好:咳嗽已愈,痒亦愈。但因未能忌口,下阴瘙痒有复发。仍未有疹子出现,与原来一样仍然是干痒为主。见舌象为舌淡红,苔薄略黄。除了原来肺气阴亏虚的情况,本次还有湿热内蕴情况,不过此情况不重,估计与过年进食油腻食品有关。故在补肺气阴两虚的基础上,兼补肾阴肾阳,并清下焦湿热。补肺肾之阴以龟甲、北沙参为最好,加上天麦冬,可以得到很好的效果。而清下焦湿热,则非黄柏不可。此处,有一个朱震亨的大补阴丸的处方在里面。以大补阴丸以滋补肾阴,清泻相火。一方面治疗湿热下注之阴痒,另一方面,补肺肾之阴,可治疗患者每到冬天即发的肺肾虚损的情况。地骨皮则能很好地散肺之郁火。较上方之桑白皮虽力量略弱,但用于此时,力量正好合适。

至于刺蒺藜,则仍是治标之药,有着极好的疏风止痒效果。紫草则清血分之热。患者湿热内蕴后,多有侵扰血分之可能,加 9g 紫草,能很好达到凉血止痒的效果。所以,此处的紫草,可以说是治标之药,也可以说是预防湿热之热入血分之药。

本患者的咳嗽身痒,病机较复杂,所以才会 5 年多未能治愈。其病机中,有痰瘀交阻,有风邪郁肺,还兼有肺气阴两虚。另外,通过上面的分析可看出,实际上本患者还有肾阴阳亏虚。如此多的病因病机,如果不是运用中医个性化的治疗，临床上是很难取得很好的治疗效果的。但正好中医用药灵活，一诊化痰祛瘀与祛风散邪于一体，二诊补肺肾气阴两虚与肾阴阳亏虚于一体，很好地治疗了此患者的顽疾。

小陷胸汤、泻白散合用治疗咳嗽，痰黄绿、气上冲感

丁某，女，45 岁。2019 年 4 月 11 日求诊。

主诉：咳嗽，咳痰黄绿，气上冲感，不可平卧伴咽干痛半月。

患者诉不明诱因后出现咳嗽较剧烈，干咳无痰，且夜 8—9 时出现发热，体温可至 38.5℃，至某西医三甲医院门诊后予罗红霉素及贝诺酯（扑炎痛）服用。3 天后热退，但咳嗽仍继续且有加剧情况。原咳嗽为干咳，近半月来渐转为咳嗽有痰，痰呈黄绿色。咳嗽夜甚，表现为平躺后则咳嗽加剧，且有气上冲感。时有咽痒则咳。嘴角长疱疹数个。之前咽痛较重，现略有好转，但仍有干痛不适。

因夜咳较甚，已 3 日未能好好入睡。二便无异常。

因病久，其母不放心，患者虽已 45 岁，其母仍亲自陪着前来诊病。

刻下：咳嗽较剧烈，可听到喉间有痰声。咳嗽时有气促感且呛咳难止，时有气上冲感，故面色疲倦且略红。嘴角有数个疱疹，色红，有少量黄色分泌物渗出。诉疱疹局部疼痛较重。咽部干痛不适。

右肺脉弦，脾脉弦略滑，左心脉沉而无力，余脉弦而略弱。

考虑患者情况，脉症有不相符合之处，追问其平时是否常有心慌情况。患者表示平素时有心慌情况已有 20 余年，且考虑可能有遗传因素，因其父心脏不好。之前曾到某西医医院诊治，医师予检查后未发现有特殊阳性体征，但因其常有心慌不适，故让其服用辅酶 Q_{10}。虽效果一般，但现仍在服用中。

舌偏红略嫩，苔薄黄。

辨证：肺有郁火。

治法：清肺热，宣肺止咳。

处方：小陷胸汤、泻白散为主方加减。

处方：瓜蒌壳 15g，法半夏 10g，陈皮 10g，桑白皮 15g，地骨皮 10g，薏苡仁 15g，生甘草 6g，杏仁 10g，炙枇叶 15g，桔梗 15g，玄参 10g，炒僵蚕 10g。

5 剂，水煎服。1 剂药可服用 2 天，每天 3 次，每次约 150ml，饭后半小时服用。

嘱方后咳嗽痊愈均需来就诊心慌情况。患者表示遵嘱。

二诊：2019 年 4 月 22 日。上方服用 5 剂后，现已无咳嗽，唇处疱疹已无，仅久咳后声音略哑。故二诊即予肺部情况再略加调理而主要治疗心气虚弱之证。因上症已无，不在本文赘述。

按：本案为一外感后邪热蕴肺，肺有郁火，肺失宣降故咳嗽不止的患者。患者夜咳甚，中医云“夜咳肺家热”，此案便是一典型的肺热咳嗽。当用泻白散为主方。《黄帝内经》云“肺苦气上逆”，故喘满。在清代张秉成的《成方便读》中，对此方的阐述较为清晰，其认为，肺为娇脏而属金，主皮毛，“其性以下行为顺，上行为逆”。如果肺受火热之邪，则一方面可出现皮肤蒸热，另一方面，则可出现喘嗽气急之证。因为是肺受火热煎逼而致，故治疗措施，“皆宜清之降之，使复其清肃之令”。方中，桑白皮用者为皮，取皮可行皮，且白能归肺，其甘寒之性，能入肺而清热，是治疗肺家外受六淫之邪化热而致皮肤有热以及咳嗽气急之症的不二之选。地骨皮是泻白散中的另一主药。张秉成指出：“根者入土最深，能清而复降。”地骨皮的特性即是“深入黄泉，无所底止”，其甘淡而寒之性，能泻肺中之伏火，又能入肝肾，凉血退蒸。“可知二皮之用，皆在降肺气，降则火自除也。”可见，泻白散中，桑白皮与地骨皮两药为此方的灵魂核心。甘草泻火而益脾，另外，本患者治疗时用的是生甘草，取其泻火特性之外，还用其能止咳化痰功效。而原泻白散方用的是粳米以清肺而养胃。本治疗中取张锡纯对白虎汤方中对粳米的改进，改粳米为薏苡仁。张锡纯曾在《医学衷中参西录·治温病方·清解汤》中指出：“愚则用白虎汤，以滑石易知母，又或不用粳米，而以生薏米代之。”薏苡仁一方面可健脾胃和中，另一方面还可以利水湿，有着较好的临床适用性。吾在临床中，用泻白散时也取此意，发现效果比用粳米好！虽然仅是改动一个药，但临床效果却更好！当然，用粳米也好,用薏苡仁也好,总的来说,仍取其泻中兼补,寓补于宣,虽清肺而仍固本的意思。

但除此之外,患者还有痰热壅盛,痰热内阻之证。痰热壅肺,故咳痰黄绿。胸膈有热,肺为热扰,失于宣降,加上患者禀赋较弱,心气虚弱,又加未得调理,心主血脉功能不好,再加肺失宣降后,易出现气血上冲之症,故而患者出现气上冲感,以至于不能平卧,平卧则咳嗽加重情况。此为痰热互结,结于中焦之证,故除了以泻白散清泻肺热、开散郁结,还予小陷胸汤清热化痰、宽胸散结。方中以瓜蒌壳以荡热涤痰,宽胸散结,以通胸痹,从而治疗其咳痰黄绿,气上冲感,以瓜蒌壳清解热邪后,热解结散则气上冲导致不能平卧、平卧则咳嗽剧烈情况自然消失。小陷胸汤原方中还以黄连苦寒泄热除痞,清热泻火,以半夏辛温之力,以健脾化痰开结。三药合用,辛开苦降,除痰热阻于中焦之症。但因本方前面已用桑白皮与地骨皮清解肺热,故此处不再用黄连。

方中还用了陈皮,其与本方中的法半夏合用,取二陈汤之意。因此患者痰热较重,而二陈汤为朱震亨所提倡的治痰基础方,称此方“管治一身之痰”。故我在临床上遇到痰证,不管新痰旧痰,外感痰或内伤痰,多取二陈汤之意,然后再根据病情进行加减。效果都较好!

另外,患者毕竟咳嗽较为剧烈,已3天未能入眠。故而虽有清肺热之泻白散以及宽胸化痰的小陷胸汤,依然要用治标的药物,所谓“急则治其标”。故本方用杏仁、炙杷叶以止咳化痰,宣肺平喘。桔梗、玄参、炒僵蚕用以化痰利咽,养阴清热,同时,也利于治疗患者咽干痛较甚的情况。

整个处方中,以清解肺中郁热为根本,兼治痰热蕴肺,清解热痰,化痰宽胸,使热得清,痰得解,结得散。又加标本同治,止咳化痰,宣肺平喘,再养阴利咽,解除标象较重之势。由于处方较精,考虑较周到,故5剂后咳嗽痊愈。至于患者后来心气虚弱的治疗,效果亦好,但为突出重点,不在本文赘述。

九味羌活汤合温补肾阳药治疗冬季咳嗽、发热加嗅觉消失

王某，女，51岁。贵州赤水人。2019年12月4日求诊。

主诉：咳嗽发热10余天。

患者此诊是在QQ上与我联系而进行的。诉10多天前，因脚部于夜间受凉后，出现咳嗽，自行服用西药数日（诉在药店买的感冒药及抗生素等，系药店工作人员推荐，药名已记不清），无效，反加重。咳嗽加剧，且逐渐出现发热，面部烫，体温38.5℃左右。声音沙哑，鼻塞，鼻涕多，耳鸣，并伴头昏沉。继续服用西药，后加上输注抗生素，也找了本地的中医吃了几剂中药，效均不显。

患者平时与我相识，曾有多次诊治其他疾患经历，效果均好。故对笔者一直极信任。患者几年前曾有一次顽固感冒发热与此次症状相似，当时因在农村支教，看病不方便，曾在当地中西医治疗两月余均未愈。后经笔者网上进行诊治，二方后治愈。此次感觉与那次的症状很像，但是因为搬家，已找不到那次的药方。故QQ中求诊于吾。

刻下：经过各种治疗后，现声音沙哑稍微好转，但是仍然咳嗽剧烈，白天咳嗽较重，痰微黄，咳痰尚顺利。鼻塞仍严重，且出现了嗅觉消失。鼻涕微黄，鼻涕明显较一般感冒多。头仍然昏沉，耳鸣声为嗡嗡声。脸部仍热感，体温在38.5～39.0℃左右，极不舒服。大便略干。

仔细询问手足冷否？诉感觉足冷甚，足部直到小腿都凉，手不凉。无乏力。询问周围人群是否有同样病情者，予否认。

查见：舌淡胖，苔秽。脉未能诊。

辨证：风寒湿邪犯肺。

治法：温阳散寒，祛风除湿

处方：制附片10g（另包，先煎30分钟），羌活10g，细辛3g，苍术15g，

川朴10g,苍耳子15g,石菖蒲15g,紫菀20g,干姜10g,酒黄芩10g,生地黄15g。

2剂,水煎服。2日1剂,每次服用120ml左右。饭后半小时服用。

服用此方2剂后,患者诉咳嗽在服用第1剂药后则明显减轻,鼻塞、鼻涕多的情况明显好转。发热、头痛以及头昏沉已无,耳鸣消失。嗅觉在慢慢恢复。大便正常。第2剂服完后。诸症消失。正常上班。QQ中感谢不已。诉因其生病时间长,症状也较重,也找多人寻医问药,故得知其患病情况及治疗过程的人较多,得知此治疗过程后,其周围的人均连赞中医药的神奇。

按:本患者生病过程,有受凉病史,所以其有受风寒湿邪侵袭的这个情况,实际上没有什么值得怀疑的。按理是应该容易判断的,但不知何故之前的中医师们(这种情况不是西医的强项,西医的抗炎效果不好正常)没能判断准确。估计是受患者咳嗽同时伴有发热的情况的影响,所以多用苦寒之品。实际上,中医的治病原则是辨证论治。任何时候,都必须四诊合参。患者从病史上来说受风寒湿邪侵扰的过程。从望诊上来说,患者舌体淡而胖,足冷甚至到达小腿处,是一阳气受损较重的情况。从症状来说,患者咳嗽较重,痰虽略黄,但鼻涕多,且仅偶有黄涕,总的来说,虽略有风寒湿邪郁久化热的情况,但热象仍不重,还是一个风寒湿邪为重的情况。

诊断清晰以后,治疗就比较简单了。治疗风寒之邪在经或者风寒湿邪引起的头痛、外感等情况,以九味羌活汤为首选。不过,本患者不仅有外邪壅肺的情况,本患者体质还属于偏阳虚的体质,笔者之前曾为其进行过多次外感的治疗,均有曾自行在药店购买一般的风寒颗粒等药服用而效不好的历史,常常需要用中药饮片进行个性化的治疗后方能痊愈。患者舌体胖大,也是一个极好的证明。说明其阳虚较重,故咳嗽较重,且足冷至小腿,是阳虚生内寒的典型表现。所以,本案在应用九味羌活汤的同时,还用了制附片、干姜,目的即是在祛外感风、寒、湿之邪的九味羌活汤的基础上,温补肾阳,助阳气祛外寒而出。另外,患者阳虚,易生湿,贵州天气亦多寒湿,患者舌苔秽,即是寒湿较重情况,故而方中除了九味羌活汤的苍术，还加了厚朴、石菖蒲，前者具辛温雄烈之性，后者可芳香化湿，均助本方化湿之力。

至于九味羌活汤，是张元素所创的经典方剂之一。方中羌活辛苦性温，散表寒，祛风湿，利关节，止痹痛，为治太阳风寒湿邪在表之要药，故为君药。苍术辛苦而温，功可发汗祛湿，为祛太阴寒湿的主要药物。防风辛甘性温，为风药中之润剂，祛风除湿，散寒止痛。两药相合，协助羌活祛风散寒，除湿止痛，是为臣药。细辛、白芷、川芎祛风散寒，宣痹止痛，其中细辛善止少阴头痛、白芷擅解阳明头痛、川芎长于止少阳厥阴头痛，此三味与羌活、苍术合用，为本方"分经论治"的基本结构。而生地黄、黄芩均入手太阴肺经，一个可清肺中血分之热，一个可清肺中气分之热，并防以上诸辛温燥烈之品伤津，可谓一药两用之药对。甘草调和诸药为使。九味配伍，既能统治风寒湿邪，又能兼顾协调表里，共成发汗祛湿，兼清里热之剂。是贵州本地常用的冬季及春秋两季常用的方剂。

另外，再强调下，九味羌活汤的配伍特点有二：一是升散药和清热药的结合运用。正如《顾松园医镜》所说"以升散诸药而臣以寒凉，则升者不峻；以寒凉之药而君以升散，则寒者不滞"；二是体现了"分经论治"的思想。原书服法中强调"视其经络前后左右之不同，从其多少大小轻重之不一，增损用之"。明示本方药备六经，通治四时，运用当灵活权变，不可执一，对后世颇有启迪。本案也正是受此影响，并未全方应用，而是有选择性地应用其中的药物。本案中，还用苍耳子通鼻窍，紫菀温肺化痰，为治标之品。

本方药味虽不多，但效专力宏，切中要害，故而一诊 2 剂即诸症消失。尽显中医辨证论治之效！

一例湿热咳嗽的误治及纠正过程

周某,女,12 岁。2017 年 5 月 23 日求诊。

主诉:受凉后咳嗽较剧,痰多色黄,鼻塞,汗多,心烦便干 2 天。

2 天前患者受凉后(空调房受凉)咳嗽较剧,痰多色黄,汗多,涕多色黄,鼻塞,心烦,便干,小腿时抽筋。

舌微红尖红,苔腻灰,脉弦略滑。

考虑风热上扰?

处方:酒黄芩 10g,酒黄连 6g,紫菀 20g,草决明 30g,苍耳子 10g,辛夷花 10g(布包),淡豆豉 10g(另包,后下,仅煎 10 分钟),牡丹皮 10g,牡蛎 20g(另包,先煎 30 分钟)。

3 剂,水煎服。1 剂药可服用 2 天,每天 3 次,每次约 150ml,饭后半小时服用。

二诊:2017 年 5 月 30 日。服上方后,咳嗽有减轻,便秘已无,仅大便略干,但余症均有,某些病症如汗多、鼻塞、涕多及心烦情况还有加重趋势。效不佳。今日再来求诊。

刻下:痰多色黄,有一次痰中带少量血丝。咳嗽不甚,但累感较明显,胸口凉而闷堵不适,怕风,鼻塞,涕黄时有血。饥而不欲食,欲饮但诉“喝不下水去”。舌微红暗苔黄略腻,舌底静脉怒张色略暗。

患儿学校正好进行体检,查肝功提示谷丙转氨酶及谷草转氨酶略高于正常值,肾功能则示尿酸在正常值的高限上。胸片示支气管炎。

审其舌脉,虽有热,但更有湿,上诊判断有不完整之处,此证应是湿热之证。

辨证:湿热蕴肺。

处方:藿朴夏苓汤为主,合二母汤加减。

处方:制胆星 10g,藿香 10g(另包,后下,仅煎 10 分钟),法半夏 6g,川朴 10g,茯苓 15g,浙贝母 10g,知母 10g,防风 10g,肉苁蓉 15g,杏仁 10g,

炙枇叶 15g。3 剂,煎服法同前。

2017 年 5 月 31 日,来电告知服上方 1 剂后痰即明显减少,咳嗽明显减轻,纳转佳。嘱上方服完,表示遵嘱。

10 多天后短信告知以上诸症均已痊愈,且复查血液生化检查,示肝肾功能也已恢复正常。胸片未查,但咳嗽、痰多色黄、胸闷堵以及易累等情况均全部消失,询问可否不复查。考虑患者情况,同意其请求。如有不适再随时复诊。之后,2 个月后,随其母来诊室看病。诉上症愈后各方面情况均平稳,无特殊不适。

按:患者之前因有明显受寒情况,因年少体热,寒邪迅速热化,故而出现咳嗽较剧、痰多色黄、涕多色黄、鼻塞、心烦等一片风热上犯之象。另有汗多,考虑热迫津行。便干,也似风热蕴于内。以上各症均支持风热上扰的诊断。患者舌微红,尖红也似符合此诊断。故处方以酒黄芩、酒黄连以治疗上焦风热,加苍耳子、辛夷花一方面帮助通鼻窍以去除患者鼻塞较重情况以治标象,加上淡豆豉可以起到火郁发之的效果,以紫菀、草决明一方面可以止咳化痰,另一方面,可宣肺化痰,清肝经之热,并起到润肠通便的效果,此为刘尚义的一组著名药对。另外,以丹皮清热凉血治疗患者心烦明显的情况。患者处于生长旺盛期,小腿时抽筋情况应是缺钙导致,与本次外感无因果关系。故仅用牡蛎以助补肾填精以治。如果病因病机判断准确,此方应收效快。但实际情况是患者于 1 周后来诊,诉服上方后除便秘已无、咳嗽有减轻外,余症均有,某些病症还有加重趋势。此说明上方效不佳。应是病因病机判断上出现考虑不足情况。再细审症状与脉证。见痰多色黄,还出现 1 次痰中带血情况;鼻塞,涕黄有血。此两个症状是有加重情况。咳嗽虽已不甚,但增加了劳累不适感,且较明显。另外,还增加了胸口凉而闷堵不适,怕风、饥而不欲食、欲饮但诉“喝不下水去”情况。另外,还有痰黄且多,鼻塞且涕黄,舌微红暗、舌底静脉怒张,苔黄略腻等症状。此时已明白第一诊之考虑不周到之处了:患者不仅是寒化有热,更有湿夹杂于其内。确切来说,这不是一个简单的上焦风热,而是一个湿热病。其不是单纯的热邪,更加关键的是有湿与热相夹杂,蕴含于上、中焦。另外,检查提示肝功有谷丙转氨酶及谷草转氨酶略高于正常值,肝功能有不良情况，肾功虽然只是尿酸偏高，但患者是一12岁小孩，此时的肝肾功能应是处于极佳状态，故而此尿酸升高应是一肾功能不佳的状态。虽中医之肝肾与西医之肝肾功能不可等同而语，但转氨酶偏高，尿酸正常范围内偏高，总的来说也是一种体内气液壅塞导致代谢障碍的情况，可以说也是患者湿热内蕴导致的。患者胸部有闷堵不适，也是湿热病的典型特征之一。综合以下病机分析，结合患者舌脉情况，可知其病机虽有热，但更有湿，此证应是一湿温病证。以藿朴夏苓汤为主方，并加二母汤以治。

夏暑季节，气候炎热，热蒸湿动，空气中湿度增加，此时之外邪，常兼挟湿邪以侵犯人体，此患者虽开始为感寒，但因体质较热，加上天气炎热，故迅速化热，兼夹湿邪为患从而出现了发热、烦渴等湿温症状外，还出现了胸闷呕恶，欲饮但“喝不下去的”湿热蕴阻中焦之象。

藿朴夏苓汤出自《医原》，能宣通气机，燥湿利水，主治湿热病邪在气分而湿偏重者。本患者湿主要在上中焦为主，故选用藿香芳化宣透以疏表湿，使阳不内郁；藿香、厚朴芳香化湿；厚朴、半夏、制胆星燥湿运脾，使脾能运化水湿，不为湿邪所困。茯苓淡渗利湿于下，使水道畅通，则湿有去路。再用杏仁开泄肺气于上，使肺气宣降，则水道自调；杏仁与炙枇叶合用还有宣肺化痰止咳之效，另外，患者痰多涕多色黄，曾有痰血涕中带血，一派火热伤阴之象，故加用二母汤以清热养阴、化痰止咳。患者怕风，与外感后邪闭玄府有关，亦与之前不当使用清上焦风热药物有关，此处选用防风是一较好的选择：防风辛甘，微温，归膀胱、肝、脾经，善于祛风解表，胜湿止痛，一方面可发散表邪；另一方面也可用于祛湿。而患者便秘虽除，仍有大便略干情况，故重用肉苁蓉一方面可“从容”补肾，另一方面起到润肠通便作用。第二诊用药虽不多，但切合病机，用药均极精炼，故而效极好。

此患者之前的误治，实际上是可以避免的。虽然患者当时症状上有一定迷惑性，舌微红、尖红似乎也支持风热上扰的诊断。但是，如果更加仔细地分析当时的症状与体征，是能够发现风热上扰的诊断并不能解释所有的症状与体征的，如痰多、涕多，舌虽然微红尖红，但苔腻灰，且脉弦中有滑。这些，都在提示着湿邪的存在，但是因症状与部分舌脉支持热邪为患,故而忽略了湿邪的兼夹。幸好治疗上虽是以清热为主,但也有部分药物也有治疗湿邪的作用:如酒黄芩与酒黄连虽清热为主,但也有清利湿热的效果,而淡豆豉也有芳香化湿之效,整个处方虽然化湿力量不够,但总算未太偏离正确的治疗。之后二诊时也很快发现湿邪兼夹的情况,及时进行了正确的治疗,之后的治疗,因诊断已准确,故较快就取得了良好的效果。这也更加提醒了我们在面对纷繁复杂的临床病患时,必须更加细心更加精益求精,方能保证不出现失误的情况。

止嗽散加干姜、桂枝治疗寒饮停于胸中的顽固性咳嗽

莫某，女，32岁。贵州大方人。1994年8月10日求诊。

主诉：感寒后咳嗽半年，加重伴神疲食少，胸中冷感月余。

诉半年前因冒雨行路后感恶寒发热、咳嗽较剧、咽痛、头痛，经自服“姜糖水”不解，后在本地医院经抗炎、抗病毒药物（具体药物不详）输注后恶寒发热、头痛咽痛症消，咳嗽略有减轻，因工作繁忙未再重视。但之后半年来咳嗽经久不愈，再进行消炎药静滴后咳嗽仍不减，近1个月来咳嗽缠绵不愈，影响工作休息，故求诊吾处。

刻下：患者神疲、面色少华、乏力气短。咳嗽声重且急迫剧烈，常因咳剧而呕吐清水、痰少、色白质黏。诉胸中有“寒冷感”。伴胸闷脘痞、食少。

舌淡红、苔薄白腻、紫气隐隐。脉浮紧。

胸部X线片示双侧肺纹理增粗，余无异常。

考虑患者因感受寒邪较甚后，寒邪闭肺，肺失清肃作咳。又因寒邪损伤人体阳气，脾阳受损，脾虚生痰。痰湿内蕴，久病成饮、上渍于肺，肺受寒与饮之困，则咳嗽声重；水饮停于中焦则胸闷脘痞；脾气虚弱则食少、面少华、乏力气短。

辨证：寒饮内蕴，脾肺同病。

治法：温中散寒解表，温肺化痰止咳。

处方：止嗽散加干姜、桂枝加减。

处方：桂枝12g，干姜20g，荆芥12g，白前20g，紫菀12g，百部12g，半夏12g，茯苓12g，厚朴9g，苏子5g，桃仁9g，黄芪12g，炙甘草3g。

3剂，水煎服。1剂药可服用2天，每天3次，每次约150ml，饭后半小时服用。

方中以止嗽散为主方以疏风散寒、宣肺止咳。但此患者有明显的受

寒且之后仍有寒邪闭肺、寒邪伤阳后，水饮内停郁闭肺气的情况，故还重用干姜以温肺化饮，重用桂枝以温经散寒。另外，患者还有脾阳受损，水饮内停中焦情况，故加厚朴以行气燥湿平喘，半夏、茯苓健脾化痰燥湿，苏子止咳平喘、润肠通便，桃仁活血祛瘀，因久病必有瘀，且桃仁尚有止咳作用。诸药合用，共奏解表祛寒、温肺化痰止咳之效。

二诊：2014年8月17日。首先见患者精神明显好转。面色转正常。乏力气短情况已无。

诉上方效果极好。感第一次服药时，药方下肚后即有胸中温暖舒服感，随即咳嗽明显减轻。继续服用药物的过程中，感觉各方面的情况一天好过一天。现3剂服用完毕，胸中已无"冷"感，咳嗽明显减轻，仅偶有咳嗽，痰仍为白色痰，但已明显容易咳出。未再呕吐清水。饮食转佳。

脉弦滑，舌淡红苔薄白。

考虑患者寒饮蕴肺时间较久，现已减去大半，但脉象及舌象仍提示寒湿尚未尽。原方思路不变，但减轻温热药力量：

上方减干姜为12g，桂枝为9g，白前为12g。再服7剂后诸症痊愈。

按：本方所主用的处方为止嗽散，实际上在之前医师所用处方中，此方剂也曾用到过。止嗽散，顾名思义，此方是止咳作用极好的一个用得较普遍的止咳嗽方。其主要用于外感咳嗽之风寒袭肺型，方用荆芥、桔梗、甘草、陈皮祛风宣肺、化痰利咽；紫菀、百部以润肺止咳；白前降气祛痰，适用于外感咳嗽之迁延不愈，表邪未净，或愈而复发，喉痒而咳痰不畅者。

但笔者在临床中发现，外感咳嗽之风寒袭肺型，若寒邪稍重或迁延不愈者，单用止嗽散，则效果不明显。究其原因，估计与贵州地处西南，天气常年寒冷多湿有关，故寒邪常兼夹湿邪为患为多。临床上，常常看到患者咳嗽初起，即有舌淡苔白甚至白腻的情况。而症状中，则多见咳嗽声重、痰色白、痰黏难咳的情况，均与寒与湿兼夹为患有关。而且，即使发病时是在天气未下雨的时节，患者亦多寒湿为患，估计与寒邪易伤阳气，脾阳受损后易伤痰湿有关。所以，针对这种情况，我在临床中，对于风寒袭肺的患者，常在止嗽散中加用干姜以取其温中回阳及温肺化饮之力，以温散肺寒化痰饮。而寒邪为病的患者多常伴有饮食不振，甚则有脘腹冷痛不适、呕吐泄泻之症，加用干姜还可用其祛脾胃寒邪，助脾胃阳气，可谓一药兼得数用。另外，对于寒邪袭肺的患者，我还多加用桂枝，以助温阳解表之力，使风寒之邪、得以温散于肌表之外而奏解表之效。桂枝又可温经通阳，则又可使因寒邪困脾而致之水湿水停证得以温化。

所以，笔者在临床中，凡遇外感风寒之顽固性咳嗽，则用止嗽散加干姜及桂枝，效果多较显著。另外，如除咳嗽外，还伴有纳差、脘腹冷痛不适，甚或呕吐泄泻者，则需略加大桂枝、干姜之用量，效果亦好。如本方中的患者，桂枝与干姜的用量均比较大。当然，以上经验，与贵州的气候特点不无联系，各位读者临床时需注意辨清，一切从实际出发，方能切合于临床。

攻补兼施及瘥后防复防治虚实夹杂之咳嗽

符某，女，47岁，贵州贵阳人。2014年10月13日求诊。

主诉：外感后咳嗽月余。

1个多月前患者汗出后受风寒，当夜出现发热，体温上升到38.5℃左右，并伴干咳。之后鼻部出现疱疹，局部痛痒兼夹。随后上半身出现对称性红色风团，局部痒，10余分钟后自行消失，但之后又仍此伏彼起。自服抗病毒药及氯雷他定片（息斯敏）后风团及鼻部疱疹好转，体温亦降至正常。但此后一直咳嗽，至某医院曾予"罗红霉素""贯黄感冒冲剂""肺力咳合剂"等服用，无效。

刻下：咳嗽较剧，夜咳甚，咽痒甚，可剧烈咳嗽至呕吐方能暂停。干咳为主，痰少，服用川贝枇杷膏后有痰稍出略停。但10余分钟后干咳又起，自觉咳嗽剧烈导致胸痛。影响睡眠。痛苦不堪。另伴腹泻，怕冷，汗出，微喘。胸痛牵扯后背，咽干。

舌淡红略干，苔黄。

左脉沉略细疾，右肺脾脉弦而略疾。

考虑患者的病情为：肺受寒后未能宣发而除，郁而化热。肺有郁热，久则伤肺阴。咳久耗气，兼服药过多过杂损伤脾胃而致肺脾气虚。

治则：攻补兼施，以补脾肺之气加清透肺之伏火为治。

处方：党参20g，黄芪30g，炒白术15g，知母10g，佛手10g，郁金10g，丝瓜络10g，浙贝母10g，桑白皮10g，地骨皮10g，紫菀20g，炙冬花20g，百部20g。

5剂，水煎服。1剂药可服用2天，每天3次，每次约150ml，饭后半小时服用。

告知患者，服药后，约1剂后咳嗽即愈，但不可就此停药，而应在咳嗽愈后均需将药服用完。患者表示遵嘱。

2016 年 1 月 8 日患者遇我予别人诊病，在旁诉服上方 1 剂后病果愈，但仍然遵嘱将药服用完，且诉原每年冬天均易外感及咳嗽，上方遵嘱服用完后的 2 个冬天无明显外感咳嗽情况。

按：患者为我同事，平时性情直爽略较急躁，感寒易从热化，故患者当夜出现发热。肺合皮毛，感寒后肺失肃降而出现咳嗽，寒邪郁闭化热后，肺有热，故鼻部出现疱疹，且局部痛痒兼夹。上半身出现红色荨麻疹情况，亦为肺热之象。火性炎上，故以上症状均出现在上焦。患者虽自服抗病毒药及息斯敏后风团及肤痒好转，但因此类药仅针对标象而治，侵入肌体的外邪并未透出，故患者疹虽消但出现较顽固咳嗽。肺有热，且患者平时性急，故而平时便有五志化火伤阴之势，现又加肺热煎熬，故而患者此时为肺有郁热，肺阴损伤且伴肝气不舒之证。患者咳嗽痰少，胸痛牵扯后背，脉弦中有细疾之态，均是平时肝火较盛，肝阴亏损之象。患者虽肺有郁热，但因久病，加上服药较杂较多，故而有腹泻、怕冷、汗出、微喘之肺脾气虚之象。是为一虚实夹杂，肺脾肝同病之疾。治疗时则应攻补兼施。

方中党参、黄芪、炒白术补脾肺之气，治疗久咳肺脾两伤；桑白皮、地骨皮为泻白散的基础药对，用以治疗肺有郁火之证；知母、浙贝母可养阴止咳，佛手、郁金用以疏肝，是刘尚义常用的药对；至于丝瓜络，为葫芦科植物丝瓜的果络，中药教材上将之放于外用药部分，实际上此药有极好的祛风通络作用，用于乳汁不通、胸胁疼痛、风湿痹痛等。我则观其态，如肺之络，故吾还常用之治疗肺部疾患。其性味甘平，丝瓜本来也是一个食品，可算为是药食同源的药物，临床用之，是非常安全的。此方中不仅用于治疗久咳，还用于治疗久咳所导致的胸痛牵扯后背，是一药两用之药。而紫菀、炙冬花、百部亦是刘尚义老师所用的治疗咳嗽的常用药对，临床上刘老将其广泛用于肺虚咳嗽，临床上有着较好的疗效。

本方是一攻补兼施之剂，适用于此患者虚实夹杂之证。辨证准确，用药得当，且蕴含刘老心得。故效极好，一剂而愈。

另外，外感之疾，得之速，起效亦速。我知患者用此方后效会立显，但因之前肺脾之气已伤，故嘱不可症消停药，而应服用完毕，以利于补肺脾之气，且巩固对肺之郁火的宣散。故嘱症消后均应将药服用完毕。此理念得益于中医治未病之“瘥后防复”的观点。后患者果一剂后病愈，但仍然遵嘱将其余药物服用完毕。此后两个冬天均未出现之前常有的冬天易外感的情况。可见中医治未病思想对预防疾病的发生有着较关键的作用。药王孙思邈曾说“大医治未病”，治未病乃中医防治疾病的特色，在临床上有着较好的应用价值，值得进一步去体会与应用。

依据脏腑经气发动时间协助定位以治肺气亏虚的发热汗出

何某，男，59岁。贵州贵阳人。2015年11月11日求诊。

主诉：间断性凌晨4—5时发热、汗出致身湿40余天，加重1周求诊。

患者诉40多天来不明诱因出现凌晨4—5时发热不适，随即出现汗出，汗出较多，可致身湿透。发热时，自觉热度不高，且随即伴大量汗出后身体转略凉，故未量体温。起初发作时，呈间断性，且间隔时间均为1天。曾输液(具体治疗不详)无好转，也曾求诊中医数处。亦无效。近1周出汗情况加重，且每日均有发作而求诊我处。

检视其之前处方及病历，曾有予黄芪、白术、防风及麻黄根、浮小麦等药无效，诉反增牙痛，停药后牙痛缓解；又有医师曾予"柴胡加龙骨牡蛎汤加减"，仍然效不好而求诊吾处。

患者既往除患有高血压(高血压药物服用多年，血压控制可)外，余无特殊疾病。本次检查血常规及血生化、胸片及腹部B超等亦未见特殊阳性体征。

刻下：体型略丰，皮肤略白。缓步步态。右脉肺脉弱，脾脉濡，肾脉弱，左心肝脉弱，肾脉略坚。

舌淡红，苔秽，舌底静脉色淡紫，略怒张。

辨证：肺气虚，夹湿热为患。

治法：补肺气，敛汗去湿。

处方：生脉散加减。

处方：北沙参20g，天麦冬各20g，五味子3g，浮小麦30g，牡蛎20g(另包，先煎30分钟)，麻黄根10g，倒提壶20g，党参20g，黄芪40g，鳖甲20g(另包，先煎30分钟)，泽兰20g，茵陈15g。

3剂，水煎服。1剂药可服用2天，每天服用3次，每次约150ml。

1周后,患者电话告知上方服用后的第2个晚上(即服用完第1剂药)上症即无。但为稳妥起见,还是继续服完了3剂药。上症未再出现。

2016年5月2日在参加朋友婚礼时相遇,诉上症愈后未再反复。

按:本患者的发热汗出,与常见的伤寒或者温病不同,没有外感邪气的情况,故此发热应该是内伤而致,需要仔细查找可能的病因。

首先检查患者可能的诱因,可以说无明显诱因,既往除原患有高血压外,余无特殊既往史,而高血压目前控制平稳,控制高血压药物也已服用较长时间了,与此发热和汗出无明显联系。

其次,可观察患者发病中的特点,此患者患病中的一个明显特点,是患者有凌晨4—5时发热情况,有着明显的时间节律。按十二时辰脏腑的经气发动时间来查验,凌晨3—5时为寅时,是肺经经气发动的时候。此时患者出现发热潮热汗出,可以考虑此疾病位应是以肺为主。另外,此热较重,因汗出身湿透。查其脉象,肺脉及心肝脉均弱,舌也呈淡红色。可以初步判断此患者为一肺气虚导致的虚热。另外,其脾脉濡,舌苔秽,提示其应该还有脾胃虚弱,脾虚生湿。故此患者,应为一肺气虚弱夹有脾气虚、湿热为患的情况。此从其体型略丰、肤白及步态略缓的外在形态中,也可得到证明。

患者因有脾脉濡,舌苔秽的情况,所以前面有医师认为是脾气亏虚为主,以玉屏风散加敛汗药,但因病位未找准,反而因用黄芪有补益且升提阳气的效果,患者增加了牙痛的情况。另外,有医师又予小柴胡加龙骨牡蛎汤,仍因药不对证,效不显。

故而用方以生脉散为主方进行加减。生脉散为一著名方剂,源于金代医家张元素《医学启源》卷下"麦门冬"条内,言此方"补肺中元气不足"。文中虽着力不多,但其弟子李杲于《内外伤辨惑论》一书阐明其方义为"气充脉复,故名生脉",对后世临床广泛应用此方不无提示。现在此方已做成中成药的饮剂,具有极好的益气复脉,养阴生津之功效。用于气阴两亏,心悸气短,脉微自汗。现代临床将之广泛应用于治疗急性心肌梗死、心源性休克、心律失常等危重时期的救治,均有很好的疗效。不过,生脉散的原方为人参、麦门冬、五味子。《删补名医方论》曾对此三药进一步讨论:“是方君人参以补气,即所以补肺。臣麦冬以清气,即所以清肺。佐五味以敛气,即所以敛肺。吴崑云:一补、一清、一敛,养气之道备矣。名曰生脉,以脉得气则充,失气则弱。”而本例中,对此方进行了化裁,以北沙参、天麦冬及五味子以补肺益气,滋养肺阴且敛肺止汗。这个处方的配伍同样很是精当,是刘尚义进行过精心研究后进行的创新。张元素曾言“肺寒用人参”“肺热用沙参”,可见用北沙参可极好地在补肺的同时,清泻肺气之热,较人参能更好地适合“肺为娇脏”的理论。而天冬归肺肾经,有较好的清肺降火,滋阴润燥的作用。对于燥热伤肺者,有极好的清肺火、滋肾阴的作用。另外,现代药理研究还提示天冬可使外周血管明显扩张。血压下降,心收缩力增加,有明显的强心作用。故加其于生脉散中,可起到极好的协同作用。此药对,刘老广泛应用于肺之气阴两伤之证,临床效果显著。此处用此方,是极佳的应用。

另外,患者气虚较重,故还佐以党参、黄芪以补脾肺之气。以甘温之剂,补脾胃以助脾胃恢复其升发阳气之性,从而解决脾胃虚弱后脾气下流,水谷精微不能运化,反变为水湿随脾气下流,激起肾间阴火上冲而导致的发热。此理论来源于李杲的甘温除热法。治本之药定了之后,以浮小麦、牡蛎、麻黄根以敛汗治标,因患者标象较明显,故而用的收敛止汗药较多。还有一个药名曰倒提壶,此为一贵州地区特色药,其一方面可补肾,另一方面可涩精止滑,广泛用于治疗肾虚所致的汗多、夜尿多等阳气亏虚气不摄精之症,是一标本兼治之剂。此处患者虽无更多肾虚表现,但一是患者年纪 59 岁,另外,病势较急,究其因,仍与肾阳不固有一定的关系,患者另有肾脉坚,均是肾虚之态,故一方面以倒提壶以标本兼治,另一方面以鳖甲养阴清虚热,治虚热肆虐之症。至于泽兰,则有较好的活血化瘀的作用,患者病后有夹湿夹瘀之态,与其气血亏虚,无力运化津液气血相关,故酌加活血药以化瘀态,也帮助整个处方行药势。而茵陈可辅助用于治疗脾胃虚弱湿盛标象。方中病位及病机判断准确,用药标本兼治,又得师父创新处方助力,故一剂后效显。

要专门强调的是,此案例中患者病位的定位,虽有症状及舌脉佐证,但更多来源于其发病时间的特征,即是依据脏腑经气发动时间协助定位的。而这一理论的来源，则来源于《素问·生气通天论》的内容。其开篇即曰："夫自古通天者，生之本，本于阴阳，天地之间，六合之内，其气九州、九窍、五脏、十二节，皆通乎天气。其生五，其气三，数犯此者，则邪气伤人，此寿命之本也。"文章于开篇，就以黄帝的口吻开宗明义地强调：自古以来，通晓天道、通晓自然规律的人，都有这样的认识，什么样的认识呢？那就是，"生之本，本于阴阳"。"本于阴阳"，即是在强调一切生命的本源，包括人的生命在内，都在于阴阳的协调与统一。之后，文章紧接着继续强调生命活动是与自然界阴阳之气相通应的：天地之间，六合之内，大如九州之域，小如人的九窍、五脏、十二节，都与天气相通。而天气衍生五行，阴阳之气又依盛衰消长而各分为三。所以，我们作为大自然中的一员，就必须要遵循天之道，遵循自然规律，否则，如果经常违背阴阳五行的变化规律，那么邪气就会伤害人体。因此，适应这个规律是寿命得以延续的根本。这一段文字，是本篇此内容的精髓所在！的确如此，人由天地阴阳之气所化生，在长期的演化过程中，人体的生命活动也形成了与自然界阴阳消长变化相似的节律，表现出与四时变化相通的关系，自然界阴阳变化的一般规律，也是人体生命活动的基本法则。这种天人同源、天人同道的认识，是《黄帝内经》的基本学术思想之一。而四季的变换、一天 24 小时，都是一个完整的循环。于是，古人将一天划分为十二时辰。中医则进一步认为，在十二时辰这么一个循环中，人体内的经气就像潮水一样，会随着时间的流动，在各经脉间起伏流注，且每个时辰都会有不同的经脉出现盛衰不同。这就是中医的子午流注学说。"子午"指的是由十二地支所代表的十二时辰，"流"是流动，"注"是灌注，即每日的十二时辰与人体的十二经脉有相对应的规律。不同的时辰，不同的经脉会有兴有衰。其具体内容，后人总结为口诀："寅时气血注入肺，卯时大肠辰时胃，巳脾午心未小肠，申属膀胱酉肾位，戌时心包亥三焦，子胆丑肝各定位。"这样，子午流注就把人的十二经脉在十二时辰中的盛衰规律，有序地联系了起来。此法现在多用于养生。清代养生家尤乘曾称之为"十二时辰无病法"，而现代人多称之为"中医十二时辰养生法"。今天，针灸科医师多根据此规律，对照人体的五脏六腑及其所在的经脉，对相应的疾病在相应的时间段里进行治疗，就可以达到事半功倍的效果。不过，此法因为对时间的要求很严格，临床实施时有一定困难。笔者则多用之进行辅助诊病和治疗，如此案一般，根据疾病出现时间的规律性，对应脏腑经气发动的时间，协助定出病位，并针对相应的脏腑进行治疗。获得了满意的效果。

当然，中医博大精深，其中从“生气通天”的观点出发，人身阳气有与自然界阴阳消长同步的认识，对认识人体生理、病理，以及指导诊断、治疗和养生等都应有着重要的意义。对于此领域的研究，目前并不多，本案仅提取其中一个观点，即得到极好的指导，可见其中有助于临床的精髓应该还有很多，还有待我们进行更进一步研究，从而将之更好地应用于临床。

恪守辨证论治、灵活选方治湿温

岑某，女，25岁。贵州黔西南州人。求诊时在贵阳学习。2019年1月7日求诊。

主诉：外感后发热流涕、咽痛、身痛，头晕10余天，加重伴咳嗽、腹痛2天。

10多天前患者受凉后出现发热，体温38.5℃。流涕，咽痛，一身痛，伴头晕不适。周围亦有较多人同样症状。在某中西医结合三甲医院诊断为流行性感冒？经输液、口服西药等（具体治疗用药不详）无效。患者本科时原为我的学生，本次来贵阳是进行规培，因在另一个医院，诉曾就诊过数位老师，予小柴胡汤、银翘散、白虎汤等为主方进行治疗，效果亦不显。上症逐渐加重。2天前还出现咳嗽、腹痛，故来我处求诊。

刻下：体温38.7℃，发热不适，流涕色略黄，咽痛，身痛，头晕，咳嗽，有痰，痰呈黄色浓痰，难咯出，腹部隐隐作痛，无固定压痛点，主要感觉是咳嗽较剧烈时牵拉所致。大便黏滞不爽。

查：舌淡红尖红，苔腻黄，脉弦略滑。

考虑为外感夹湿。治疗以清热解毒，宣散外邪为主，辅以芳香化湿之法。

处方：桑白皮15g，地骨皮10g，羌活10g，藿香10g（另包，后下，仅煎10分钟），荷叶10g，炒白术10g，枳实10g，薏苡仁20g，杏仁10g，制胆星15g，茵陈15g，青蒿10g。

2剂，水煎服。2剂药服用3天，每天3次，每次约150ml，饭后半小时服用。

方以泻白散清泻肺之郁热，以利退热；以藿香配上胆星，有藿胆丸之意，以清利上焦湿热，通利上窍，解除涕黄、头晕等痰浊上犯清窍之症。另外，杏仁、胆星、薏苡仁以清上、中焦、下焦之湿热，有三仁汤之意；以荷叶升清降浊，以炒白术、枳实健脾，取李杲枳术丸且加用荷叶以芳香醒脾之效。以茵陈、青蒿以加强清利湿热及清热之效。

二诊:2019 年 1 月 10 日。诉服上方 1 剂后,发热即明显好转。近 2 日已无发热,咽痛已无。现主要不适为头疼,咳嗽。咳嗽虽较前几天有所减轻,但仍咳引腹部疼痛,痰为黄、白相间之浓痰,稍难咯出。头仍晕,除后脑勺外大部分头部一直酸胀痛。全身酸软,特别是背脊有紧收痛感,鼻塞流涕,流泪。舌微红略暗,苔黄腻。脉弦滑。考虑患者湿温虽减,湿热仍存。

处方:草果 6g(另包,后下,仅煎 10 分钟),槟片 10g,川朴 15g,白豆蔻 6g(另包,后下,仅煎 10 分钟),苍术 15g,藿香 15g(另包,后下,仅煎 10 分钟),黄芩 10g,羌活 10g,白芷 20g,知母 10g,浙贝母 10g,炙枇叶 20g。2 剂。煎服法同前。

方以达原饮为主,方中以草果、槟片及厚朴以除湿热内燔,此为吴有性治疗伏邪盘踞的三个特色药物。本患者因湿热较重,恐此三药除湿热之力不够,故还加入白豆蔻、苍术及藿香。然后用黄芩、知母、浙贝母以清热,并制约前面辛温燥烈之品的热性。羌活、白芷辛温宣散治疗邪在太阳经之背脊紧收痛以及鼻塞流涕、流泪等症,又以炙枇叶止咳。后面两组药均为治标之药。

三诊:2019 年 1 月 14 日。服上方后,患者诉头痛、咳嗽流涕明显好转,已无头晕、流泪,已无全身酸软,无背脊紧收痛。现略咳,痰黄而浓,胸略闷,略有气短乏力,纳减。舌微红尖红,苔黄微腻。右脉弦略濡,左脉沉略滑略疾。

湿热情况已明显好转。芳香化湿药物仍需继续使用的同时,还要加上健脾化湿、止咳化痰之药。

处方:制胆星 15g,藿香 15g(另包,后下,仅煎 10 分钟),杏仁 10g,炙枇叶 15g,板蓝根 20g,川朴 15g,苍术 15g,葶苈子 20g(布包),徐长卿 15g,紫菀 20g,炙冬花 20g,酒黄芩 10g。

3 剂,水煎服。3 剂药服用 3 天,每天 3 次,每次约 150ml,饭后半小时服用。

方中以藿香、胆星,以清利湿热,以杏仁、炙枇叶、紫菀、冬花以止咳化痰,川朴加苍术为平胃散,再加徐长卿以健脾化痰,葶苈子以泻肺化痰,治疗痰黄而浓情况。酒黄芩性走上焦,善清肺胃之湿热。患者湿热之邪虽尚未净,但已明显得到控制,故本方虽仍以清利湿热为主,但用药的力度已较前二方明显减轻。

服用3剂药后,咳嗽无,发热未再起。身痛头晕背痛亦解。诸症均愈。

按:此患者年龄虽小,但素为一中焦湿热较重的患者,故而感邪后湿热内蕴情况较明显。此类患者的外感咳嗽及发热等症状,因夹有湿邪,故西医的治疗效果较差。但是,中医治疗时,如果认为患者有发热,就径直用小柴胡、银翘散、白虎汤这种所谓的能“退热”作用的方剂来治疗,可以说是典型的以西医思维来指挥中医临床,这是行不通的。

现在,随着中药药理实验的开展,很多中草药中的药用成分被发现并应用到临床中。这些是受到中、西医临床医师的欢迎的。对于中医药来说,也是一个创新性发展的内容,是值得进行进一步研究的。不过,这仅是中药应用中的一个局部,真正应用中药时,最好的效果,仍然是紧紧根植于中医的基础理论指导下的应用,才能发挥好中药的作用。不然,在临床中,屡见用“套方”治疗疾病效果不好的例子。因为中医的两大法宝之一,即为辨证论治。要求我们根据患者的具体症状进行归纳分析后,得出相应的证型,从而采取相应的治则,然后再处方用药,才能取得良好的效果。这种情况,在疑难杂病的治疗过程中尤其明显。我常常跟学生们讲,如果失去了辨证论治(以及整体观念),仅仅是用西医思维来指导中药的处方用药,比如头痛就用川芎、白芷,胃溃疡就用清热解毒的药,发热就用小柴胡、白虎汤等等,那我们的效果经常会连西医都不如。比如,一个气血亏虚患者的头痛,你还用川芎、白芷这种辛散之剂,消耗其气血,只会让患者头更痛,甚至会导致患者耳鸣、眩晕。那你的作用,还不如患者服用“去痛片”或者更古老的头痛粉,虽然药效过后头痛仍然会再起,但药物有效的时间内,止痛作用是肯定的;又比如阳虚型的胃溃疡,你还用清热解毒的苦寒之剂,那患者服用后会感觉到更加苦不堪言,还不如服用西药的三联、四联剂,虽然药物有一定的副作用,复发性也存在,但是服用期间患者还是能感觉到症状明显减轻的;又比如发热就用小柴胡、银翘散、白虎汤这些药方,对于风寒化热或者本来就是风热为患的患者当然有效,但是比如本例,效果不仅不显,反而加重病情。而临床上,众所周知,各种复杂多变的病情是非常常见的。我经常开玩笑和学生说:“患者一点都不乖,他们很少按教科书生病。”所以如果中医临床形成这种以西医思维指挥、开套方的思维,那中医的效果将无法得到保证,更谈不上治疗疑难杂症。

本患者虽有受凉史,但很快化热,与其天生体质湿热内蕴有关。不过,其他几位医师估计未注意到患者舌脉情况(苔腻黄,脉弦略滑),仅考虑到了风寒化热,未注意到其夹湿情况很明显。故而未用到祛除湿邪的药物,故而热不退、症渐加。此时如用中医的辨证论治原则,以四诊结果来进行辨证,会发现其实这是一个较为典型的湿温患者,故而应该用治疗湿温的原则以治疗:仅以泻白散以清肺热,而方中的大部分用药,是以祛除湿热为主:或清热利湿,或芳香化湿,或健脾化湿。二诊后,专注祛湿,考虑到患者邪热较深,湿热较重,用达原饮之意以治之,其余兼症,则灵活用方,随症治之。因判断准确、用药得当,患者第一诊后热则退,二诊后各种症状明显好转,三诊后诸症消。仅7剂药,10天时间,所有症状全部消失。对于湿温患者来说,此临床效果还是比较满意的。

小柴胡汤合桑杏汤治愈春温病

周某，女，13岁。贵州贵阳人。2018年3月13日求诊。

主诉：突起发热，口干声哑2小时。

2018年3月13日，患者母亲(平时与我素有联系)早晨7:35发来信息，诉周某2小时前突然发热，体温38℃，口干，鼻干，嗓子干且哑，心烦易怒。因不想耽误课程，想速解，故清晨打扰。即让带其来进行诊查。见舌微红，苔略黄，脉弦略滑。诉班级中周围已有数人发热请假，均有类似表现。

考虑春季伤于风寒，患者素体偏热，很快转入少阳，是小柴胡汤证。另患者感口干鼻干咽干之症，是春季天热之时外感，有类似于温燥之证，可用桑杏汤以治疗。

辨证：春温，邪在少阳，兼有燥证。

治法：和解少阳，轻宣肺燥。

处方：小柴胡汤合桑杏汤加减。

处方：竹柴胡15g，酒黄芩6g，藿香10g(另包，后下，仅煎10分钟)，玄参10g，法半夏10g，栀子皮10g，桑叶10g，杏仁6g，淡豆豉15g(另包，后下，仅煎10分钟)，板蓝根15g，白僵蚕6g。

嘱自加半个梨子皮一起熬。

3剂，水煎服。1剂可服用4次，一天服用4次，也就是一剂一天。不空腹时都服用。

当天下午18:28传来信息已不发热，嘱病虽症减，恐余邪未净，嘱继续服用完再来就诊。

二诊：2018年3月18日。诉当天退热后未再有发热，现仅累后有乏力不适，咽略痛。纳眠均佳。

舌微红苔薄略少，舌底静脉略怒张。脉弦略滑(追问：现正在经期。月经一般情况可，除月经颜色略暗外，余均正常)。

考虑患者现在的情况是少阳证已愈，可予养阴收功，并酌加健脾之剂。

处方：生地黄 20g，玄参 15g，知母 10g，六月雪 10g，龟甲 20g（另包，先煎 30 分钟），炒白术 10g，广木香 10g（另包，后下，仅煎 10 分钟），制香附 6g，白芍 10g。

5 剂，水煎服。1 剂药可服用 2 天，每天 3 次，每次约 150ml，饭后半小时服用。

3 剂后，诉上症均愈，嘱服用完毕后方停药，以利养肺阴健脾醒脾。

按：患者将行经期时感受春温之邪，有热入血室表现，患者发而即为少阳证，如出现身热、心烦、口干之症。此均为小柴胡汤证之本证。故以小柴胡汤为主方进行治疗。方中以小柴胡汤中的柴胡和黄芩为君药，以柴胡之气质轻清以疏少阳之郁滞，以黄芩主治诸热，柴芩合用，能解少阳半表半里之邪。法半夏以燥湿降逆，加藿香以助芳香化湿。

另外，患者还有其他表现，如口渴、咽干鼻燥等，可用桑杏汤治疗之。桑杏汤出自吴瑭《温病条辨》，有清宣温燥、润肺止咳的功效。立法时，即用于燥邪犯肺，外感温燥证。因其是温病治疗外感温燥证的名方，所以常常会有人将之局限化于秋日所犯的温燥证。实际上，笔者认为本方因有着极好的轻宣温热邪气，凉润止咳降气的功效，故对于春季感受春温之邪所致的热证兼有燥证表现的情况，也有着极好的治疗效果。此创新思路，来源于之前学习杏苏散时，有前贤指出此方虽为治疗外感凉燥而设，但因凉燥乃秋令“小寒”为患，与外感风寒是同一属性的病邪，故临床也常用本方治疗外感风寒咳嗽。思考之，亦将桑杏汤推广活用于春季感受春温所致的热证中，春季感受春温之邪，因热易伤津，又因兼夹风邪，常常会出现类似秋燥的温燥之表现，如身热不甚，口渴，咽干鼻燥，口渴等，笔者均用桑杏汤进行治疗。临床均起到了极好的效果。本案即是一个体现。针对病机进行治疗，正是中医的治疗原则。辨病是需要的，但辨证是根本的。临床上有很多这种名方活用并取得极好效果的例子，都深刻体现出中医辨证论治的特色与重要性，也才会有中医异病同治的特色。

故本案中患者虽是发病于春季，但仍以桑杏汤以轻宣温燥，凉润止咳。方中以桑叶清宣肺热，透邪外出；杏仁宣利肺气，润燥止咳，共为君药。

而豆豉辛凉透散，能助桑叶轻宣透热；栀子质轻而入上焦，清泄肺热；梨子皮由患者自备，可起到极好的清热润燥，止咳化痰的效果。桑杏汤此方中基本上是原方药味，因此方具有极好的辛凉甘润之法，是轻宣凉润之方，能使燥热除而肺津复，则诸症自愈。另外，因患者发病前班级中已有数人有类似表现，考虑为病毒传染所致，故加抗病毒效极好的板蓝根，另，患者咽干音哑情况较明显，加炒僵蚕以助消除咽部水肿情况。

由于用方精当，故而当天下午即退热，且之后未再发热。仅累后有乏力不适情况，咽从咽干声哑减轻为咽部略痛。纳眠均佳。舌微红苔薄略少，舌底静脉略怒张。以上表现提示，患者现除春温外尚夹有湿邪为患的情况明显好转。脉弦虽略滑，但因处于经期，应是女子经期、蕴榅期痰湿略重的表现。因热扰月经色略暗，余月经情况均正常。以上诸症表明患者少阳证已愈，现只需养阴收功。另因患者在经期，酌加疏肝行气、健脾醒脾之剂。故第二诊中以龟甲、生地黄、玄参、知母、六月雪以养阴清热，治疗春温后阴伤略有热邪未净之势，另用白术、广木香以健脾醒脾，以助患者脾胃功能迅速恢复。方中还以白芍以滋补肝阴，防经期感受温热之邪，损伤肝阴；以制香附以疏肝解郁。后面两药均是针对患者经期患热病后调理所用，也是中医治法中极有特色的“治未病”理论，即治疗疾病时，除了要治疗患者现在所患疾病，还需要对疾病将会向下一脏腑或部位进行传变的情况进行预判，从而进行事先预防，即“既病防变”。

综合治疗落枕加受寒后颈项剧烈僵痛伴头痛2天

刘某，男，62岁。贵州大方人。2019年9月22日求诊。

主诉：落枕及受寒后颈项剧烈僵痛伴头痛2天。

患者2天前因落枕并加寒后颈项剧烈僵痛伴头痛求诊。2天前，患者睡觉时落枕，次日脖子转动不灵活，略僵硬感，略有疼痛不适，但无头痛。因家中有事于当日夜间到达外地，到时下车后感觉当地气温较低，自感受凉较重，约半小时方到屋子较暖和的地方，但自此感觉脖子转动不灵活加重，呈强直感，疼痛剧烈，且伴头痛明显，以前额疼痛为甚，但时亦有头顶疼痛。其疼痛及僵直感很重，影响到日常生活，甚至咽东西及说话均觉头中疼痛剧烈难忍，诉吃一口饭要分3个动作完成：先艰难伸颈部向前以帮助张口，再慢慢张口放入食物（只敢食流汁）或水，再忍住因牵扯颈部致颈部剧烈疼痛咽下。

曾自行服用三七伤药片、外用云南白药喷雾剂、外贴虎骨膏等膏药无效。此情况在家忍耐1天后于22日傍晚求诊于笔者。诉疾病发生虽仅2日，但因剧烈疼痛加上不能入睡且几乎不能进食而减重2.5kg。

刻下：慢性病容，疲倦貌，不能转侧脖子，说话声低而负痛样。触摸脖子处肌肤冷冰感明显，颈项处肌肉群僵硬如板状明显。

脉弦而紧略缓。舌微红苔黄腻，舌底静脉怒张明显。

之前遇到很多患者落枕，均仅是脖子活动受限、各或有颈部肌肉群酸痛不适感，无头痛或仅有轻度头痛。但此患者病情较特殊，表现为颈部肌肉群疼痛剧烈的同时，头痛也剧烈，且颈部活动度严重受限。单纯的落枕或者单纯的受凉均不会引起如此严重的颈项剧烈疼痛、僵直及头痛。之所以会有如此重的病情，分析原因是两者的叠加：患者之前已有落枕情况，本身就有颈项肌肉因夜间睡眠姿势不良，致颈项部肌肉气血运行不畅情况发生，从而导致局部疼痛不适情况，但因程度不重或者落枕时间不长，故而仅表现为局部略疼痛不适，动作有受限等情况。但之后加上有较重的受凉情况后，因寒主收引，肌表受邪，且本身颈项部肌肉已处于不协调状态，故而局部气血不通畅状态明显加重。故而病情虽只是两个本来不是太严重的疾病，叠加后却出现症状较重的情况。所以治疗上，去除寒邪以及松解局部肌肉紧张不协调的治疗均应同时进行，而且去除寒邪之举不能单纯仅用内服汤剂，而应加上局部热敷；而松解局部肌肉的紧张，亦不能仅靠手法松解局部肌肉痉挛，还应内服汤剂且加上热敷的力量才能完成。所谓具体问题具体分析。患者病情得之有病情叠加的因素，治疗时还得灵活运用多种方法以解决问题。故而治疗措施如下：

先予热水袋热敷颈部局部皮肤（以烧沸腾的热水加入热水袋，在热水袋与皮肤之间垫一块布以保护皮肤，以能耐受为原则，且 1 分钟左右让其家人移动下位置，以利皮肤能休息以及增加热敷面积），约半小时后患者感觉颈项部冷浸僵直感明显好转，且局部疼痛及头痛均有好转。此时再予手法推拿按摩约半小时以松解紧张的肌肉肌腱，感觉患者颈项处肌肉僵直感持续缓解，患者亦诉局部僵痛感、头痛情况也在持续缓解。之后嘱患者休息，家人按下方抓药。

处方：制川草乌各 10g（另包，先煎 30 分钟），生麻黄 10g（另煎去沫后同煎），桂枝 6g，葛根 30g，灵仙 20g，秦艽 15g，络石藤 30g，海风藤 30g，蜈蚣 2 条，延胡索 15g。

1 剂，水煎服。2 日 1 剂，每次服用 120ml 左右。饭后半小时服用。

二诊：2019 年 9 月 24 日。因此方开时已是傍晚，当夜得服用 1 次，已觉脖子僵痛及头痛明显好转。可入睡，之后每服用药物 1 次又好转几分，至 24 日服用完此药后，脖子已能自如转运，头痛已无。所有症状已荡然无存。故见到笔者时诉已无必要再开药，仅过来表达谢意。患者一改之前的痛苦面容，喜笑颜开，连连称谢，并赞叹中医神奇！

按：此患者如单独患落枕或受风寒，均是一般常见疾病，另外，症状不会太重且也易治。但此患者在短期内发病且有邪气交叠情况，导致病情较重。所以治疗时不可仅用内服药去除风寒或手法松解落枕处痉痛的肌肉肌腱。还需认真分析，灵活处理。故给患者予热敷、推拿及内服药综合治疗此落枕及受寒叠加的病情。

给患者所用热敷、推拿方法前面已有详细分析与说明，本处我们主要分析内服的处方：方中制川乌、制草乌有回阳、逐冷、祛风湿的作用。是治风寒湿痛、风湿神经痛的良药。需要注意的是川乌、草乌均是有毒性的药物，虽然炮制后毒性明显减轻，但临床用药时仍需叮嘱患者家属注意先熬此药半小时，且注意提醒要在药水沸腾后才开始算煎熬时间。另外，用了生麻黄及桂枝，取麻黄汤之意，祛除风寒在表之表实证，实际上此患者疼痛即是风寒外束导致的，作为表证治疗是恰当的。另外，还加葛根以祛风散寒。方中秦艽辛、苦、平，归胃、肝、胆经，有较好的祛风湿、清湿热、止痹痛作用；其药性润而不燥，被称为“风中润药”，无论寒湿、湿热、痹证新久，皆可应用；尤其是其与祛风解表药同用时，可较好治疗表证肢体酸痛之症。此处活用为治疗颈项僵痛，取其质柔，有较好的舒筋活络的功效。中医取类比象的用药思维，在此药上也是一个典型的表现。

患者有经络不通畅的状态，乃因风湿困阻，经络气血沉困导致。故而此患者可归为痛痹及着痹进行治疗。方中除了祛除风寒之药，还应加入祛风除湿之药，故而加用络石藤、海风藤。而蜈蚣是虫类药，可以起到很好的祛风湿、镇痛的效果。延胡索、灵仙，则是治标之药。

本病例治疗灵活，方式多样，处方严谨而周到，故而在短时间内治愈了患者。体现了中医药简、便、灵、验的特色！

6年痛经，一诊而愈（肝郁气滞型）

王某，女，38岁。2019年4月29日求诊。

主诉：痛经6年余。

患者诉6年多以前不明原因出现痛经。以少腹部疼痛为主。第1天痛经，情绪不舒畅时痛甚，伴双乳胀不适，腰痛，尚可忍受。之后则痛经好转。经量第1天量少，色暗，次日量多色红，第3天后则量少。

13岁初潮，平素月经周期规律，约25～27天一潮，经期3～5天。末次月经：2019年4月29日。

今日为经行第1天，量少，色暗。痛经甚。痛苦面容。

手足温，二便调。纳眠无特殊。

脉沉弦。舌淡红苔薄。

辨证：痛经，肝郁气滞型。

治法：疏肝解郁，行气止痛。

处方：四物汤加减。

处方：当归15g，川芎10g，白芍15g，赤芍15g，佛手10g，郁金10g，延胡索15g，乌药10g，鸡血藤30g，益母草15g，月季花（另包）20g，玫瑰花（另包）20g。

4剂，水煎服。1剂药可服用2天，每天3次，每次约150ml，饭后半小时服用。

次月未至。之后年底带其亲戚来看痛经，诉服上方后当天痛经即明显缓解。之后几个月未再有痛经，月经的经期、周期、经量等其他情况均正常，加之工作忙，未再服用药物。现其亲戚亦有痛经，故带来求诊方知此情。

按：痛经是最常见的妇科疾病之一，因其病因复杂，病机变化多端，治疗上相对棘手，给众多青春期及育龄期妇女的身心健康及工作生活带来诸多影响。痛经病位在子宫、冲任，笔者认为其最终的病机，应落实在气血的改变上。理论依据在于中医的气血运行的基本原则“不通则痛”。故临证时,笔者仍然遵循这一法则。众多痛经患者的病因中,虽然可能有着很多个性化的因素,但其最终的病机,都是气血运行不畅导致的。而今天讨论的这一例,就是其中较常见的原因:肝郁气滞。

人,从阴阳学说来看,男子属阳,女子属阴。笔者认为,男子属阳,故天性以阳光、主动、活跃、积极为主。总的来说,主动,故易生火热之疾;而女子属阴,天性以阴柔、被动、静谧、沉静为主。总的来说,主静,静则气血运行稍缓,故易出现郁证。故而我在课堂上以及在临床上,常常给学生和病患家属开玩笑说:从自然属性来讲,女子天生就会小气一点,男子就应该多包容一些。当然,明白这些情况之后,我们更应该明白:后天的学习、自身修养的加强以及生活经历等不断锤炼,会让女性慢慢规避并改变这种气量小、易抑郁的情况,从而获得成功甚至成大器者才是我们所要追求的。所谓“风雨彩虹、铿锵玫瑰”,才是现代社会所赞扬的正能量。不过,在临床上,作为医师,要明白女性的这种特点,然后在临床中要加以重视,才能很好地治疗好女性因肝郁气滞而导致的多种疾病,却是本文的目的所在。

本案例中的痛经,患者脉沉弦,一派气血沉困之象。加之情绪不舒畅时痛甚,伴双乳胀不适,均是一派肝郁气滞之象。舌淡红苔薄,也支持以上诊断。“女子以肝为先天”,“女子以血为本”,精血不足,气血不和当为痛经的主要机理。张景岳曾云“凡妇人经行腹痛,挟虚者多,全实者少……故于经前常有此证。此以气虚血滞,无力流通而然”。此痛经的产生即是因气血亏虚,肝失所养,导致肝的疏泄功能失常,导致痛经的发生。故而治疗以补益肝血以及疏肝行气止痛为主。清代名医傅青主认为痛经病机主要责之于肝,肝为刚脏,疏肝之法宜柔不宜刚,“柔肝养肝和补其本而助其通”,即是上意。

对于肝气郁结导致的痛经,笔者喜用妇科名方“四物汤”进行治疗。本方用当归补血养肝、白芍以养血柔肝和营,两药均有补益肝血之用,正是傅青主“水足而肝气益安,肝气安而逆气自顺”之意。川芎活血行滞、畅通气血。方中去熟地加赤芍,以增强活血之效亦不滋腻,佛手、郁金疏肝解郁理气，鸡血藤行血补血调经，益母草活血调经，乌药行气止痛，花药活血行气，全方标本兼顾，补肝血、疏肝郁，肝血得充，肝气条达，自然血脉通畅，痛经自止。

另外，笔者经期喜好运用花药调经。此患者来诊时正逢经期，故予花药调经。此是学习徐学义的经验所得。疗效甚好，在此患者治疗过程中亦起到了很好的疗效。

本案还要讨论一下“四物汤”此方。此方是补血的常用方，也是调经的基本方。因其有极好的养血活血、补肝调经之效，临床上多用于血虚而又有血行不畅的病证。而血虚、血行不畅，从上面的讨论，我们看得出来，这个状态，正是妇科临床常见的基本状态。故而此方为妇科常用方，普遍用于妇科之功能性子宫出血、先兆流产、妊娠异位、人工流产、手术后及上避孕环后出血等，有着极好的养血、行血、润燥的作用。历代方书上均言四物汤来自《太平惠民和剂局方》，实际上其来自更早的唐代末年的《经效产宝》，撰写者为昝殷。昝殷在852年收集有关经闭、带下、妊娠、坐月、难产、产后诸证的验方378首，撰成《产宝》3卷；之后897年，周颋补益并序，才成了现传本《经效产宝》。此书中所载的“四物散”，适用于妇科诸病，后世易散为汤，历千年临床检验而成为“妇科圣药”。谈到此方，让我记忆非常深刻的还有一件事：有一次在跟诊徐学义时，来了一对年轻夫妻，妻子因子宫内膜厚致月经总是不干净来求诊。在问病史时，丈夫谈到妻子曾有长期极剧烈的痛经病史，遍寻中西医治疗多年而无效。每月见妻子因痛经而痛不欲生，于是丈夫情急中遂生自己寻求一方来试试治疗之意。丈夫完全不懂中医，但是曾为一理科学霸，于是想了一个“笨”办法，即将历代方书、医案中治疗痛经的妇科用药全部录入电脑，用数据分析的方法来找寻其中最常用的、出现频度最高的药物来组成一个方，并试着来治疗妻子的痛经。妻子就诊时还是2008年，丈夫述为其妻治疗时，还在五六年前，还无大数据之说。但是丈夫最终找到四味药，是非常常用的、出现频度极高的，于是他又找到这四味药最常用的、频度出现最高的剂量给妻子开了1剂药，在月经开始时，就按照方书上写的中药常规方法进行熬制，给妻子吃了1剂，想着最多没有效果，但是这么多年、这么多人服用过这些药，应该不会有太大的问题。然后奇迹出现：妻子的痛经就此好转，再继续服用 1 个月后，妻子的痛经竟然完全消失，并且在这次就诊前的五六年间均很稳定。当时我们都很好奇，徐老也询问他，如果愿意，可否告知我们这四味药是哪四味。患者丈夫因为是他人介绍而来，对徐老有信任和敬佩之心，于是大方地告诉了我们这四味药的名字，也希望我们能造福更多患者。当时我记得我是赶紧用笔记下来的，但是写完后，我们都发现了这就是著名的“四物汤”的四味药。各位读者现在或许感觉平平，是因为几乎等同于知道了谜底来听的故事，而当时的我们的感觉是不可思议！没想到如此普通而基本的方剂，治好了患者中西医遍寻无效的痛经。此人并不知道此方，当我们说出方名来时他还一脸茫然。但是，当时徐老说的话我今天依然记忆犹新：“患者多年的痛经，自己家属遍寻中药宝库自行治好，为其感动的同时，无疑也是对我们中医人重重的鞭策！作为中医人，如何继承好祖先给我们留下的宝贝，仍然是值得我们深思的。”而四物汤这一味方剂，从此也在我的记忆中非常清晰，诚知“妇科圣药”之名，并非虚妄，而是实至名归！

本次之病案，所用之主方，正是此方。故随便讨论下此方，同时也将此故事记录下来，一方面加深记忆，另一方面，对于中医经典理论、经典方剂的继承与创新，希望本案及本故事能予大家一点启迪。

补肾利湿治愈湿热内蕴夹肝肾亏虚型痛经

徐某,女,25岁。贵州人。2019年9月9日初诊。

主诉:痛经半年,加重3个月。

患者诉近半年来无明显诱因出现痛经较明显,但尚可忍受,近3个月痛经加重,痛而喜按,需服止痛药,药后略减轻。另半年来还出现有月经量减少,色变黑。

末次月经2019年8月15日—19日。

13岁初潮,既往行经期间仅略有少腹部不适,未有明显痛经。月经周期正常,约27 ~ 30天。经期3 ~ 5天,量可,经色尚正常。

平时手足不凉,手略腻湿。

左脉略沉濡略涩,右脉弦略滑略濡。

舌微红,苔腻黄。

辨证:痛经,湿热内蕴兼肝肾亏虚。

治法:清热利湿,滋补肝肾,疏肝活血止痛。

予处方2个,第1方,平常处方,以清热化湿为主:

处方:厚朴10g,苍术10g,盐黄柏6g,黄连6g,肉桂2g,石菖蒲15g,炙远志10g,巴戟天20g,续断20g,酒当归15g,川芎10g,薄荷10g(另包,后下,仅煎10分钟)。

5剂,水煎服,1剂药可服用2天,每天3次,每次约150ml,饭后半小时服用。

第2方,经期服用。以疏肝活血止痛为主:

处方:北柴胡10g,制香附10g,厚朴10g,苍术15g,佛手10g,郁金10g,酒当归15g,川芎10g,月季花20g,玫瑰花20g,延胡索15g,盐黄柏10g,茺蔚子20g,炙甘草6g。

2 剂，煎法同第 1 方。月经第 1 天开始服用，4 天后服用完毕。如此时第一方尚未服用完毕，可继续将第一方服用完后复诊。

一诊后，患者到 12 月方来，且是带其一患痛经的朋友前来求诊。诉上方服用后，当月痛经即明显减轻(9 月)。之后因为在外地有事，一直未能过来服药。但次月(10 月)痛经即未再发生，至今已经行经几次了，均未再有痛经。本次因年底返回贵阳时，听闻其朋友亦患有痛经，故带其朋友过来求诊，也随便告知我她的情况。

按：患者手足不凉，手略腻湿，左脉略沉濡略涩，右脉弦略滑略濡，为湿热内蕴之象。其舌微红，苔腻黄，亦证明了患者为湿热为患的诊断。患者因湿热内蕴，湿热阻滞气机后，导致气血不畅则生血瘀，瘀则不通，故而痛经出现。另外，患者经量少、色黑，脉象有沉象，加之腹虽痛，但喜按，可见虽然患者的痛经主要与湿热内蕴有关，但同时也有肝肾亏虚、相火妄动的情况。此患者是一正虚与邪实夹杂之证。所以治疗时，不仅要清利湿热，也应当补益肝肾、清泻相火。

案中，因患者经期已近，故予患者开有两方，一为平时服用的处方，以清热化湿为主，方中以平胃散之厚朴与苍术以健脾化湿，以黄柏、黄连清下焦湿热，以肉桂、巴戟天、续断以补益肝肾之阳，石菖蒲，炙远志以化痰开窍，酒当归，川芎以补肝肾血虚，并以薄荷疏肝解郁，并清上焦之热。第 2 个方，则是针对经期用方，以疏肝活血止痛为主。

经期疾病，常应分平常用方与经期用方，此为徐学义的理念。经期方中，开始即以北柴胡、制香附以疏肝解郁，调经止痛。可谓是此方的关键药。此两药即是徐学义老师常用于调经的药对(详情见总论第三章中的《徐学义治疗月经周期紊乱经验拾萃》)。案中还加佛手散之佛手、郁金以加强疏肝解郁的效果。所用的酒当归和川芎，取“四物汤”之意，能很好地起到养血和营，补血行血的效果。另外，厚朴、苍术可助经期健脾化湿，以治疗疾病根本原因，而月季花，玫瑰花则取徐老治疗经期疾病喜用花类药物的思路。延胡索行气止痛治标，盐黄柏、茺蔚子可以清利下焦湿热，且补肾阳，以助治疗患者肝肾阴阳亏虚而有相火妄动之象。至于炙甘草，仅用 6g，起到调和诸药的情况。原因是方中攻补之药均有，宜予调和为宜。

另外，现代人胃口较敏感，而所开两方中，有黄柏，其味过苦，以炙甘草调和药味不至苦寒太过，利于患者服药顺利。虽炙甘草有助湿的可能性，本患者亦是一湿热内蕴患者，但本患者仅用6g，量少，故而也不会助湿。

患者病情虽虚实夹杂，有一定的复杂性，但在徐学义学术思想的指导下，用药较全面，且病位把握较好，用药目标明确。故一诊即愈。

平时补益肝肾精血，经期温补肾阳，二诊治愈7年多的痛经

穆某，女，21岁。2019年4月15日求诊。

主诉：痛经7年余。

患者诉初潮后即一直有痛经，已7年多。患者14岁初潮，痛经自初潮起一直较严重。以第1天为明显，痛甚时可伴呕吐，偶有需要止痛针方能缓解。第2天则痛经明显好转，仅有少腹胀满不适感。另外，经量一直较少，伴有少量血块。经期无腰酸。月经周期正常，约28～30天一潮，经期4～7天。

末次月经2019年4月8日至11日。本月痛经亦明显。

平时手足冷、腹冷明显。经期上症加重。

查见：脉弦略滑，舌淡红，舌体略瘦小略暗，苔薄。

辨证：痛经，肝肾血虚，脾肾阳虚型。

治法：平时补益肝肾精血，经期温补肾阳。

治疗月经病，笔者一直秉承徐学义的学术经验，均至少分为2个时段进行。平时与经期的用方是不一样的。本患者因有多脏腑的亏虚，故而，具体的治疗原则为：平时补益肝肾精血，经期补肾助阳，健脾行气止痛。

本次患者就诊时，因已过本月的经期，故而以补益肝肾精血为主。

处方：酒当归30g，酒白芍30g，盐菟丝子30g，炒山药15g，熟地黄20g，云苓20g，党参10g，陈皮15g，川芎10g，青皮10g，巴戟天20g，酒黄芩6g。

7剂，水煎服。1剂药可服用2天，每天3次，每次约150ml，饭后半小时服用。

二诊：2019年4月29日。诉无特殊不适。

刻下：手足凉略好转，腹仍冷。余无特殊所见。

左脉弦略濡，右脉弦略滑，舌体略瘦小情况已有明显改善，现舌淡红苔略腻。诉经将在5月10日左右行。

因要外出2周，故请求予考虑到月经将行的情况。

同意患者请求。予开两方。第一方为平素处方，第二方为经期处方。

治疗原则同前。即平时补益肝肾精血，经期补益肾助阳，健脾行气止痛。

第一方，平时服用：制附片10g(另包，先煎30分钟)，紫石英20g(另包，先煎30分钟)，干姜6g，桂枝6g，地榆10g，酒当归15g，酒白芍15g，盐菟丝子15g，淫羊藿15g，川芎10g，云苓15g，陈皮10g。

5剂，水煎服。1剂药可服用2天，每天3次，每次约150ml，饭后半小时服用。

第二方，经期服用：制附片10g(另包，先煎30分钟)，紫石英20g(另包，先煎30分钟)，桂枝6g，白芍15g，陈皮10g，乌药10g，小茴香6g，延胡索15g，炙甘草10g，巴戟天20g，月季花20g，玫瑰花20g，当归15g。2剂，煎服法同前。

告知患者，第一方服用期间，经期开始后，即改为第二方服用。连续服用4天后，重新恢复服用第一方。患者之后未再来治疗痛经。2019年12月带其朋友来看病时，诉上诊后，痛经未再出现。

按：患者初潮后即有痛经，且伴经少，舌淡红，舌体略瘦小略暗，苔薄。为先天禀赋较弱，有肝肾精血亏虚以及脾肾阳虚，故而经少，舌体瘦小。另外，脾肾阳虚，虚寒内生，寒则血凝，血凝则痛生。用药以《傅青主女科》的定经汤为主方。此方本为治疗妇人经来断续，或前或后无定期的主方，但因其有较好的舒肝肾之气，补肝肾之精的效果，笔者常用之以治疗肝肾精血亏虚患者。方中重用酒当归、酒白芍、酒菟丝子，并用熟地黄、山药等补益肝肾精血，白茯苓泄肾浊，芥穗及柴胡疏肝郁。临床中，笔者的经验是酒当归、酒白芍、酒菟丝子的量需重，效果显著。另外，此方因为通过补肝肾之精兼补益脾土，先后天均有补益，效果持续性较好。另外，熟地黄、巴戟天补肾中阴阳，茯苓、党参健脾益气，陈皮、青皮行气，黄芩以防温补之剂有余阳上浮。

二诊处方中,平常的药方用药除了补益肝肾精血为主,因将来月经,故而加强了补益肾阳之剂,佐以健脾药物,经期则加重补肾通经之药,并加上疏肝、行气止痛药物以利于治疗痛经的标象。第二诊中,值得一提的是对徐学义学术经验的继承,其宗清代名医叶桂思想以及奇经用药经验,循冲、任、带脉用药如紫石英、当归以治疗女子月经病,有助于补益脾肾阳虚情况。对于脾肾阳虚导致的痛经,有着提高疗效的效果。本患者即是明显的例证,仅两诊,只针对经期治疗 1 次后,患者痛经即消除。当然,临床中,我们常见的痛经,由于脾肾阳虚者,常常需要 2 ~ 3 个月的月经周期方能治愈,这可能也与患者年轻,用药后机体修复较快从而疗效较突出有关系。

填补精气血,升提中气治疗痛经

郭某,女,22岁。贵州贵阳人。2019年1月7日就诊。

主诉:痛经5年,可致头晕眼花耳鸣。

患者不明原因5年来一直有痛经,均在行经第1天出现少腹痛疼痛,伴腹坠感,可致头晕、眼花、耳鸣。经量偏少,色暗,血块少量。

初潮为13岁,初潮后至5年前月经并无痛经情况。经色及量也基本正常。末次月经为2019年1月4日,求诊时在经期第4天,经将净。平时月经周期约26~28天,经期4~5天。

刻下:手略凉而湿,足冷。脉弦滑有力而疾,舌偏红,苔少。

考虑患者为肝肾阴虚于下,虚火上炎于上,伴有气血亏虚,中气下陷。

治疗以滋补肝肾,养阴潜阳且升提中气为治。

处方:龟甲20g(另包,先煎30分钟),盐黄柏10g,知母10g,生熟地黄各12g,山茱萸12g,升麻6g,北柴胡10g,地榆15g,肉桂1g,巴戟天20g,续断20g,陈皮15g。

7剂,水煎服。每天3次,每次约150ml,饭后半小时服用,1剂药可服用2天。

患者2019年2月12日带亲戚来看病,诉2月1日—5日已行经,已无疼痛。3月再来亦诉3月时行经也无疼痛。之后,1年后带一痛经患者来求诊吾处,诉之后均未再有痛经。病愈。

按:本患者症状以痛经为主,但其疼痛特点为伴有腹坠感,是一派气血亏虚,中气下陷之态。另外,尚有头晕、眼花、耳鸣,且经量偏少。这是因气血亏虚后有肝肾阴虚于下,虚火上冲于上之态。舌偏红,苔少,印证了此判断。

故而方中以大补阴丸为主方,以滋补肝肾之阴,且嫌补阴力量太弱,增加生地与山茱萸以滋补肾阴,填精益髓。另外,还加上巴戟天、续断补肾阳之剂,一方面是患者有手足冷之阳虚之象,以此两药以温补肾阳;另一方面，也是缘于张介宾“善补阴者，必于阳中求阴，则阴得阳助而泉源不绝”的理念。患者腹痛为坠痛，是因气血亏虚，有中气下陷之势导致的。故而方中以升麻、柴胡以升提阳气，取李杲补中益气汤用升麻引胃气上腾复其本位，即行春升之令；以柴胡引清气行少阳之气上升，因“胆气春升，则十一藏从之”。升麻与柴胡相配，可很好地扭转中气下陷之势，以此治疗患者因气血亏虚中气下陷而致的腹坠痛。另外，患者有肝肾阴虚于下，相火上冲于上之头晕、眼花、耳鸣，故以小剂量肉桂以引火下行。此处之肉桂的用量，极其讲究。如果用到 5g 左右，则是温阳为主了，此处以小剂量，方能起到很好的引火下行的作用。至于为何不用肉桂以温阳，借鉴于张介宾治疗虚损的经验：治疗虚损的患者，用药宜温润，即使温补肾阳，亦宜用阳剂柔药如巴戟天、肉苁蓉、杜仲、菟丝子等药，方有较好补益虚损的效果。

方中用龟甲，乃是取其喜静不喜动，且喜欢沉在水底的特性。此药除了能养阴，还有极好的潜阳之性；方中用此药，也有利于帮助肉桂引虚火归于下焦。地榆则是基于患者经已将净，以此药以收敛，利于患者子宫内膜的修复，也是刘尚义膜病理论的应用。陈皮则行药势，以利整个处方的运行，且亦有行气活血疏肝之用。盖女子以肝为先天，行气疏肝是治疗女子月经疾病时，需要经常关注的治疗大法。案中患者亦有脉弦滑有力情况，虽在经期，仍显肝气郁结，肝火偏亢之态。方中龟甲还兼有潜肝阳的作用。故此案中龟甲一药，一用于滋阴，二因性静而沉，可引虚火归于下元，三还可潜肝阳，在此方中可谓一药三用。方简药专，切中病机。故一剂而治愈患者多年痛经之疾。

至于患者痛经之前为何久治 5 年不愈，患者略懂医道，诉之前医家多诊断其有肝气不舒情况，用了柴胡、香附这类药物，但未用补中益气汤这类药。也曾有医家考虑其有中气下陷情况，但均未在经期进行应用。思考此医家的想法，是因为现代妇科指出经期时月经为下行之势，应顺从其势而用药。医者恐用升麻、柴胡等升提中气之药会影响月经的正常运行，故而影响了治疗效果。但是试想患者已因中气下陷而导致痛经且伴有明显的腹部坠胀疼痛，用升提之药是切合其病机的，只要用量得当（本方中用升麻仅用到 6g),是不会影响月经的畅通的。何惧之有?之前医者只知其一,不知其二,虽对病机有正确的诊断,却未能遵从中医的思维,反而受到西医思想的影响。这种情况,也是我们临床要注意避免的。

温心肾之阳，补心肝之血加化痰宁心，一诊治愈经乱半年及心悸

高某，女，37岁。贵州大方人。2018年12月15日求诊。

主诉：经少、月经周期紊乱半年，现停经2月，另诉心悸3年余。

患者诉半年来无明显诱因出现月经稀少，伴有月经周期紊乱。紊乱以推后为常见，常可推7～12天左右方行。逐渐加重，现已闭经2个多月。否认怀孕可能。之前月经颜色尚可，无痛经。上症虽经当地中西医结合治疗（具体治疗不详），但效不显。孕1产1。自然生产。白带尚正常。另外，患者诉3年多以来，时有心悸不适，行动后尤其爬楼时则心悸加重。

平时手足凉。

脉疾细，略紧，舌淡红苔薄黄。

辨证：心肾阳虚，心肝血虚，夹痰湿内蕴。

治法：温补心肾，补益心肝之血，化痰宁心。

处方：制附片10g（另包，先煎30分钟），炙甘草30g，黄精20g，白芍20g，桂枝10g，制胆星10g，大枣10g，生地黄20g，陈皮10g，巴戟天20g，续断20g，石菖蒲15g，炙远志10g。

煎煮时自加生姜2片（约3g）。

15剂，水煎服。1剂药可服用2天，每天3次，每次约150ml，饭后半小时服用。

患者此诊虽为首诊，但方用15剂，要求其守方服用的时间较长。一方面认为患者病为虚损，病情需要一段时间的调养才能出效果；另一方面，患者为笔者到外地进行讲座时慕名前来就诊的患者，一时不方便到贵阳就诊。故嘱其30天后再到贵阳就诊，以观后效。

但患者之后直到次年4月29日方来进行第二诊，诉上方2服后经即行，患者并未停方，一直服用完上方后方停用。之后月经周期一直正常。

而心悸大约在服用至3剂左右时消失。现爬楼时亦无不适。追问其末次月经为2019年4月24日—27日，再上一次月经时间为2019年3月22日—25日。现月经情况：经量略多，色略暗，血块无，时腹略有胀痛不适，余无其他特殊不适。诉因月经情况及身体各方面情况均好，本次拟来调理一段时间后再孕第二胎，但之后患者因单位工作太忙而放弃备孕二胎的计划，之后仅是其夫每月前来就诊其他疾病时，曾询问其月经情况，其夫均诉正常。

按：患者正值盛年，却出现经少、月经周期紊乱。另外，还伴有心悸不适，且脉见细而疾之脉，可知其病为血亏为主。而病位，心主血脉，血亏之病多与心有关系，加之患者还伴有心悸不适，佐证病位在心。而肝为女子之先天，故月经之疾，估计之前医者多从心肝血虚进行治疗为主。但为何病情改善不明显？不仅月经周期紊乱达半年，且求诊时闭经已有2个月。说明本患者除了血虚，还有较特殊的地方，还需要进一步判断病机。

《景岳全书·妇人规》是张介宾关于妇产科的专篇。其在《经不调》中指出："调经之要，贵在补脾胃以资血之源；养肾气以安血之室。"因为不论七情、六淫、饮食等病因，虽可累及心、肝、肺、脾，但"及其甚也，则四脏相移，必归脾肾"，则妇科疾病，"虚者极多，实者极少"。故临床上多用健脾补肾。而且，张介宾认为脾肾之中，尤其以肾为重要。而肾阴肾阳的关系中，阳是占主导地位的。人体生命活动能否维持，全在于元阳(真气、元气)的作用。这种以阳气为主的思想，反映到临床上，便是重视元气，重视温补。

本患者的诊断过程中，诊脉时，发现患者有紧脉，平时还有手足冰凉情况，可见其有阳虚的情况存在。阳虚生内寒。至于此阳虚是何脏？因心主血脉，患者还有心悸，另外，患者手足皆冷，发病主诉为月经紊乱半年，现已闭经2个月，病久多责之于肾。故而此患者之阳虚我考虑心与肾的可能性都是存在的。

此病机确定后，以制附片和炙甘草为主药，补肾阳，温心阳。再加桂枝，加强温通血脉之力，以大枣、陈皮、黄精、白芍以健脾行气、滋养肝脾阴血以助化源。又加巴戟天、续断以助温补肾阳。又恐温阳之力不足，加生姜以助温通血脉。

另外,案中,患者除了心肾阳虚夹血虚的情况,还兼有痰湿为患。故而以石菖蒲、远志以化痰宁心安神,以助治疗肝脾血虚夹痰之心悸。

初诊方即用 15 剂。虽有患者不方便求诊的原因在,但更多是因为患者心肾之阳虚加心肝之血虚需要一段时间的调养,故以 1 个月为第 1 个疗程。本拟 1 个月后再拟调养,但因一诊后月经周期及经少以及心悸等病症均完全治愈,效果好,加之患者又忙于工作,直到 5 个月后方来二诊,但此举反过来也证明了中医治疗疾病有效果后是极稳定的,同时,也证明了中医经典著作以及历代名医学术思想的正确性以及今用性、沿用性。

肥人崩漏，健脾化湿、祛瘀扶正为治

郭某，女，34岁。贵州贵阳人。公司职员。2019年4月15日求诊。

主诉：阴道不规则流血2个月余。

患者体型很丰满，属肥人体型，自诉阴道不规则流血2个月余求诊。其初潮时为13岁。既往月经规律，周期27～30天，经期5～7天。

但2个多月以前无明显诱因出现阴道不规则流血，其末次月经2019年2月7日，至就诊时尚有出血，淋漓不尽，且量多色深红。且5天前较之前血量增多，血块多。诉其夫近3个月出差中，否认怀孕可能。

刻下：经血现为绛红色。无腰痛腹痛。有食管灼热感。

舌偏红略暗，苔腻白。

左心脉弦略疾，肾脉弱，右肺脾脉略弦肾脉应手。

辨证：崩漏(阴虚火旺型)。

治法：养阴清热、凉血止血。

处方：龟甲20g(另包，先煎30分钟)，牡蛎20g(另包，先煎30分钟)，生地黄15g，女贞子20g，墨旱莲20g，草果6g(另包，后下，仅煎10分钟)，砂仁6g(另包，后下，仅煎10分钟)，盐黄柏10g，苍术15g，荆芥炭20g，白果炭20g，藕节炭20g，贯众20g，地榆20g，白头翁20g。

3剂。2日1剂，水煎服，每日服用3次，约100ml/次，均饭后半小时服用。

并嘱休息为主，崩漏止后仍需禁房事至少1个月。

二诊：2019年4月22日。诉经血已净，精神转佳，但仍感乏力，易出汗，食管灼热感已无。余无特殊不适。

舌偏红苔白腻，脉弦略沉。

辨证：崩漏(脾虚型)。

治法：健脾化湿。

处方：炒白术30g，炒山药30g，云苓20g，泽泻30g，苍术15g，法半夏

10g，白芍 20g，天麦冬各 15g，陈皮 15g，盐菟丝子 20g，淫羊藿 20g，泽兰 20g，佩兰 20g（另包，后下，仅煎 10 分钟）。7 剂，煎服法同前。

三诊：2019 年 4 月 29 日。诉首诊治疗后，本未再出血。但患者不遵医嘱，近两日劳累且因丈夫返回同房后，阴道又有大量血块样物出现，色暗。舌淡红苔薄白，左心脉略摇，肾脉略疾略弦，右脉弦略弱沉。

辨证：崩漏（脾虚型）。

治法：健脾益气，活血止血。

处方：党参 10g，升麻 10g，北柴胡 10g，酒当归 30g，白芍 30g，荆芥炭 20g，仙鹤草 30g，花蕊石 20g 先下，地榆 20g，大血藤 30g，败酱草 15g，炙甘草 15g。4 剂，煎服法同前。

四诊：2019 年 5 月 13 日。诉因外感，上方仅服用 2 天后自行停药。待感冒稍好后方再来求诊。

现经血仍有少量，色暗黑。外感后鼻塞咽不适，头晕。

舌淡红略暗，苔白腻，左脉弦略疾，右脾脉弦肾脉略疾。

辨证：崩漏（脾肾阳虚型）。

治法：温补脾肾，健脾化湿止血。

处方：制附片 10g（另包，先煎 30 分钟），制胆星 10g，桂枝 6g，干姜 6g，细辛 3g，炒僵蚕 10g，川朴 10g，苍术 15g，盐黄柏 10g，熟地黄 20g，羌活 10g，荆芥炭 20g。3 剂，煎服法同前。

五诊：2019 年 5 月 20 日。诉前几日天气暴热时出血量增多，近日血量又减少，每日仍有少许，色暗且有少量渣样物。舌淡红苔薄白，左脉沉略滑，右脉沉略涩。

中医诊断：崩漏（脾虚型）。

治法：健脾化湿止血。

处方：炒白术 30g，炒山药 30g，云苓 20g，泽泻 20g，鸡血藤 30g，大血藤 30g，艾叶 10g，阿胶珠 20g（兑服），白头翁 15g，白果 10g（打碎），白芷 20g，酒当归 20g，肉桂 3g，熟地黄 20g，北柴胡 20g。4 剂，服法同前。

服上方后，崩漏未再作。

之后又再治疗了半年，治愈其月经周期紊乱情况，因篇幅限制，不做赘述。

按：肥人崩漏病，脾虚乃病机根本，同时易夹杂湿热下注、阴虚阳亢、肾阳亏虚、瘀血阻塞之证，病理机转复杂，不易根治。笔者认为，其治疗上第一要务是针对病因以止血，健脾化湿为治疗大法，祛瘀扶正均当兼顾，同时贯彻"治未病"理念以防复，且结合各家学说中历代名医的学术思想与自身的临床实践经验，形成了较有特色的用药方法，取得了较好的临床疗效。

患者贵阳人，体型肥胖。所谓肥人多痰湿。脾虚日久，体内痰湿停滞。而另一方面，脾虚水谷停为生痰湿，未转为精微，所以患者反而易见肝肾阴虚的情况。阴虚生热、热伤冲任、故迫血妄行，故成崩漏。

首诊用药以止血为第一要务，且针对脾虚夹阴虚火旺之证，治以健脾化湿止血的同时配伍滋养肝肾之阴、清热凉血之品。二诊时前方效佳，崩漏已愈，但仍体虚，此时重视健脾利湿恢复脾的功能，以固气血运行。本已在收功，惜患者不遵医嘱，劳累且行房事，以致脾气虚陷，肾气损伤，冲任不固，血失统摄，且体内瘀血未净，崩漏复发。故三诊时，治以固冲止血，健脾益气，兼以活血祛瘀。四诊时崩漏病症明显减轻，当以健脾化湿固肾为主，辅以少量止血药。五诊在前方基础上增强补益之效，同时不忘祛瘀，效佳。

值得强调的是，此病例治疗过程虽长，但中间有数次外在因素导致的病情变化，有一定的临床参考价值：初诊效好，之后有劳复（包括房劳复）情况；之后还有因外感以及天气异常导致的病复情况，有着一定的复杂性。但均在随其病情变化进行相应的诊治后，得到解除。可见，临床患者情况多样，作为医者，贵在临变不惑，以辨证用药应对，均能收到良好效果。

寒痹，经前出现，温肾阳、通经络更配合经期用药

王某，女，38 岁。贵州人。2019 年 8 月 12 日求诊。

主诉：经前 3 天起周身酸痛半年，加重伴手足冰冷、指关节疼痛月余。

患者诉半年前无明显诱因出现月经前 3 天即开始有周身酸痛，腰痛明显。持续到月经期，经期有少腹冷痛，虽剧烈，但自捂热水袋后略好转。待月经来潮约 7 天后周身酸痛、腰及少腹痛均明显减轻并逐渐消失，但下月经前约 3 天则又再次出现上症。因工作繁忙，且疼痛尚可耐受，且经后 7 天左右减轻，故未予治疗。但之后上症逐渐加重。1 个多月前，患者除上症加重外，还另有手足冰冷，手指关节疼痛剧烈，甚至沾常温的水均感觉冷如冬日触冰、手指有冷痛难忍情况（当时处于夏天，气温在 38℃左右），且手足冰冷、指关节疼痛情况在月经完全干净后均未减轻。无奈之下，方求诊。

月经情况：经期周期不规律，约 28 ～ 40 天。末次月经时间已经记不清楚，但是因为每次将行经的前 3 天必然有身痛、腰痛情况。昨天已开始疼痛，故估计将行经。平时月经经量可，但经色略黑。正常量行经时间约 1 周，1 周后表现为每天有极少量暗褐色分泌物排出（每天仅在护垫上有点滴少许），持续 10 多天后方无。

余其他时候无腰痛。

时感外阴瘙痒，白带尚可。

已婚，孕 1 产 1。为自然分娩。小孩现已 6 岁。调理欲孕第二胎。

平时易累感，疲惫感较明显。

舌偏红略暗，苔黄。

左脉沉弱，右脉沉略弦。

辨证：痹证（肾阳虚亏型）。

治法:温补肾阳,温经通络为主。

因患者痹证与月经来潮密切相关,故月经期也需要另外处方予进行针对性的治疗。现月经将行,故处两方如下:

处方1:桂枝3g,干姜6g,乌药10g,巴戟天20g,续断20g,小茴香6g,当归15g,川芎10g,赤白芍各15g,羌活10g,杜仲20g,桑枝20g。

5剂,水煎服。1剂药可服用2天,每天3次,每次约150ml,饭后半小时服用。

处方2:制附片6g(另包,先煎30分钟),紫石英30g(另包,先煎30分钟),乌药10g,干姜6g,桂枝3g,酒黄芩6g,生熟地黄各12g,大血藤30g,白头翁15g,鸡冠花20g,玫瑰花20g。

2剂,水煎服。1剂药可服用2天,每天3次,每次约150ml,饭后半小时服用。

处方1平常服用,处方2经期服用。经期服用4天后再继续服用1号方。

二诊:2019年9月2日。诉服上方1号方1剂后月经即行(末次月经:2019年8月14日)。遵嘱进行服用不同的处方。现2个处方均已服用完毕,前来就诊。

诉上方效极好。

首先,服药2天后周身酸痛、腰及经期少腹痛均明显减轻;其次,本次月经行经时间较原来需7天方减少缩短为5天,且原来1周后阴道分泌物会出现点滴不净、需10余天方止情况已无;再次,经色黑已较前好转;最后,药物服用至第6天时,手足已转暖,指关节疼痛明显好转。

刻下:手足已转暖和。指关节隐隐不适。余无其他不适。

舌淡红略紫,舌苔薄黄。

脉弦略滑。

效好,故仍以原思路为主,略加重患者滋补阴血之力。

处方:当归15g,川芎10g,赤白芍各15g,熟地黄20g,云苓15g,桑枝20g,桂枝6g,淫羊藿20g,大血藤30g,盐黄柏10g,苍术15g,炙甘草10g。7服。煎服法同前。

三诊:2019 年 11 月 25 日。患者因病情明显好转,且工作繁忙,至今方来就诊。其间,9 月 16 日—20 日、10 月 18 日—22 日、11 月 20 日—24 日分别已行经 3 次。经前 3 天全身酸痛及腰痛,经期少腹冷痛均已无。指关节疼痛已明显好转,平时已不痛,仅经前如沾冷水略感不适。痛经已无,周期已准时,末次月经就诊前方净。经量可、经色略黑。余平时易疲惫、阴痒等诸证均较前有明显好转。

舌淡红,苔薄,有较明显齿印。

左脉弦略疾,右脉沉弦。

处方:制附片 10g(另包,先煎 30 分钟),紫石英 30g(另包,先煎 30 分钟),巴戟天 20g,续断 20g,羌活 10g,干姜 6g,当归 15g,川芎 10g,桑枝 20g,桂枝 6g,酒黄芩 6g,吴茱萸 3g。7 剂,煎服法同前。

2020 年年末,带其家人来看病,诉自己之后痛经未再作,现月经的各种情况均正常,且去年 12 月天气最凉时,手指痛及经前腰痛身痛均未再发作。病情告愈。

按:患者半年前开始无明显诱因出现经前周身酸痛,腰痛明显,逐渐加重。1 个多月前出现手足冰冷,指关节疼痛,就诊时为 8 月,当地天气火热,却出现指关节疼痛不可沾冷水,否则疼痛难忍。这是一个典型的寒证,且是一个以肾阳虚为主的虚寒证。其脉沉为主,也与此辨证相符合。另外,患者还合并有肝肾阴血亏虚情况,故而经前发作。不仅如此,此寒有化热征象,且热与湿合,有湿热为患情况,故而患者舌微红,苔黄,且时感外阴瘙痒。另外,患者身体疼痛的时间还有一个明显的特点,就是有明显的与月经有关联的特点:经前 3 天开始有周身酸痛、腰痛,且经色略黑。患者平时无腰痛。这更增加了患者阳虚之脏在肾的定位依据。故而治疗时,着眼点应该在肾阳虚上。而且,我们还应该利用其与经期有联系的特点,在经期进行相应的治疗。

故而治疗时,以温补肾阳,温通经脉为主。

一诊中,处方 1,以桂枝、干姜、乌药以温经散寒、行气止痛;巴戟天、续断、杜仲以补肾阳、强筋骨;当归、川芎养血调经、行气止痛,所谓通则不痛;赤白芍养肝补血、敛肝止血。此处有一个四物汤的变方,仅未用熟地,因本患者虽有肝肾血亏之象，但因年轻，阴血亏虚的情况不是太重，患者夹有湿热为患情况，故不宜滋阴太过；羌活以祛风胜湿止痛；桑枝载诸药行于指关节。

处方2中，以制附片、紫石英、乌药、桂枝以温肾壮阳、散寒止痛；干姜以助附片之热。古人云附片无姜不热，故而除了用制附片、紫石英、桂枝及乌药等药，还需要加用干姜以助其热势。生熟地补肾填精、养血凉血；鸡冠花、玫瑰花疏肝止痛、活血调经（详情见总论第三章中的《徐学义治疗月经周期紊乱经验拾萃》）。方中黄芩，为凉性药物，意在清热燥湿，并利于如有温阳太过，有上浮之阳时，可清上焦之热，故以酒炙之，取酒性上浮之势，带黄芩药力上行。此受张元素用药思想的影响。其认为药物的升降浮沉，与炮制有着重要的关系，比如酒炙者，常用于治疗上焦疾病，酒洗者，利于中焦，而生者，多用于治疗下焦疾病。

一诊后效好，二诊时仅加重补肝肾阴血之药力，以免第一诊温阳后精血与阳气不相匹配。并加入“二妙散”以助健脾去湿。三诊时诸证减轻。指关节疼痛已明显好转，余诸证亦较前有明显好转。不过，患者阳虚之证虽较前有所改善，但仍有阳虚之象，故方中加重温补肾助阳之品，进一步祛除寒邪，并加入紫石英，着眼于督脉，总督一身之阳，提高温补肾阳的效果。

解铃还须系铃人，中药加继续哺乳治愈哺乳期乳房变形4个多月

王某，女，28岁。贵州贵阳人。2018年8月6日初诊。

主诉：哺乳期左侧乳房增大变形4个多月，伴乳汁分泌不畅。

患者产后哺乳时因左侧乳汁不通以拔奶器拔后乳房外形出现变形，左侧乳房较右侧明显增大，且乳房中间出现变细情况（形状似葫芦形）已有4个多月。现双侧乳汁哺乳时乳汁流出不畅，以左侧为甚。

查见左侧乳房较右侧明显增大，且乳房变形：乳房基底部形态尚正常，中部变细，前部又转膨大，使左侧乳房形状酷似葫芦。乳晕色素略重，局部皮温无明显升高。触诊乳房无明显肿块。

追问孕期及哺乳前双侧乳房形状未有异常。恶露产后45天时仍有（自然分娩，产程尚顺利），后在医师指导下服用“益母草膏”3天后净。否认发热史。现亦无发热。右侧乳房无异常。余无特殊。现为产后约5个月，月经本月已恢复，现无明显异常，且昨日已净。

左脉弱，右脉略弦。舌淡红，苔黄。

考虑患者产后气血不足，伴肝气不舒。

治疗宜补益气血，疏肝理气为治。

另：患者提出治疗过程中要先保证哺乳的进行，如治疗与哺乳冲突则暂可不考虑用药。告知患者两者并不矛盾，反而互相有帮助。

处方：当归15g，川芎10g，合欢皮20g，党参10g，陈皮15g，通草6g，皂角刺20g，白芥子20g，北柴胡10g，酒白芍20g，熟地黄12g。

7剂，水煎服。1剂药可服用2天，每天3次，每次约150ml，饭后半小时服用。

患者诉因一人带孩子，又住郊区，如乳房变形无变化则来复诊，如好转则等哺乳结束后再来复诊。同意患者诉求。

二诊:2019年3月18日。本次求诊时,左侧乳房形状变形如葫芦状已无,仅略下垂。诉服上方后乳汁逐渐增多,且双侧乳汁泌出明显通畅,小孩一改原来每次均费力吸奶情况。乳房也在约2周时间不到即恢复了正常形态(中药还没有服用完就已经完全恢复正常了)。本次来求诊是欲治疗产后月经前后不定期情况。

按:患者乳房变形,原因比较特殊,其不是因为有肿块挤压,而是因为乳汁不畅,以拔奶器拔奶后导致乳房变形。因古代无拔奶器,故此案可以说无医案可参考。思及跟随刘尚义门诊时他曾教诲我们说:凡是遇到疑难杂症,没有可参考的治疗思路的时候,一定要退回到战国秦汉时期中医学术体系形成的时期,以那个时候的思维方法来建立起自己的辨证论治体系(此内容详见已发表于2016年第31卷第10期《中华中医药杂志》的论文《国医大师刘尚义治学与思辨用药特色探析》中),即强调要用中医的思维来进行辨证论治。本患者乳房变形,虽4月仍未恢复,但有外力导致的历史,且无发热史,现亦无发热。乳房局部仅有变形,而皮温不高,初步扪诊亦无肿块,故而不考虑乳痈、乳癖可能性,更暂不考虑乳岩可能性。主要考虑患者为产后气血虚弱,故而一方面有恶露产后45天仍未干净的历史;另一方面,其左脉弱,亦提示气血不足情况,故而才出现拔乳后乳房变形而无力修复、回复原形的情况。此患者主诉为乳房变形,但病之本在于气血不足。另外,患者还夹有乳汁不通,虽拔奶器拔奶后仍未完全通畅,且还有脉弦的情况,呈现的气血不足兼有肝郁气滞的情况。故而此患者的治疗,着眼点有三,一是补养气血,二是需要疏肝行气,三是借助其正好还在哺乳期,借哺乳时乳儿吸吮的刺激,以及乳汁的充盈及排空过程助乳房的气血运行,从而有利于乳房外形的修复。三方面可以说缺一不可。此治疗虽是治疗乳房外形改变为目的,但着眼点并不盯着治疗乳房外形,而是治本方能治标。母爱是伟大的,此患者曾要求治疗过程中要先保证哺乳的进行,乳房的外形的变化仅是太过担心后方来求诊,但如与哺乳冲突则暂可不考虑。但是实际上,治疗与哺乳两者不仅并不矛盾,反而互惠互利:一方面,治疗以补益气血、疏肝理气为治,不仅不会影响到哺乳,反而会增加乳汁、利于乳汁的排出,是有利于哺乳的;另一方面,哺乳亦不会影响到治疗，反而在治疗过程中还得到哺乳这一行为的帮助（一方面，乳儿的吸吮动作可刺激乳房的收缩、乳汁的分泌，从而有利于乳房的重新塑形；另一方面，每一次乳汁的充盈及排空，都对乳房的气血运行有帮助，都有助于乳房外形的修复）。我给这个患者说，病生于哺乳，治疗时又得到哺乳这个行为的帮助，可谓解铃还须系铃人！

至于方中的用药，则相对简单易行。以四物汤（当归、川芎、熟地黄、白芍）合党参以补益气血，以柴胡、合欢皮、陈皮以疏肝行气活血，以通草、皂角刺、白芥子以化痰通络以助乳汁排出。组方虽简略，但用义明确，力专效好。又辅助有哺乳这个有力的“帮手”，故短短 2 周不到即治愈。

多重病因2年未孕，服中药4个月后成功受孕，兼记孕后及产后调理

刘某，女，27岁。贵州贵阳人。2020年7月20日求诊。

主诉：因未避孕2年未孕求诊。

患者已婚5年。之前因其夫有精子活力差的情况，故避孕至2年前，等其夫经治疗后精液检查各方面指标均已正常方未避孕。但至今未避孕已2年多，仍未受孕。

曾有多囊卵巢病史，现B超及激素检查仍是此情况。另曾有子宫内膜息肉史，1个月前才通过宫腔镜进行切除。诉当时息肉大小为2.5cm×3cm。2020年6月24日切除，术后阴部出血7天后止。

之前一直未有受孕情况。

月经情况：月经周期尚可，约25～28天行经1次。经期近4年来较前缩短，原5天左右，现减少为3天即净。伴经量少，色暗而黑，且黑色的瘀血块多。经期略有腰酸痛不适，无明显痛经。另外，诉近几年来，经净后1周左右的时间，有遇略紧张的事务时（如与陌生人交谈等）则有明显的心慌心悸情况。

末次月经时间：2020年7月8日。

另外，患有鼻炎2年多，较严重，长期鼻塞、流鼻涕及打喷嚏。

睡眠欠佳，难以入睡，且睡后易醒。

右脉弦略滑，左脉弦略疾。

舌偏红略紫，舌体略小，苔薄黄。

辨证：肝肾亏虚。

治疗：滋补肝肾。

处方：佛手10g，郁金10g，薄荷10g（另包，后下，仅煎10分钟），柏子仁20g，炒酸枣仁20g，白芍20g，地肤子15g，胆星15g，藿香10g（另包，后

下，仅煎 10 分钟)，蝉蜕 10g，蜂房 15g，菟丝子 20g，生地黄 20g，淫羊藿 20g，陈皮 10g，北柴胡 10g。

4 剂，水煎服。1 剂药可服用 2 天，每天 3 次，每次约 150ml，饭后半小时服用。

并嘱近半年来暂时避孕，待子宫内膜修复较好后方考虑怀孕。患者表示遵嘱。

患者脉较弦，有着明显的情绪因素。患者等待已经 5 年，故此时是很着急想要一个孩子的。之前是其丈夫的问题，之后是她的问题，总之，一直未孕，情绪较为焦虑。而且知道自己有多囊卵巢及子宫内膜息肉的病情，更加焦虑不安。所以，方中首先需要运用了疏肝之剂，如佛手、郁金及薄荷。另外，患者经少，睡眠差，舌体略小，均显示其有阴血亏虚的情况，更加明显的证明，是其诉近几年来，经净后 1 周左右的时间，有易出现明显心慌心悸的情况，这正是肝血亏虚的重要表现之一。张元素在其著作《脏腑标本寒热虚实用药式》中指出，肝虚证的表现，为“如人将捕之”。此患者的症状及舌脉，均支持此诊断。故方中还加柏子仁、炒酸枣仁以养阴安神。另外，患者经血亏少，又有多囊卵巢病史，总的来说，与肝肾亏虚是密切相关的，此亏虚，是阴阳俱虚，故用菟丝子、生地黄加淫羊藿，补肾阴的同时，还补肾阳，有极好补肾填精的作用。另外，患者患有过敏性鼻炎，长期鼻塞、打喷嚏及流鼻涕，方中用胆星及藿香，取藿胆丸之意，并用蝉蜕、蜂房、地肤子等风药，一助抗过敏，二助息肉切除术后的子宫内膜的生长。

方中用北柴胡作引经之药，引诸药入肝经。因妇女之子宫，属肝经所主。而北柴胡也有着较好的疏肝效果，又可引诸药入肝经，故此为较好的引经之药，属一药两用之品。另外，方中还用了陈皮。陈皮一药，看起来平淡无奇，但在本方中，却有着一药三用的作用：一是通过行气，助整个方中的药行药势；二是通过行气化痰，能避免方中滋腻之品较多而有壅补之弊；三是陈皮有辛散之性，宋金时期名医张元素根据《黄帝内经》五脏苦欲补泻理论，指出对于肝虚之人来说，陈皮、生姜之类的药物都是有着补肝虚之用的。故在此方中，其还可助补肝虚。

二诊:2020 年 7 月 27 日。上诊后眠转佳,鼻炎情况略有好转。

午后有腹泻情况。一日约 2 ~ 3 次。手略冷。

右脉弦略滑,左脉弦略疾略细。

舌偏红,苔黄,舌底静脉青紫略明显。

另经期将至,予预先准备好经期药物。故处两个方。

平时服用第 1 方,月经至后改服用第 2 个方,无论月经净否,均服用第 2 方 2 剂共 4 天后重新服用第 1 方。

第 1 方,平常服用。以补肺健脾,化痰散结为主:

处方:北沙参 15g,麦冬 10g,桔梗 10g,白术 10g,枳实 10g,荷叶 15g(另包,后下,仅煎 10 分钟),蝉蜕 15g,蜂房 15g,刺蒺藜 15g,皂角刺 20g,桃仁 15g,羌活 6g。

5 剂,水煎服。1 剂药可服用 2 天,每天 3 次,每次约 150ml,饭后半小时服用。

第 2 方,经期服用。以疏肝活血化痰为主:

处方:北柴胡 10g,制香附 10g,酒当归 15g,赤芍 15g,巴戟天 20g,续断 20g,皂角刺 20g,白芥子 15g,益母草 15g,水蛭 6g,地肤子 10g,地榆 10g,王不留行 15g。

2 剂,水煎服,经期服用。1 剂药可服用 2 天,每天 3 次,每次约 150ml,饭后半小时服用。

患者经少,虽说直接体现出来的,是肝肾阴亏。但是,肺金为肾水之母,故临床上,常通过补肺来补肾。故第一方以北沙参、麦冬以补肺阴,从而有助于生肾水。另外,也有助于通过补肺气以治疗患者长期鼻炎的情况。而土为金之母,同样也可以通过补脾以生金,也可以助金生水。故以健脾化湿的枳术丸,再加能升清阳之气的荷叶,以利升发脾阳,补土生金。补肺金以生肾水、补脾土以利生肺金且也助生肾水,均是中医五行学说在临床的应用,较单一的补肾或补肺,能取得更好的效果。

另外,因为患者之前有子宫内膜息肉切除术的历史,方中还加入了刺蒺藜、皂角刺、桃仁等以利消肿散结、活血化瘀,这些药在促进子宫内膜生长的同时,也助于消除多囊卵巢痰瘀交阻的态势。另外,患者还有慢性鼻炎的情况,此三药同样有利于鼻部黏膜的消肿与散结。这正是刘尚义的膜病学说在鼻部黏膜及子宫内膜的应用。而也因为这个原因,在患者的经期处方中,笔者还加了水蛭、益母草及王不留行,以利因势利导,通过经血排出之际,辅助治疗子宫及卵巢痰瘀交阻的情况。

三诊:2020 年 8 月 10 日。今日复诊。诉月经已于 8 月 6 日来潮。现仍在经期。诉月经量已较前有所增多,且原 3 天即净,本次则第 4 天均还有。经色较暗黑的情况也明显好转,暗色瘀血块也明显减少。经期已无腰酸痛的情况。

鼻炎情况好转明显。鼻塞、流鼻涕、打喷嚏情况明显好转。

睡眠情况佳。

右脉弦略滑略疾,左脉弦略疾。

舌偏红苔秽腻。

处方:鳖甲 20g(另包,先煎 30 分钟),莪术 10g,北沙参 20g,天麦冬各 20g,五味子 6g,水蛭 6g,白芥子 20g,地肤子 15g,制天南星 6g,酒当归 30g,酒白芍 30g,川芎 10g,猫爪草 10g,陈皮 10g,桑椹 20g,蜂房 15g,茯神 15g。

7 剂,水煎服。1 剂药可服用 2 天,每天 3 次,每次约 150ml,饭后半小时服用。

患者月经少及色暗血块多的情况、鼻炎的情况、睡眠的情况等均有明显好转。上两诊起效。故总的思维不变。仅用鳖甲、莪术加强了养阴散结的效果以治疗多囊卵巢的情况。

之后患者一直在我处调理,病情不断好转。月经情况:9 月的月经经期为 9 月 3 日—9 月 8 日,共行经 6 天,月经量较 8 月时又有增加,经期从原来 3 天增加到 6 天。经期已无腰酸痛。经色正常,已无血块。且诉原经净后易心慌心悸情况此两个月已无。鼻塞、鼻流涕的情况偶有反复,但总的来说均较原来明显好转。睡眠已完全正常。

八诊:2020 年 10 月 21 日。本次就诊,诉本月月经经期为 2020 年 10 月 1 日—10 月 6 日。月经量已正常,色正常,无血块及痛经,无腰痛。患者按西医院的要求,在月经净后第 3 天(2020 年 10 月 9 日)进行术后子宫B超复查。示宫内膜厚度为7mm，子宫内膜居中。左卵巢内可见多个卵泡，数目大于12个，较大、大小约13mm×8mm。右卵巢内可见多个卵泡，数目大于12个，较大、大小约6mm×5mm。考虑右侧卵巢仍为多囊样改变。而左侧卵巢则有优势卵泡的情况。询问患者是否仍在避孕中，患者告知之前曾避孕，但因一直未孕，本月同房时未避孕。告知患者其可能会受孕，嘱平时注意保好暖，并注意规律生活起居。

另诉鼻炎情况又有好转，仅在受凉后有喷嚏及鼻塞情况。平时已无此情况。

右脉弦滑，左脉弦略疾。

舌偏红略暗尖红，苔黄。

手足易冷。近几日睡眠欠佳。

处方：制附片6g(另包，先煎30分钟)，紫石英20g(另包，先煎30分钟)，黄精20g，酒当归15g，巴戟天20g，续断20g，白芥子20g，水蛭10g，石菖蒲15g，郁金10g，泽兰20g，刘寄奴15g，羌独活各10g，珍珠母30g(另包，先煎30分钟)，酒黄连6g，肉桂1g。4服，煎服法同前。

患者B超显示有优势卵泡出现，加之有同房未避孕史，有怀孕的可能。而患者现手足冷，故加强温补肾阳之力，以助其受孕。故方中加上制附片、紫石英、巴戟天、续断等药。另外，还加上水蛭、泽兰、刘寄奴等药，以活血之剂，以助推动精卵的运动，达到助孕的目的。

九诊：2020年10月28日。患者诉虽已遵嘱注意寒温调节，但仍在外出后受凉，现有鼻塞，咳嗽痰多8天多，足冷冒汗。曾自服“三黄片”“左氧氟沙星”等药，无效。请求用中药帮助治疗感冒情况。告知患者，因之前有优势卵泡，且有同房史，有可能会受孕。嘱不可再自行服用其他药物。患者表示“三黄片”服用时间略长，而“左氧氟沙星”仅服用过1次。嘱之后均停用，服用本方即可。

手略凉。

右脉弦滑略疾，左脉弦略细略疾。

舌偏红略瘦，苔黄。

处方：制附片6g(另包，先煎30分钟)，紫石英20g(另包，先煎30分钟)，黄精 20g,酒当归 20g,川芎 10g,泽兰 20g,白芥子 20g,珍珠母 30g(另包,先煎 30 分钟),丝瓜络 10g,水蛭 6g,王不留行 10g,北柴胡 10g,羌活 10g,白芷 15g。4 服,煎服法同前。

方中仍然有助孕之药,同时,根据其外感情况,加羌活及白芷,以利祛风化湿,宣散外邪。

十诊:2020 年 11 月 4 日。诉之前月经一直在提前,而本月则到 3 日尚未至。自查早孕试纸为阳性。到本地某西医的三甲医院,查血 HCG 为 4 150mU/ml。考虑为早孕。因患者之前服用过“三黄片”“左氧氟沙星”等药,心中忐忑不安。至吾处询问是否保留此胎。刻下:仅诉时有少腹部隐痛不适。呈间断性发作。否认有阴道出血情况。

告知患者,“三黄片”组成成分为大黄、黄芩及黄连,虽与其感冒不对证,但此三药本身无肝肾毒性,一般来说对胎儿无害。而“左氧氟沙星”此药,虽然动物实验未证实喹诺酮类药物有致畸作用,但对孕妇用药进行的研究尚无明确结论。在其说明书中,给出的建议是“鉴于本药可引起未成年动物关节病变,故孕妇禁用,哺乳期妇女应用本品时应暂停哺乳”。但因患者诉仅服用过一次,影响应该不会太大。不过,因为是西药,为保险起见,嘱其可再咨询西医妇科医师更加专业。患者诉曾经询问过,医师也觉得影响不应该会太大,但决定权仍交给患者。患者决定还是先保胎,并密切观察之后情况再定。嘱其按照之前妇幼保健院的要求进行相关检查,如有特殊及时进行处理。目前各方面情况尚可。仅时有少腹部间断性隐痛不适,无阴道出血情况。嘱尽量休息,少运动。患者表示遵嘱。

右脉弦滑,左脉弦略疾。舌偏红苔腻略白。舌底静脉曲张青紫略明显。

患者有少腹部隐痛不适,此不是正常的早孕反应。考虑此原因,一是曾服用过“三黄片”,此方中三味药虽无肝肾毒性及其他毒性,但其中的大黄有通下之力,有下行之势,对早孕不利;另外,患者不听之前医嘱未进行好避孕,在做子宫内膜息肉切除术后 4 个月不到即有孕,恐子宫环境不利于着床。故宜予补肝肾、固胚胎之剂为宜。

处方:酒黄芩 10g,白术 4g,砂仁 6g(另包,后下,仅煎 10 分钟),巴戟天 20g,续断 20g,桑寄生 20g,菟丝子 20g,皂角刺 6g,白芍 10g,陈皮 6g,

羌活 10g,升麻 4g。3 服。煎服法同前。

嘱下周一即复诊。而在此期间如有特殊不适就及时就医。患者表示遵嘱。

十一诊:2020 年 11 月 9 日。服上方后,腹部疼痛明显好转。近 2 日仍有左下腹部隐痛不适,但疼痛均较前明显好转。时有腰痛。偶有恶心不适。手凉。

右脉弦略滑,左脉弦滑略疾。

舌偏红苔黄略秽,舌底静脉曲张青紫情况已无。

上方得效,继续上方理念,并进行相应加减。

处方:酒黄芩 10g,法半夏 6g,砂仁 6g(另包,后下,仅煎 10 分钟),干姜 10g,吴茱萸 2g,巴戟天 20g,续断 20g,菟丝子 20g,桑寄生 20g,杜仲 10g,羌活 6g,白芍 12g,炙甘草 15g,升麻 4g,陈皮 6g。5 服。煎服法同前。

服上方后,患者诉腹部不适完全消失,腰痛亦无。诉除了有较轻的早孕呕吐,余无特殊不适。告知如仅轻度呕吐,此为正常情况,不用再服用药物。如有不适再及时随诊。患者表示遵嘱。

再诊:2021 年 8 月 30 日。患者服上方后未再有特殊不适,则安心养胎至生产。

今日因产后恶露久不净前来就诊。

诉整个怀孕过程顺利,无特殊不适。现已平产 1 子。其子健康。但产后至今已 53 天,一直仍有阴道出血。现量每日约有 30ml 左右,色暗。无明显腹痛感。

诉曾于平产后 41 天复查 B 超示子宫及双侧附件未见明显异常。子宫内膜厚度为 3mm,内膜居中。

现在哺乳中。

另问及鼻炎情况,诉此情况稳定。仅偶于受凉后略鼻阻,但均一会儿自行通畅。

右脉弦,右脉沉弦细涩。舌偏红苔黄厚腻。

患者哺乳期中,产后 50 余天仍有恶露未净,考虑为脾肺气虚导致。予补中益气汤为主方进行加减,并予炭类药以治标为主。

处方：黄芪 15g，党参 10g，白术 10g，升麻 10g，北柴胡 10g，法半夏 10g，苍术 10g，佩兰 20g（另包，后下，仅煎 10 分钟），侧柏炭 20g，仙鹤草 40g，艾叶炭 10g，地榆 20g，地肤子 20g，菟丝子 20g，酒黄芩 10g，刺蒺藜 15g，皂角刺 20g。4 服，煎服法同前。

再诊：2021 年 9 月 6 日。阴道出血已无。鼻炎较前有明显好转。因抱小孩劳累后感腰部酸痛。右脉略弦，右脉沉。舌偏红苔黄腻。

处方：黄芪 15g，白术 10g，法半夏 10g，苍术 10g，升麻 10g，北柴胡 10g，桔梗 15g，侧柏炭 20g，地榆炭 20g，地肤子 20g，菟丝子 20g，刺蒺藜 15g，肉苁蓉 15g。4 服，煎服法同前。

上方得效，故用原方理念，仅作适度加减。

之后患者未再有特殊不适，停药。2022 年曾带其一好友过来求诊不孕症。诉自己各方面情况均好，鼻炎情况已愈，睡眠好。孩子亦健康。

按：患者的病情，总的来说有一定的复杂性。其不但有多囊卵巢这一妇科常见的易引起不孕的疾病，还有子宫内膜息肉切除后的情况。这从西医理论上来说，已经是有两个较易引起不孕的原因了。如果从中医的角度来考虑，其则是肝肾阴阳俱亏、肺气阴两亏与痰瘀交阻并存的情况均存在。可以说是多脏器的虚损与实邪并存，有一定的复杂性。而且患者还有不听医嘱，着急怀孕的心情在其中。这些都为其顺利怀孕带来了不利的因素。不过，临床上医师如能根据患者的情况，随机应变，尽量帮助患者，也能扭转局势，化解各种不利因素。本患者的整个治疗过程，可谓一波三折，时时有意料之外的事情发生，幸好有中医的佑护，患者不仅顺利怀孕生子，还治疗好了其鼻炎、心慌心悸及失眠的情况。中医药个性化的特色和优势，可见一斑。

全身皮肤红疹，湿热内蕴，外溢肌肤

伍某，女，43 岁。2019 年 6 月 3 日求诊。

主诉：全身泛发红色肤疹 2 个月余。

患者 2 个多月前至外地出差后出现身起红色皮疹数处，色鲜红，不痒不痛，仅局部皮肤略有干感，伴口干苦。之前曾就诊某医院，考虑“银屑病”？“神经性皮炎”？曾查过敏原，未能检测到过敏物，但总 IgE 超过正常值 108.30U/ml（成人≤100.00U/ml）。余血常规检查未示特殊。予多种药物外涂内服效不好而求诊。

追问出差地湿度较大，余无特殊。

刻下：手部皮肤疹子颜色略暗，面部红疹仅有几处，以下肢及背部红疹甚多，可见红疹遍布，略高出皮肤，色赤红。压之不褪色。红疹密度较大，几乎难见正常皮肤。未见搔抓痕迹。近几日面略浮肿。

右脉略浮濡，左脉略沉。舌淡红暗，苔秽，舌底静脉略青紫略曲张。

患者诉原冬天有荨麻疹病史，表现为入冬则反复发作荨麻疹，但冬天起夏天消，且原荨麻疹疹形与此次外形不一：原荨麻疹以风团多见，疹子较少，且有疹处疹色暗红，形态不规则，而且原荨麻疹发作时瘙痒较甚，无论风团或暗红色疹子，均有自动消退、之后又会再次出现情况。完全不似本次，出现后未再消失，且常常有新疹子出现。另外，伴随症状也不一样：之前的荨麻疹出现时，未伴口干苦情况。

考虑为：湿毒疹。治法：清热解毒利湿。

欲用麻黄连翘赤小豆汤治疗，但患者全身红疹色红，恐方中用麻黄此药辛燥太过，换用九味羌活汤之意代替麻黄，试用后再观其效。

处方以麻黄连翘赤小豆汤及九味羌活汤加减治疗。

处方：羌活 10g，苍术 10g，细辛 3g，川芎 10g，防风 10g，白芷 10g，地肤子 20g，白鲜皮 30g，赤小豆 30g，杏仁 10g，桑白皮 10g，连翘 10g，紫草 10g。

3 剂,水煎服。1 剂药可服用 4 次,每天 3 次,每次约 150ml,饭后半小时服用。

另嘱忌发物。待皮肤情况好转后再恢复正常饮食。患者表示遵嘱。

二诊:2019 年 6 月 7 日。患者因故不能进行面诊,故在网上进行诊治。诉服上方后未长新的疹子,腿部红疹较原来略发痒些。其他外形与原来相比没什么明显变化,但口苦明显好转。诉服用上方后第 2 天白天嘴巴就不干不苦了,次晨早上起床还有点苦,身上有一点痒。

刻下:疹子颜色同前,但未再有新疹子出现。腿部红疹略痒。晨起略感口干口苦,但稍活动后此感觉消失。二便正常。饮食清淡,忌口认真

舌微红略干,苔黄,舌底静脉略曲张,青紫已不明显。

上方为试用去表里湿热之轻剂效如何。如未有加重,说明思路是对的。故本次方真正用麻黄连翘赤小豆汤进行治疗。

处方:生麻黄 10g(另包,另煎去沫),连翘 15g,赤小豆 40g,云苓 20g,桑白皮 15g,杏仁 10g,大枣 15g,生姜 10g(自备),白鲜皮 30g,地肤子 10g,蚕沙 10g(布包),秦艽 6g。

7 剂,生麻黄另煎去沫后与其他药物(除后下的)一齐煎。水煎服,1 剂药可服用 2 天,每天 3 次,每次约 150ml,饭后半小时服用。服用期间,第 5、第 6 剂各找一天的夜间进行捂汗。约一两小时后手足心有汗后就可以慢慢收汗换衣被。之后根据病情变化情况决定之后的治疗。

三诊:2019 年 6 月 24 日。诉服上方后尤其是捂汗第 1 次后疹子即明显好转。隔 1 日再捂汗后,效果更显。现手部已基本消退,腿部明显变淡,背部也明显好转。疹子消退处皮肤感觉已正常,而其他地方尚有较淡疹子处也仅略痒。病情明显好转。不过,仍时有口干口苦情况。

左脉弦而沉濡,右脉弦滑。舌淡红苔薄白。

处方:金钱草 20g,田基黄 20g,地肤子 15g,白鲜皮 30g,凌霄花 15g,羌活 10g,茵陈 10g,龙胆 6g,生甘草 6g,赤小豆 30g,荆芥 6g(另包,后下,仅煎 10 分钟),蚕沙 15g(布包)。10 服,煎服法同前。

服上方后次月未来诊。当年 11 月带其亲戚来看病,诉服上方后疹子已消除,未再新长。查见皮肤干净整洁,且诉之前入冬则易反复发作的荨

麻疹均未再发,患者极为高兴,连声感谢。

按:麻黄连翘赤小豆汤常用于湿热内蕴,外阻经络肌肤之病候。之前治疗类似疾病,曾从清利湿热进行诊治,如用金钱草、田基黄、栀子等药,也能让患者病情有所缓解,但总不能达到极好的效果,起效亦较慢。在进行中医经典学习的过程中,重新学习《伤寒论》尤其是听了郝万山的讲座后,对麻黄连翘赤小豆汤重新有了认识。将之广泛应用于湿热内蕴,外溢肌肤的情况,效果显著。让人重新领略了经方的魄力。

患者此红疹,于西医皮肤病治疗中,未能找到对应的病名。在中医却可以归为湿热内蕴,外溢肌肤导致。所以以麻黄连翘赤小豆汤主治得效。

此患者发病,首先要注意与一个原发病相鉴别。此患者原是一久患荨麻疹的患者。其原入冬即有反复发作的荨麻疹病史,但冬天起夏天消。但是患者久病成良医,有着一定的鉴别思路,其自行告诉了原荨麻疹的很多特点与本次是不相同的。而我们再来观察这次患病的特点,一是有外出到气候较湿的地方的病史,二是疹起后只是不断新长出的红疹,而无旧疹消退情况,且无明显痒或疼痛情况。另外,以前未伴口干口苦情况。这些均与原来荨麻疹情况不一致。故从皮肤改变的特点、疹子消退的特色、伴发症状等来观察,患者此疾与此前所患荨麻疹的确不是同一个疾病。不过,此病史也证明患者是一个过敏性体质,检查时其总 IgE 超过正常值,也提示患者为一个过敏性体质患者。

患者皮肤情况,与之前考虑过的银屑病或神经性皮炎不相似,不考虑此两个疾病。追问患者发病过程中的特殊点:发病前有到外地工作情况,且当地气候有明显的湿较重的情况。这是一个参考的情况。患者症状中,有口干苦的伴症,也提示可能与肝胆湿热有关。另外,患者疹子分布比较有特点,为面部较少,手部虽有,但一是皮肤疹子颜色略暗,另外,较胸背部及下肢,皮肤红疹明显少得多。笔者的临床经验:患者的皮疹,如果在面部为多的,以火热证为多;在胸、腹、背部及下肢为多的,则以湿热证为多。究其原因,应该与火性炎上,而湿邪重浊有关。患者皮疹以胸背及下肢密布,应是一个湿邪内侵后化热导致。湿热内蕴,外溢肌肤,发为湿疹。

患者右脉略浮濡,亦符合湿热内盛情况,左脉略沉,因湿为阴邪,湿性内蕴,气血沉困,故而左脉略沉。舌淡红暗,苔秽,均是湿热证的舌苔表现。而舌底静脉略青紫略曲张,是气血沉困后,气机受阻之象,所谓湿郁化热,热阻气机,气滞则血滞导致舌象中有瘀象。不过,此处要强调的是:此处瘀象虽明显,却不用刻意针对之进行治疗,因湿热退后,气机恢复正常运行,则血瘀自去。不然,若过多加入活血药物,反有引邪深入营血之虑,反画蛇添足了。所谓四两拨千斤,便包含对用药后的机体的变化进行预先的测定,从而避免过多的用药或过重的用药,待机体进行自我的可行的修复。这一点在临床上是必须进行强调和重视的,也是需要治疗者有较丰富的临床经验、需要在临床中反复观察与思考才能获得。笔者虽然愚笨,但蒙恩师不弃,曾有幸跟随3位恩师进行学习,在侍诊的过程中,有幸观察到了大量的病例,再加上自己的临床应用,获得了一些体验。今不揣浅陋,与同道分享,冀贤能之士批评指正。

患者既然诊为湿热内蕴、外溢肌肤之证,则可用麻黄连翘赤小豆汤治疗,但患者全身红疹色红,呈赤红色。较之笔者之前所治的症,其疹子极红。恐麻黄辛燥太过,反倒助火热,为求稳妥,换用九味羌活汤中的一些药以代替麻黄,试用后观其效再决定之后的用药。取意来自金代名医张元素,其在临床中发现麻黄汤因辛温太过,不适合夏天感受风寒之证,故创九味羌活汤以代替麻黄汤。此外,也虑麻黄辛温太过,恐不适合。故第一诊方中,羌活、苍术、细辛、川芎、防风、白芷均来自九味羌活汤的原方。此方主治外感风寒湿邪,兼内有蕴热之证。此方中,以羌活走足太阳膀胱经,其辛苦性温之性,可很好地散膀胱经之表寒、祛膀胱经风湿。防风辛甘性温,为风药中之润剂,祛风除湿,散寒止痛;苍术辛苦而温,功可发汗祛湿,为祛太阴寒湿的主要药物。两药相合,协助羌活祛风散寒,除湿止痛。细辛、白芷祛风散寒,宣痹止痛,其中细辛善止少阴头痛、白芷擅解阳明头痛,此处患者虽无头痛,但风湿在此几个经,却是以疹子出的地方作为标志的。因为湿热在里,清透为宜,故而此处以麻黄连翘赤小豆汤中的桑白皮及杏仁连翘代替了九味羌活汤中的黄芩与生地。连翘还兼有解毒散结之效,对于本案中疹色红,疹头坚硬之态,连翘是一个很好的清热之剂。同时,也防诸辛温燥烈之品伤津。本案中不用九味羌活汤之川芎,是恐其引邪入血分。另外,一诊中还用地肤子、白鲜皮,此为刘尚义常用的治疗皮肤疾病的一组常用药对,可以很好地起到祛风止痒,清利湿热之效。紫草,性寒,则可清血分之热。防止湿热太重,少量热邪扰动血分有热。

一诊后效显,未再长新疹,腿部红疹较原来痒些。应是湿热邪气在很外透之势,但口苦明显好转。其他外形与原来相比没什么明显变化。舌微红略干,苔黄。应是湿热在往外透,但尚未完全外出之态,舌底静脉略曲张,青紫已不明显,说明热势已不盛,故而由热导致的气血瘀阻之象已在松解。上方为试用去表里湿热之轻剂效如何。如未有加重,说明思路是对的。二诊方放胆用麻黄连翘赤小豆汤。麻黄、杏仁、生姜意在辛温宣发,解表散邪;连翘、梓白皮、赤小豆旨在苦寒清热解毒;甘草、大枣甘平和中,其药物组合成为共奏辛温解表散邪、解热祛湿之效。加云苓、蚕沙增加利湿之力,加秦艽以利透邪外出。

二诊后效果显著,疹子明显好转。手部已基本消退。腿部明显变淡,背部也明显好转。可见背部大量正常皮肤的出现,略痒。皮疹情况已得到明显控制,治疗效果极好。虽仍时有口干苦,左脉弦而沉濡,右脉弦滑,说明湿邪尚存,这与湿邪黏腻有关,起病后以治疗后效虽好,但有一个退散的过程,属于临床常见情况。舌淡红苔薄白,已趋于正常舌苔。故而用羌活及荆芥代替麻黄,以金钱草、田基黄以及龙胆等利湿之剂,祛残存之湿。凌霄花、蚕沙助化湿清热,赤小豆利湿之效极好,且不伤脾胃,保持使用。三诊之方为巩固疗效之方,故用 10 剂,因湿邪难去,故反而顽固之剂服用时间较长。以利清利湿热之力的保证。果然显效,之后患者不仅红疹完全消退,未再作,且原来冬天即发的荨麻疹也未发作。

皮肤剧烈瘙痒色红，脉诊方查清病因者

叶某，女，17 岁。2019 年 12 月 18 日初诊。

主诉：因皮肤起红疹，瘙痒 10 余天。

患者 10 多天前不明原因感觉皮肤不适，随即身起红疹，全身泛发，色红成粟粒样，不会自动消失，并伴较重瘙痒。曾到某西医院诊治，考虑为过敏导致？予抗过敏药马来酸氯苯那敏（扑尔敏）后瘙痒稍有减轻，但疹子仍在每日新起，并仍瘙痒不止。曾求诊于两位中医师，考虑湿热毒疹？血热疹？予金银花、连翘、黄芩、黄连等药进行治疗效不显。其母与我相识，求诊于吾处，但诉因患者正处于高三学习较忙阶段，不能亲自到笔者医院求诊。故约定先从网上发身疹及舌头照片予远程诊治，如效果不好再来当面诊治。

刻下：面部少量、胸腹部、臀部及大腿等处布满红色疹子，有部分抓痕。未见明显渗液情况。诉夜间痒加重。

舌微红苔黄，脉未诊。

考虑血热导致疹出？

处方：黄芩 10g，青蒿 10g，竹茹 10g，佩兰 20g（另包，后下，仅煎 10 分钟），刺蒺藜 15g，藿香 10g（另包，后下，仅煎 10 分钟），法半夏 10g，紫草 10g，地肤子 20g，生甘草 6g。

2 剂，水煎服。1 剂药可服用 1 天，每天 3 次，每次约 150ml，饭后半小时服用。

二诊：2019 年 12 月 21 日。服上方后，效不显。诉仍每日有新疹子生出，疹色红，瘙痒剧烈。故今日家长带孩子前来进行摸脉诊治。

查见：舌偏红苔白略腻，但白腻苔上浮有较淡的一层黄色，脉弦略紧略洪。感觉患者有受寒情况。追问患者，经仔细回忆疹起当日曾在补课完毕后因天气燥热、到饭店一口气喝了 2 大杯冷饮情况，当晚肤疹出现。

考虑为湿热内郁，外溢肌肤导致。麻黄连翘赤小豆汤主之。

处方：生麻黄10g(另煎去沫)，连翘10g，赤小豆30g，黄芩10g，杏仁10g，佩兰20g(另包，后下，仅煎10分钟)，刺蒺藜15g，地肤子15g，紫草6g，自加生姜5片、大枣10个(掰开)。

2剂，生麻黄另煎去沫后与其他药物(除后下的)一齐煎。水煎服，1剂药可服用1天，每天3次，每次约150ml，饭后半小时服用。服用期间，第1日夜间服用药物后加喝热稀粥助捂汗，约一两小时后手足心有汗后就可以慢慢收汗换衣被。之后根据病情变化情况决定之后的治疗。

2019年12月22日，诉第1剂药服用完第1次并捂汗后(第1剂药抓来后开始服用时即是晚间孩子放学时，当夜服用后即予捂汗)，次日疹子已无新起，瘙痒也明显减轻，次日继续服用完2次后亦不再瘙痒。照舌头照片来看时，苔已转为舌质偏红，苔薄黄。故第2剂熬时改生姜为2片、大枣为5个，且告知服用第2剂时可不用再捂汗了。

后记：2020年2月2日。

至今笔者结稿时，再联系患儿母亲，诉2剂药之后未再发作肤疹及瘙痒。原来红疹逐渐消散不见，有少量脱屑，之后光洁如初。到今未再有特殊不适。

按：皮肤瘙痒，是中医治疗的优势病种之一。在中医整体观念的指导下，能将行之外的皮肤疾病，找到其引起相关皮肤疾病的相应脏腑或者气血原因，针对性地进行辨证治疗，从而从根本上对病因进行了治疗，可以获得极好的效果。避免了头痛医头、脚痛医脚情况的发生。

此案之前的治疗，囿于常规的治疗思路，见患儿疹子色红，且夜间加重，舌偏红苔黄，但因是拍的照片，看不出其舌苔有白腻的情况。故而考虑为湿热为患导致的。予黄芩、青蒿、竹茹以清利湿热，予法半夏以燥湿健脾，藿香、佩兰等芳香化湿之药。另外，因患者诉夜间加重，故用紫草清血热，防止湿热化燥入血，导致血热为患。整个处方，清利湿热、芳香化湿，治湿之药不可谓不多，还加了清热凉血止痒之药，还有地肤子、刺蒺藜等止痒治标的药物，考虑不可谓不周到。但因治本的药物对证性不强，故而疹子仍不断有新长，止痒效果亦不显。

次诊时，因是当面诊断，一方面是观察到了舌偏红苔白略腻，且舌上浮有少量黄苔情况。另外,通过脉诊,也诊出其脉弦略紧略洪。从其紧脉,感觉到患者有受寒情况。仔细追问患者,经回忆疹子出现当日曾有在天气燥热,感热渴较重时,一口气喝了2杯冷饮情况,之后当日晚上疹起。至此,可以说才发现了患儿发病的原因:冷饮后寒湿内蕴,因其年龄小,迅速转化为热,转为湿热内蕴,并外溢肌肤。瘙痒及疹子的出现,均是湿热外越的表现。

此当用麻黄连翘赤小豆汤。麻黄连翘赤小豆汤,是归于阳明病变证中的方剂,是一个表里兼治偏于汗散的方剂。原治是治疗外有寒邪,内有湿热,郁蕴不解的发黄证治。《医宗金鉴》认为此方是适应于伤寒表邪未解,适遇其人阳明素有湿邪,热入里而与湿合,湿热蒸瘀,外薄肌表,身发黄也。用此方“外发其表,内逐其湿也”。其中以麻黄汤以开其表,使黄从外而散,去桂枝,是因为要避其热,佐姜枣,和其荣卫。加连翘、桑白皮,目的是泻其热,赤小豆以利其湿,共成治表实发黄之效。本方虽然是为发黄疸而设,但中医历来讲究以探求病机为要,此条文的病机,是寒邪在表,湿热郁于里,湿热熏蒸于外,发为黄等病变。之前听郝万山讲解《伤寒论》的视频中,听到郝老师讲到刘渡舟治疗皮肤瘙痒等症时,对于患者有湿热郁结于里而发于外的情况,统统归结于此方进行论治,效果极好。我认为此患者也是同样的病机。

此患儿之前余曾予之治疗过脾胃病,知其有喜食肉类食物再加冰酸奶一齐食用情况。此次发病,也是一次冷饮过度后开始的。可以考虑为冷饮之后,寒伤脾胃,寒湿内生,但其体质偏热,迅速转化为湿热内蕴情况。故而其舌象为偏红舌质,而舌苔粗看(如第一次通过照片观看时)时为黄苔,但真正面诊时,发现其淡淡的黄苔是浮于一层白腻苔之上的,此为寒湿内蕴有化热倾向的表现。患儿冷饮当夜即疹起并伴瘙痒,脉弦洪略紧,也是寒湿在化热过程中,外溢肌肤而导致的。病机相合,故而用此方可以收到很好的效果。

应用此方时,除了原方之生麻黄、连翘、赤小豆、杏仁、生姜、大枣不动,改生梓白皮为黄芩,以加强清热利湿效果,并加佩兰以芳香化湿,助避秽化浊,使浮越于外的湿邪秽浊宣化而散,并加紫草以清热凉血,因患儿平时体质偏热，便于祛除少量可能的热入营血情况，并以刺蒺藜、地肤子以助治标。

另外，这儿要强调的一点是，麻黄连翘赤小豆汤的煎服法中，主要强调的是先煮麻黄再沸后去上沫，再与其他药物一起煎熬。本方也让患儿家人遵嘱依法熬取药汁。原服用方法中未强调加衣被以捂汗之举，但在郝万山老师的讲解中提到刘渡舟老师均让患者捂汗后起效。故治疗本患儿依然遵循此法，果然效好。患者第一次服药并捂汗后疹子已无新起，瘙痒也明显减轻，次日继续服用完后已不再瘙痒。舌象转为舌质偏红，苔薄黄。说明湿热内蕴情况已明显改善。继用前方，且减少姜枣用量，二剂尽后病愈。

值得一提的是，此案例与前面伍某之案，虽然最终治疗方案相同，且均收到了极好的效果，但两者除疹子颜色相似外(均色红)，前案患者皮肤无瘙痒无痛感，本案则瘙痒剧烈；两者舌象、脉象均有差异；两者的发病诱因、伴症及部位也不相同。以上各点，都有着极大的不同性，但经认真分析，其病机是一致的，故治疗主方也一致，体现了中医异病同治的理念，有着极好的临床分析价值，故将此案也放于其后，以飨读者。同时，也可见中医四诊合参对于认证准确的重要性。

痰瘀交阻(四肢感觉异常)案

黄某,男,52岁。2019年7月22日求诊。

主诉:四肢发热、麻、胀感,左腿尤甚6年余,加重1年。

患者诉六年前无明显诱因出现四肢发热、麻、胀感,左腿尤甚。曾做过多种检查及治疗(中西医均有尝试),效不显。1年前逐渐加重。听朋友介绍而来。

查见唇暗。双侧上下肢仅见外形略有肿胀感,触之略有紧张致密感,不似正常皮下组织之柔和,但压之无凹陷性水肿改变。皮温正常。双上肢及下肢活动正常,仅屈曲时略有受限感,但强力屈曲则能到达正常角度,仅屈曲时关节略不适,可忍受。

否认糖尿病史,一个月前单位体检查未发现有特殊情况,血糖亦正常。

双脉弦略滑。舌微红苔腻厚。

考虑为痰瘀交阻型。

处方:制胆星15g,浙贝母10g,白芥子20g,川芎10g,莪术10g,刘寄奴15g,水蛭6g,草果6g(另包,后下,仅煎10分钟),桑枝20g。

7剂,水煎服。1剂药可服用2天,每天3次,每次约150ml,饭后半小时服用。

二诊:2019年8月19日。诉服上方后效好。但后几日因故未来就诊,无药服用。故近几日上症略有反复。

左脉沉略弱,右脉弦滑。舌微红苔腻黄。

告知患者患病时间久,方起效,还不可停药。之后还需要继续来求诊。患者表示遵嘱。

处方:制胆星15g,川芎10g,刘寄奴15g,泽兰20g,白芥子20g,水蛭6g,天麦冬各20g,莪术10g,石菖蒲15g,党参6g,青陈皮各6g,桑枝20g。7服,煎服法同前。

三诊:2019年9月2日。诉四肢肢体发热发麻明显好转。目前仅双脚踝部以下感觉还有上述异常，余处感觉已正常。

右脉弦略滑，左脉沉略弱。舌微红略紫，苔黄。

处方：制胆星10g，浙贝母10g，白芥子20g，桑枝30g，川牛膝10g，水蛭6g，石菖蒲15g，川芎10g，泽兰20g，青皮10g，皂角刺20g，陈皮15g。7服，煎服法同前。

患者之后一直未来，之后于2021年5月带其夫人来找我诊病。诉服上方后诸症均愈，至今未有反复。

按：患者四肢出现感觉异常，已有6年多的历史，以胀、麻、热为主。曾经做过多项检查，无有价值阳性体征。亦否认糖尿病病史。外观仅可见略有肿胀感，触之略紧张致密感，但压之无凹陷性水肿改变。此不是常见的肾性或者心性水肿，可以说，就不是水肿。另外，患者皮温正常，双上肢及下肢活动正常，仅屈曲时略受限，关节略不适，均可忍受。可见此也非肌肉关节功能异常或器质性病变引起。所以，治疗上，不能受常规思想的约束，而应该着力应用中医的强项：中医思维来进行判断和治疗。

本患者检查无异常表现，不能归于什么病来治疗，只能根据中医思维进行辨证论治。从症状来说，肿胀、发热、麻等感觉，均属于气血不通的情况，气血不通的原因，有很多。此患者的症状进行分析，应属于痰瘀交结的情况，而查看舌脉情况，舌微红苔腻厚，双脉弦略滑，均是一个典型的痰瘀夹杂的情况。故而治疗方案有两大重点，一为化痰，一为祛瘀。故而用方，以胆星、浙贝母、白芥子这组药物为清热化痰的一组药，以川芎、莪术、刘寄奴以活血化瘀。这两组药，均是刘尚义在临床上千锤百炼出来的用于化痰及活血化瘀的两组经典药对。用于此患者，获得了极好的临床效果。

方中还以草果芳香化湿。水蛭为虫类药，能搜剔络道，有助于患者久病后，邪入血络的可能。此用药理念，来自清代名医叶桂的久病入络说。叶桂指出“初病在经，久病入络，以经主气，络主血”，故而“初为气结在经，久则血伤入络”。故而，对于那些气血沉困、隐伏幽深的沉疴痼疾，叶桂引入络病的理念。并指出络病邪非在表，散之不解；亦不在里，攻之不驱；而补正祛邪，正邪并树无益。从而需以“通”为主以治疗络病。而其治疗络病的独到之处，在于在活血化瘀通络药物的基础上，配伍虫蚁之类药物，因“飞者升，走者降，灵运迅速”，能很好地“搜剔络中混处之邪”，且能“搜剔络脉，松透病根”，专注而迅猛。这对中医治疗慢性病提供了新的治疗途径。在本病的治疗过程中，虽然看到的仅是一味水蛭，却是起着至关重要的作用的。其在以上活血化瘀药物的配伍下，能起到很好的使“血无凝著，气可宣通”的作用。

另外，方中还重用桑枝到20g。一方面，植物的枝丫就会走人体的四肢。这是中医取类比象的思维在临床上得到广泛验证的结果。桑枝现在在临床上广泛用于四肢的引经药；另一方面，桑枝性味苦平，入肝经，具有祛风通络之效，有利于此疾病的治疗。

异病同治，受凉后则腰冷且便泻，身起湿疹同时得到治疗

杨某，女，50岁。2019年8月26日初诊。

主诉：受凉后则腰冷且便泻10多年，身起湿疹1个多月。

10多年前，患者无明显诱因出现受凉后则后腰冷痛，随之则出现腹泻，泻后腰痛可好转，但腹泻需持续数天后方自行缓解。多方治疗效不显。前几日就有受凉后又有腰痛伴腹泻情况出现。现腰部仍有隐隐冷痛情况，且每日排便3次以上。多方治疗，无效。另外，1个多月前，患者出现皮肤起疹子，瘙痒较明显，以足踝部、臀部为重。搔抓后渗出物较多，色略黄。在某西医三甲医院皮肤科诊为"湿疹"。经外用及内服药物后效不显而求诊我处门诊。

另诉平时还伴有口气重情况。

月经仅量少，余月经周期、经色、经质无特殊异常。无痛经。白带情况正常，胎产史无特殊。

刻下：面部略浮肿，睑胞明显。足踝部、臀部有搔抓痕，色暗红，有少量渗出物，色略黄。

手足冷，再追问平时手足冷否？诉手足自小冷，冬日尤甚。口气较重。

舌淡略胖，苔黄，舌底静脉略青紫曲张。

脉以脾脉沉弱甚为明显，余脉沉略弱。

考虑脾肾阳虚，湿蕴肌肤。治疗以温补脾肾，利水渗湿为治。

处方：制附片10g（另包，先煎30分钟），白术10g，云苓20g，桂枝10g，干姜4g，地榆15g，广木香10g（另包，后下，仅煎10分钟），砂仁6g（另包，后下，仅煎10分钟），防风10g，防己15g，刺蒺藜15g，地肤子20g。

4剂，水煎服。1剂药可服用1天半，每天3次，每次约150ml，饭后半小时服用。

二诊:2019 年 9 月 2 日。诉服上方后,腰冷痛、腹泻及湿疹都已明显好转。腰部已无冷痛,大便仅一天 1 次,但仍溏。足踝部臀部湿疹情况均已变干,且未再新出。

手仍凉。

左脉弦略缓,右脉略紧。

舌偏红,苔黄,舌底静脉曲张略青紫。

上方温阳化湿思路已得效验。继续加强温阳之力,以助水湿得运。

处方:制附片 10g(另包,先煎 30 分钟),白术 10g,云苓 20g,桂枝 10g,干姜 6g,地榆 15g,巴戟天 20g,肉豆蔻 6g(另包,后下,仅煎 10 分钟),砂仁 8g(另包,后下,仅煎 10 分钟),防风 10g,防己 15g,刺蒺藜 15g,地肤子 20g,紫石英 20g(另包,先煎 30 分钟),生甘草 6g。4 剂,煎服法同前。

三诊:2019 年 9 月 9 日。服上方后,已无腹泻,正好此间曾有外出受凉情况(本月贵州气候早晚偏冷),却未再出现腰冷痛情况,手足凉也已明显好转。湿疹已痊愈,未再痒,未再出新疹子。原疹子处疤已脱落。患者 10 余年顽疾得治,且湿疹也已愈,欣喜不已,连声感谢。考虑患者病程长,且贵州天气偏凉,予 10 剂方药巩固疗效,并嘱患者平时注意根据天气变化情况及时加减衣物,加强保养。患者表示遵嘱。

患者现已无特殊不适。脉略弱、略弦。

舌淡红苔薄黄,舌底静脉曲张及青紫略有好转。

处方:制附片 10g(另包,先煎 30 分钟),白术 10g,云苓 20g,桂枝 10g,干姜 10g,肉豆蔻 g,吴茱萸 6g,紫石英 30g(另包,先煎 30 分钟),小茴香 6g,艾叶 10g,地肤子 20g,刺蒺藜 15g,金荞麦 15g,生甘草 6g。10 剂,煎服法同前。

2019 年 12 月带朋友来诊病时,诉服上方后,上症均已愈,至其此次来时,均未再有复发。

按:患者初诊时,是以治疗湿疹的主诉来的。湿疹的治疗,多以清热利湿、活血止痒为治。一般来说,虽不易痊愈,但不至于完全没有效果。但此患者诉之前的治疗完全没有效果。所以接诊一开始就注意留心患者有无特殊情况的存在。果然,细查舌脉后,发现患者的病情有其复杂性。

首先查脉时,发现脉以脾脉沉弱甚为明显,余脉沉略弱。而舌象则是淡略胖的舌象。所以追问患者有无大便稀的情况。患者从而叙述10余年来,常常出现受凉后则有后腰冷痛、随之则出现腹泻的情况。虽然腹泻每次都会数天后方好转,且再次受凉后上症又作。但是,因为一方面泻后腰痛可好转,另外,曾中西医多方治疗无效后已放弃治疗,且自感此次湿疹更令其苦恼,故仅诉此症。从患者所述症状与舌脉的表现来看,此为脾肾阳虚的典型症状。腰为肾之府,受冷后则腰冷,此为肾中有寒,受外寒后牵动体内之寒,内外合邪后出现腰冷痛。不过,值得注意的是,如果仅有肾虚,则患者只会出现腰冷,一般不易伴有腹泻,或者说,不是每一次都会有腹泻。此患者则每次均有腹泻,且诉泻后腰冷痛略有好转。此为肾虚兼有脾虚湿盛的表现。患者首先有肾阳虚情况。阳虚生内寒,加上外寒后,体内阳气再受到打击,一方面出现腰冷;另一方面,出现阳气受损后,无力行血,血凝不通则痛,故而有了腰冷痛的情况。患者另外还有脾阳虚的情况。因脾与肾一为先天之本,一为后天之本。两者关系密切,不可分割。本患者无论是脾虚在前还是肾虚在前,脾与肾的功能都是有不足的。只不过,从症状的情况来说,虽然说受冷后有腰冷痛,但是,腹泻的出现更是引人注目的。同时,从脉象来说,在其他脉象都略沉略弱的情况下,脾脉沉弱甚的情况更加令人在意!所以本患者笔者判断应为脾虚为主要矛盾,或者可能是先有脾虚才有的肾虚。故而治疗上,虽然用制附片、桂枝、干姜温补肾阳,但更多强调在健脾胃药物的应用上。如白术、云苓、干姜、广木香、砂仁等都是针对脾阳在用药。

另外,案中还有一个看似棘手的问题:患者近1个月来,有皮肤起湿疹情况,瘙痒不止,且伴有湿性分泌物。一般的思维,湿疹之治,多从清热解毒,祛风利湿以治,似乎与上面药物的治疗法则是相反的,如合用以上温补之药,其阳热之性,可能会引起湿疹的加重。但是,实际上,中医的最根本的两大法宝之一:“辨证论治”在此处告诉了我们,不应该用标准化的思维去思考中医的问题,而应该用四诊合参的结果来辨证论治。此处用上面温补脾肾之阳的方法不仅与患者皮肤病不相矛盾,反而是统一的,是病机一致的。

患者因脾肾阳虚，水湿泛滥，故而有停而为痰湿之患，水湿郁遏，久则化热，但此热又不甚，故而疹色暗红，渗液不止。另外，患者面部略浮肿、以双眼眼胞处为显，也证明了患者湿邪内阻，气机不畅，水饮停留的情况。故而以白术、云苓等以健脾利湿的同时，还加上防己以清利湿热止痒，防风、刺蒺藜和地肤子以疏风清热、凉血止痒，是治标之药。整个处方以温补脾肾之阳为主，健脾利水为辅，再加以治标之药，故一诊后效果明显。而在二诊时加强补肾阳之力量，如加上巴戟天、肉豆蔻、紫石英，以利于加强温肾止泻之力，三诊时则加上吴茱萸、小茴香、艾叶及金荞麦，进一步加强温肾健脾化痰之力。整个治疗过程，以温补脾肾之阳为主，以健脾利湿为辅，加上少许清利湿热、祛风凉血止痒之法。标本兼治、用药切中病机，故而 7 年之腰冷痛、腹泻和 1 个多月的湿疹均随之而愈。中医辨证论治的风范与效果可见一斑。

从肝论治 10 余年皮肤异常感觉

甘某,女,62 岁。贵州人。1993 年 7 月 15 日初诊。

主诉:皮肤与肌肉之间灼热瘙痒不适 10 余年,以双上臂为甚,劳累及心情不好时加重。

患者诉 10 余年来不明诱因后出现皮肤与肌肉之间灼热瘙痒不适,以双上臂为明显,劳累及心情不好时加重。另有小便色黄难解。纳差。

平时易怒。

刻下:查见患者精神不振。双上臂、双小腿及腰背部可见多处新鲜红色的与陈旧的暗红色的抓痕、血痂,尤以双上臂为多。但全身皮肤包括以上患处未见明显的斑丘疹、疖子、疔疮或者斑块、疱疹、结节、风团、鳞屑等,甚至色素沉着均无。

查见两颧微红。

舌红苔厚而干,有裂纹。左侧关脉弦疾而细,右脉弱。

患者曾求诊数家医院,已排除糖尿病可能。曾诊为疥疮,神经性皮炎,湿疹,老年性皮肤瘙痒等病,予硫黄软膏、皮炎宁硬膏、醋酸氟轻松等药外用效不显。

诊查过程中,患者反复强调其瘙痒位置在皮肤与肌肉之间,“不在皮肤表面上”。诉痛苦异常,但多年求诊,效均不好。时时感到情绪低落。但自诉原来急躁易怒。患者的脉象,非常具有提示性:其肝脉弦疾而细,是血虚有火的表现。而舌红苔干,且有裂纹,均是肝郁化火,兼肝血亏虚的表现。肝血亏虚又兼有火,故肝失疏泄,所以患者一方面易怒,另一方面又有情绪低落的表现。而血虚生虚热,血热作痒,故患者全身多处出现瘙痒,且劳累及心情不好时加重。

值得一提的是,患者的瘙痒很有特色。其一直强调其感灼热瘙痒不在皮肤,而在皮肤与肌肉之间。考虑此情况,犹如半表半里之邪为患。应因患者因肝血亏虚,血虚生热作痒,而肝胆互为表里,肝胆同病,故而有上症。进一步证实了中医肝胆互为表里之理论。

另外，患者还有纳差、舌苔厚而干，右脉弱的情况。考虑是因肝木克脾土，脾虚运化无权后生湿，湿浊被肝胆火热所灼后，出现苔厚而干的湿热重、兼有津伤之象。

辨证：肝火旺，肝血亏虚、血虚生热扰胆，兼脾虚湿热夹杂

治法：疏肝利胆，养血凉血，清退虚热，佐以健脾化湿行气。

处方：小柴胡汤加减。

处方：黄芩 12g，柴胡 12g，白芍 20g，小蓟 20g，青蒿 12g，地骨皮 9g，生地黄 12g，茯苓 20g，制胆星 12g，香附 15g，桑枝 9g，栀子 12g，甘草 3g。

5 剂，水煎服。1 剂药可服用 2 天，每天 3 次，每次约 150ml，饭后半小时服用。

方以柴胡、黄芩、白芍、香附疏肝理气，养血柔肝，并和解少阳之邪，以生地加强滋养阴血之效，以小蓟、青蒿、地骨皮凉血清虚热，以茯苓、制胆星健脾化湿，以栀子清利肝胆湿热，凉血泻火除烦，使邪从小便行，以桑枝行气，引药上行于上肢，诸药合用，使邪去而正安。

二诊：1993 年 7 月 25 日。诉服用 5 剂后，全身仅双手掌指以下、双踝关节以下仍有灼热瘙痒，余处瘙痒已除。小便通畅，色质正常，情绪有所好转，饮食转佳。

考虑上方得效，故仅在上方基础上进行加减即可。

将上方柴胡增至 15g，增加疏肝之力，加用川芎 9g，以活血化瘀，因久病必有瘀。再服 5 剂后，瘙痒灼热感全部消失，饮食二便正常，情绪转佳，舌淡红、苔薄黄。之后停药。

1 年后带其亲戚来找我求诊。诉 1 年以来病情稳定，未再有瘙痒情况出现。情绪也已明显好转。

按：一般的皮肤病，自觉症状虽然呈多样性，但他觉症状如出现斑疹、丘疹、斑块、水疱、脓疱、结节、风团、鳞屑以及色素沉着等是临床诊断的重要指征，临床多根据这些皮肤的外在表现而进行初步诊断。但是，在临床中，我们也会遇到本案例中的这类患者。他们的自觉症状比较重，如常有

麻木、瘙痒、蚁行感等异常感觉，而少见他觉症状如出现疹子、疖子、疱疹、结节、风团等情况。如本案中，患者自诉皮肤与肌肉之间灼热瘙痒不适，而且在诊病的过程中，还多次专门向医师强调是皮肤与肌肉之间有此感觉，非皮肤表面。遇到这类皮肤病患者时，我们就必须多加留意。在辨证时，不能简单地将其归于皮肤病，而应该根据临床四诊的情况，本着“治外必本诸内”的思想，从内而治。笔者在临床中，遇到此类患者，均不会过多参考西医的诊断，而以中医辨证论治的思想为主导予以论治。

中医认为，肝主藏血，具有贮藏血液与调节血量的功能，肝亦主疏泄，可调畅全身气机，燮理气血运行，协调脏腑经络。临床上肝的藏血功能失常，即会导致肝血不足、筋失所养，造成血虚生热生风生燥，逗留肌肤而表现为皮肤出现异常感觉，如麻木、瘙痒、蚁行感等。笔者治疗此类病变时，着重以养血调肝、疏肝行气为主，从肝论治，屡获良效。

本案中，患者四诊合参的结果，主要考虑为肝郁化火，火灼精伤，肝血亏虚，血虚生热。而肝胆互为表里，故胆腑亦受热扰。此热在半表半里之间，故患者出现皮肤与肌肉之间灼热不适及瘙痒的感觉；肝血亏虚，阴虚有热，虚热上扰，故患者有两颧微红、瘙痒以双上臂为明显；虚热扰心，故患者还有烦躁易怒，劳累及心情不好时加重情况；肝胆之火下注，故还可见小便色黄难解情况；而肝木克脾土，脾胃虚弱后，患者另有纳差、右脉弱情况。

诸多疾患，岂是使用外用止痒药膏能治疗的？故而需用凉血养肝、清利湿热以及健脾之药以治疗。虽说处方时以小柴胡汤加减，但实际上，仅用了此方中的柴胡、黄芩：以柴胡透解邪热，疏达经气；以黄芩清泄邪热。两药以和解少阳之邪。其他的药均为针对病机进行的。如加白芍、香附疏肝理气，养血柔肝；生地黄一方面可滋养阴血，另一方面可清解血热；以小蓟、青蒿、地骨皮凉血清虚热。以上诸药可很好地起到滋阴养血、清虚热从而达到清热止痒的效果。另外，患者有肝胆火热下注从而小便黄且难排的情况，故以栀子一可清下焦之热；二可清利肝胆湿热；三还可凉血泻火除烦，四则还可利小便，使邪从小便走。可谓一药四用之品。而茯苓、制胆星健脾化湿，可助脾胃功能尽快恢复。另以桑枝行气，引药上行于上肢，以治疗病情较重的上肢症状。诸药合用，使邪去而正安。由于整个治疗思路清晰、辨证准确、用药精当，故方中虽无一味止痒药，却能达到极好的止痒良效，使笔者更加体会到辨证施治对于中医诊治疾病的重要性。

大补阴丸治疗皮肤红斑伴瘙痒

赵某，男，17岁。贵州贵阳人。2019年1月28日求诊。

主诉：皮肤易起红斑、略痒半年求诊。

患者诉半年以来无明显诱因出现皮肤易起红斑、伴轻度瘙痒。以浴后为甚，常可全身潮红半小时左右方缓缓消退。曾多次进行检查与治疗，诊治情况不详。中西药服用或外擦后效不显。

平时易便秘、眠差。自小患有过敏性鼻炎，现常常晨起后或吹冷风后出现鼻塞、流清涕情况。

舌淡红苔薄少，右脉弦滑，左脉略细弦。

辨证：阴虚，相火妄动。

治法：养阴清热。

处方：大补阴丸为主方加减。

处方：龟甲20g（另包，先煎30分钟），知母10g，酒黄柏10g，生地黄20g，山银花20g，玄参15g，当归10g，蜂房10g，蝉蜕10g，草决明30g，紫菀20g，薄荷10g（另包，后下，仅煎10分钟）。

7剂，水煎服。每天3次，每次约150ml，饭后半小时服用，1剂药服用2天。

患者诉服药后，自服药当日起，至二诊的半个月，皮肤红斑未再出现。浴后皮肤亦正常。并诉鼻炎情况亦明显好转。高兴之余，带着母亲一起过来治疗“过敏性鼻炎”。之后又再治疗2个月余，鼻炎情况基本消失，不遇明显风寒鼻子未再有不适。而肤起红斑自一诊消失后未再发作，洗浴等均未再出现。

按：皮肤红斑略痒，多从血分有热治疗，清实热为主。患者为青年男性，本应是机体最强盛之时。加之皮肤斑色为红色，且在浴后出现明显加重情况，为得热则甚的情况。一派实热血热表象！估计正是这样考虑的，故前医可能均以清热解毒、凉血止血之品以治疗。但效果却不理想。说明此看似简单的皮肤疾病,应该对其病因进行深层次的探索。

中医讲究四诊合参,患者除了以上似是血热导致热灼血络、实邪为患的症状,他如舌淡红苔薄少,呈一派阴虚之象。而右脉虽弦滑呈气有余的情况,左脉却略细弦。细脉见于老年人或者女性,诊断为阴血亏损如果说尚需结合临床症状,那么对于一位17岁的男孩子来说,就是典型的阴血亏虚之象了。

再接着审查患者的其他兼症:患者自小患有过敏性鼻炎,且常常有便秘。西医所言的过敏性鼻炎,主要表现为鼻塞、鼻流清涕、鼻干甚至鼻衄等症。在中医看来,病位主要在肺,具体的病因病机则是多种多样的。有因于肺脏本身疾病的,并以肺阴亏虚、肺气虚等为多见。有因于他脏疾病导致者,如脾虚导致肺气亏虚者、肾虚导致肺气虚者,以及肝火犯肺之木火刑金者,都可出现以上症状。当然,也有无明显脏腑虚损,仅仅是患者呼吸道接触到特定的过敏原后发生者。但是,临床常见的情况,仍多以内伤为基础,外加六淫之邪触发或接触到特定的过敏原后复发者为多。特别是遇冷风则作者,多与肺气虚有关。患者自小患过敏性鼻炎,现常晨起后或吹冷风后出现鼻塞、流清涕情况,正是一禀赋不耐,肺有虚损的情况。而结合舌脉的情况,可主要考虑为肺阴亏损为主。

此时再回头来检视患者主诉的症状:半年以来无明显诱因出现皮肤易起红斑、伴轻度瘙痒,到此应该可以诊断为阴虚导致。阴虚生内热,热灼血络而肤起红斑。所以患者斑色红。浴后皮肤受到热水刺激后会出现红斑加重的情况,常可全身潮红半小时左右方缓缓消退。而肺与大肠相表里,肺阴亏虚患者,因阴液亏损,故而患者常常伴有便秘。至于导致肺阴亏损的原因,除了要责之于先天不足(其母即有数十年慢性过敏性鼻炎病史),其近半年此情况加重(导致肤起红斑)应该还与其一个特殊状态相关:患者现读高三,平时压力较大,加上熬夜过多,有长期睡眠不足情况。考虑患者一方面思虑过多,另一方面睡眠不佳,均暗耗阴精,导致肺阴亏虚更甚。

阴虚有热的常用方,则是朱震亨名方大补阴丸。因患者虚热较甚,故而常变大补阴丸中的熟地为生地。另用山银花以清热解毒,以玄参、当归养血活血通络，此组方是刘尚义的一个常用组合，他常用以治疗血管相关性疾病，临床疗效较好。蜂房与蝉蜕，以辛凉解表以除表有郁热，治疗皮肤红斑之标象。而草决明、紫菀则又是学习刘尚义老师的一组常用药对，一方面，草决明与紫菀合用为刘老常用的润肠通便的药对，另一方面，紫菀辛苦，温，归肺经，而肺与大肠相表里。紫菀治疗便秘的作用与其宣降肺气的作用是密切相关的，且辛能发散、行气行血，润养肌肤，苦则泄降、燥湿坚阴，质温润而不燥。此作用尚有利于治疗阴虚有热，热灼血络而致的皮肤红斑；草决明甘苦，微寒，归肝、大肠经，能甘缓润燥，苦降泻火，能助肝气，益精水，水生火退，缓下通便，亦有利于治疗阴虚有热之肤痒不适症状。此组药对在此方中有两用之效。另外，薄荷轻清上浮，善于清上焦之热，对于过敏性鼻炎尚具有开宣肺气、清散宣透之功。故方后诉鼻炎明显好转。肤红斑未再有。浴后皮肤正常。

本患者为一阴虚有热、虚实夹杂的患者，关键点在于辨证部分。一定不能先入为主地不守中医四诊合参的原则为辨为血热之证。辨证清楚之后，其治疗实际上是相对易于入手的。本案即以朱震亨名方大补阴丸为主方，治疗阴血亏虚、相火妄动，热灼血络、血不循经而致血泛于肌表而发生的肤起红斑并瘙痒不适的情况，达到养阴清热之效。因辨证准确，且用药吸取了刘尚义老师的用方精髓，收到了良好的临床疗效。

三诊治愈 20 余年唇干燥开裂疼痛之症

王某，女，29 岁。贵州贵阳人。2022 年 8 月 17 日求诊。

主诉：口唇开裂伴疼痛 20 余年，食辛食后加重。

患者诉 20 多年来，不明诱因出现口唇开裂、干燥感伴疼痛明显，食辛食后加重。需每日多次擦唇膏后稍有好转，如不搽，则干燥及疼痛明显。

现手凉。追问，诉手足冬日冷。求诊时，天气较热，室内外温度 28℃，自诉足冷不明显。

大小便正常。睡眠可，饮食可。

左脉沉紧，右脉沉。

舌淡，舌体明显较常人小，约小于正常人一半，在其口腔中甚为明显，另外，其舌虽小，但上有极明显的较深的裂纹，苔薄白。

初怀疑唇膏过敏所致？但诉擦唇膏为症状出现数月后的无奈选择，诉擦后可稍微减轻，否则难以忍受。

追问其诱因，诉有家族史情况：其母亲也是从小有口唇开裂伴疼痛情况，且现在仍有。

辨证：燥证（下焦水寒型）。

治法：温补肾阳。

处方：制附片 6g（另包，先煎 30 分钟），紫石英 20g（另包，先煎 30 分钟），干姜 10g，胆星 10g，川芎 10g，生山药 30g，熟地黄 20g，藿香 10g（另包，后下，仅煎 10 分钟）10g，地肤子 20g，黄精 20g，连翘 15g。

4 剂，水煎服。1 剂药可服用 2 天，每天 3 次，每次约 150ml，饭后半小时服用。

二诊：2022 年 8 月 22 日。上症明显好转。

左脉弦略沉，右脉沉。

舌淡,舌体小,苔薄,中有裂纹,但裂纹已较原来明显变浅。

处方:制附片6g(另包,先煎30分钟),紫石英20g(另包,先煎30分钟),干姜10g,胆星10g,川芎10g,生山药30g,熟地黄20g,藿香10g(另包,后下,仅煎10分钟)10g,地肤子20g,黄精20g,连翘15g,防风10g,玉竹20g,水蛭6g。4剂,煎服法同前。

三诊:2022年8月29日。上症持续明显好转中,现已不用涂唇膏均无特殊不适。

右脉沉弦,左脉沉。舌淡苔薄,中有裂纹,裂纹又较上周明显变浅。最明显变化为舌体小已明显好转,接近正常人舌体大小。

处方:制附片6g(另包,先煎30分钟),紫石英20g(另包,先煎30分钟),干姜10g,胆星10g,川芎10g,生山药30g,熟地黄20g,藿香10g(另包,后下,仅煎10分钟)10g,地肤子20g,黄精20g,连翘15g,防风10g,玉竹20g,水蛭6g,刺蒺藜15g,白扁豆10g。8剂,煎服法同前。

本诊时,患者病情已接近痊愈,之后,因贵阳出现疫情,进行静态管理,患者未再来诊室诊查,至笔者写此稿时,已为10月初。但其因是通过一熟人介绍而来,故通过此熟人告知我此方后,病情已愈,并拟在疫情结束后医院开诊时,再带其母亲过来请我诊治。

按:患者年龄不大,病史却长,有20多年的患病史。其一开始叙述病情时,我也曾考虑过其是否为唇膏过敏导致,患者随即表示其擦唇膏为症状出现数月后无奈选择,且诉也不得不擦,因即使每日多次擦唇膏,唇部干燥疼痛也只是稍微减轻,并未消失。另外,还诉有家庭史。其母亲现在都还有此情况。根据患者此情况,可明确为一燥症。

中医对于燥症的认识,最初的较系统的理论阐述,应该是来自刘完素。《素问·至真要大论》中,有关于五脏、上、下、火、热、风、寒、湿等病邪的十九条病机,刘完素在此基础上,补充了“燥”的病机。而燥的病因,刘完素指出以火热伤津化燥为最多见。同时,吐泻亡液、风邪偏胜也会导致燥病。但是,实际上,还有一种情况容易被人们所忽略,我简称其为“凉燥”:就是因寒生燥。因寒凉收敛,气血不通,闭塞腠理,同样也会导致燥症。而这种情况,多成为临床上的疑难之症。这类燥证多有“寒月甚、暑月衰”情况。因寒能收敛,腠理闭密,无汗而燥,故寒月病甚;而暑月气候热,热则皮肤纵缓,腠理疏通,得汗而润,故病衰。这个情况,也可帮助临床上医者进行初步的鉴别。

不过,本患者因为病程长,却在询问时,未有明显的“寒月甚、暑月衰”的特点。为笔者提供诊断信息的,是在一开始为其诊脉时。笔者初在听到其唇干燥而痛、治疗多年未愈,本来已在心中怀疑其是“凉燥”,然后,在摸脉接触到其指尖时,发现其手凉时,已经初步诊断其为“凉燥”了。笔者常常教我的学生们:诊脉时,不要一开始就直接去搭脉,而是先顺着患者的手指由掌心滑过去再摸脉,这样,可以充分了解患者手部的温度,包括指尖凉不?手心热不?这些信息对于我们来说,很多时候是很关键的信息,而且随手就在摸脉的同时,同步提供给了我们。这个看起来不起眼的小动作,却能在瞬间提供一些可能会被我们所忽略但是却是很重要的信息。这个患者正是在诊脉时,通过摸到她的指尖是冷的,顺着摸到她手指的其他部分,也是凉的,从而再追问其冬天的手足情况,诉都是冰凉的。这个时候,已经基本上能估计到她大致的病因了。然后,诊其脉,左脉沉紧,右脉沉。沉紧脉主里寒证,而其舌淡,也进一步证实了其为阳虚证。此患者为肾阳亏虚,下焦水寒导致。下焦一片冰冷,水再多,火的力量不够,水仍然是被冻着一样不能气化,不能温润于全身,故生燥症。至于其何故症状仅集中表现于唇部,考虑与其还较年轻有关。患者为年方 29 岁的年轻女性,虽肾阳亏虚,但其他脏腑尚能勉力发挥其功能,故其一般生理活动尚正常,机体属于在一种水平极低的状态下勉力维持其生理功能。但人体津、精、血同源,肾阳不足,下焦水寒,机体已无充沛的津、精、血涵养人体,故我们可以看到患者 30 岁不到,却已经有双脉皆沉的情况,而且舌体明显较正常人的小,舌上有较深的裂纹。这些都无一不是在提示患者为一阴阳两亏、且以肾阳虚衰为主的情况。舌虽为心之苗窍,但脾主舌本,脾开窍于唇,可见,对于患者来说,脾为最先受邪之所,究其原因,是不是脾阳的功能、与肾阳在下涵蒸的功能更加密切相关?或者是因为遗传直接导致的原因,尚不能完全解释清楚。但其脾所主之唇已先受邪,脾所主之舌本也有明显的病态,这些,都在提示治疗时,需要以肾和脾为其病所。

故方中的第一组药，为治疗下焦水寒的制附片、紫石英与干姜。此三药均为常用的温肾助阳之药，不用过多解析。第二组药物，为胆星、川芎，是配合前面温下焦水寒的药物来发挥作用的。制附片合用胆星与川芎，以胆星化痰，川芎活血，可在制附片温下焦肾阳的同时，将其药力运行全身，这也是刘尚义发明的一组常用药对。第三组药物，为生山药、熟地黄、黄精，此三药，用于补脾肾之精：一方面，善补阳者，必于阴中求阳，故加上温润养阴之品以利温阳化气。此理念源于明代名医张介宾；另一方面，生山药和黄精，为补脾阴之品。口唇干燥开裂，与肾阳亏虚有关，脾阳也必定呈亏虚情况，而脾体阴而用阳（相关论文《浅论“脾体阴而用阳”》发表于2014年的《中国中医基础医学杂志》上，有兴趣的读者可以进一步查阅），患者舌小如此，唇干如此，脾阴也应有亏虚，故在补阴精的时候，有意加强补脾阴的药物的应用。并且，在第三诊时，还加上了扁豆，也是为了进一步加强补脾阴药的目的。而地肤子，是遵照刘尚义肤膜同位、肤膜同病、肤膜同治的观点，加用风药以促进患者口唇黏膜情况的尽快好转。用连翘，是为防止前面所用温热之药较多，恐其热性有上浮者，以连翘以预先制约之，有“治未病”之意。至于方中用藿香，则又别有深意：患者病位除了肾，还有脾，用藿香，一方面有助于芳香醒脾，从而治疗患者脾阳亏虚，苔白有湿之态；另一方面，则是取“泻黄散”之意。“泻黄散”来自《小儿药证直诀》，虽用于除脾中伏火，本患者为脾肾阳虚，似毫不相关。但实际上，在前面一派温阳药为君药的情况下，仍然可用藿香以引方中之药入脾。后面第二诊加的“防风”，也同样取自于“泻黄散”，也是为了加强这一个目的。同时，也是加强风药的运用，以利于黏膜疾病更快恢复。第三诊所加的刺蒺藜，也是风药，都是刘尚义肤膜同病理论在临床上的应用。而第二诊加上的水蛭，则来源于叶桂的“久病入络说”。叶桂曾强调说“久病、久痛入络”，故而常用虫类药以搜剔络道、松透病根，以帮助治疗一些慢性的沉疴痼疾。本方在第一次药效显效后，加入此药，以利于提高治疗效果。整个用方过程，因病因判断准确，用药又得历代名医学术经验的帮助，还有刘尚义妙药的加持，故而收到了很好的效果。

患者除了口唇燥症治愈，还有舌小情况在第二诊后也已基本正常，不得不说，中医理论真的是来自实践，而实践出真知！故而在其指导的方药，才获得了如此令人欣喜的效果。

火热包裹寒湿合病之疹

某学生，女，20 岁。贵州人。2017 年 4 月 14 日求诊。

主诉：全身泛发红色疹子半年求诊。

患者是我学生，课后请我看病。还未言说，已经知道其要治何病：因其面部有明显的较密集的红色疹子，且有很多溃破的情况。诉半年多以来，不明诱因出现全身多处散发的红疹，痒感较剧烈，另外，虽然知道应尽量忍住不去搔抓，但疹子轻触之则易溃破，破后流少量白色透明水，所以即使面部已尽量小心不去搔抓，但仍可见大量顶部破溃的红色疹子（图 1）。曾服用抗过敏的西药、外擦西医药膏、也服用过他人中药，效不理想。疹子逐渐增多加重，现全身泛发红色疹子，不仅面部，全身均有，甚至头发内、外阴均有。苦恼不已、严重影响工作生活。

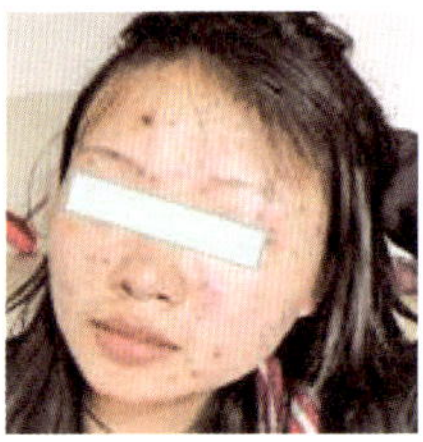

图 1　面部红疹

舌微红，苔腻略黄。脉弦滑略疾。

考虑为胃经气分、血分之热所致全身红疹。

予犀牛地黄汤与白虎汤合用。

处方：水牛角 30g（另包，先煎 30 分钟），生地黄 20g，牡丹皮 15g，生石膏 30g（另包，先煎 30 分钟），知母 10g，蒲公英 15g，紫花地丁 15g，紫背天葵 15g，黄芩 10g，连翘 20g，竹叶 15g，薏苡仁 20g，板蓝根 20g，地肤子 20g。

2 剂,水煎服。1 剂药可服用 2 天,每天 3 次,每次约 150ml,饭后半小时服用。全方苦寒药较多,嘱先服 2 剂后再观其效。

另嘱其注意减少食用火锅的次数,且注意不可食入过烫食物。患者如梦初醒,表示平时的确喜欢涮火锅吃,且因吃得较快,的确有食入较烫食物情况,但都“赶紧喝凉水来解烫了的”。

二诊:2017 年 4 月 27 日。患者诉因课程紧,按前 1 周方到外面抓药服用。2 剂药后,诉红疹情况明显好转。全身红疹已基本消除干净。见其面部红疹已明显消退,患者喜笑颜开地说简直是改头换面的感觉。现面部仅原来较大疹子处有较暗红痘印残存(图 2)。惜当时的手机图片因换手机已找不到,仅有原存于文档中的图片,不甚清晰,但前后对比的效果仍然可以感觉到。另外,她还欣喜地告诉我中医真的是整体调理,因为上次疹子太令她苦恼,并未告诉我她近 3 个月来痛经一直较严重的事情。没想到这次服用中药后,不仅疹子明显消退,痛经消失了,而且原来血块较多的情况,也没有了。对中医的信心大增。

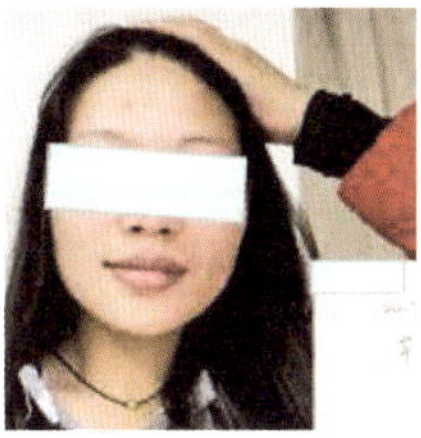

图 2　治疗后面部较暗红痘印

予养阴调理收功。后随访约半年,疹子及痛经均未再发。

按:患者情况,因疹色鲜红,且全身均有,面部、头发中甚至外阴处均有,根据其部位特点,考虑属于胃经有热,且因疹色鲜红、瘙痒剧烈,考虑气分血分均有热。此判断,在交代患者忌口时得到印证。予犀角地黄汤及白虎汤合用,且加五味消毒饮之蒲公英、紫花地丁、紫背天葵以清热解毒,并加板蓝根以加强其效。患者最苦楚之处,在于面部,故加用黄芩、连翘及竹叶以治疗上焦之热,另外,连翘和竹叶质轻上行,还有着透邪外出的作用，寓有“火郁发之”之意。疹子溃破后，流出白色透明水液，说明患者虽有火热盛壮情况，但体内仍有水液停滞情况，与患者食用火锅太烫时饮入大量凉水有关，所以患者疹子有轻触易溃破特色：火热与寒湿包裹，故瘙痒剧烈，且轻触即流出白色液体。加用薏苡仁以利湿。地肤子则有着清热利水、祛风止痒之效。

此案中，患者有嗜食火锅情况，所以，胃经气分、血分火热由此而来，且又以凉水饮入，导致火热与冷湿之邪夹杂的情况，所以出现了较特殊的病症：疹子色红，瘙痒剧烈，但轻触之则顶头溃破，流出的非黄色或淡红色液体，而是白色透明液体。这些都是患者的饮食习惯导致。现代社会，因为工作关系或者饮食习惯，有部分人有喜食热食的习惯，食入后又饮入冷水以“解热”。实际上这是一个生活的误区：我们的胃肠道的黏膜是有机体，不是无机物，过热和过凉，都对胃肠道的黏膜有损伤，食热后饮凉，不仅不能解热，反而是对胃肠黏膜的再次损伤。而在中医的理念中来说，食入过热生火，食入过凉则寒湿凝结。所以在此患者身上，火热包裹寒湿，发于全身，虽较罕见，但却是实实在在存在的病机情况，临床上应注意判断。另外，患者痛经情况，应该也与其火热内蕴、寒湿内结有关，火热煎熬经血，故血凝有块，火热与寒湿均内结于身体，故经痛剧烈。方后自然消失。中医整体调理之功，也可通过此案窥见其效。

天王补心丹为主方治疗心慌乏力

张某,女,52岁。贵州贵阳市人。2019年1月23日求诊。

主诉:心慌,乏力2周。

患者诉2周前,因家事心烦且劳心过度后出现心慌,乏力,便秘,并伴眠差,饮食差。

此次患病后曾求诊某医,予服用中成药补中益气汤加六味地黄丸后无效,求诊于吾处。

刻下:心慌心悸,乏力不适。眠差,纳差,便秘。

停经已1年。

脉弦细略疾。舌淡红略暗、舌体略瘦,苔少。

辨证:脾阴阳俱亏、心肝血虚有热。

治法:养阴清热、安神定惊。

处方:天王补心丹加减。

处方:生地黄40g,麦冬20g,天冬10g,柏子仁20g,火麻仁20g,当归10g,丹参10g,茯苓20g,远志10g,茯神15g,桔梗10g,龙牡各20g,玉竹20g,石斛20g,酸枣仁20g。

5剂,水煎服。1剂药可服用2天,每天3次,每次约150ml,饭后半小时服用。

药用3服后诸症明显减轻,询问是否需要服用完。嘱服用完毕方停药。遵嘱执行。痊愈。

按:患者之前曾有家事操劳,劳心过度情况。继而发展为心慌乏力甚。之前的医师曾考虑患者此症状为更年期综合征予补中益气汤或六味地黄丸等服用情况,但均无效。刻下见患者心慌心悸、乏力,时焦虑不安,夜眠差,纳差,便秘。正是脾、心、肝阴血虚导致的阴亏血少的情况。患者思虑过度,思伤脾,首先伤脾。脾阴暗耗后,导致脾阴亏虚。脾为体阴而用阳之体,脾阴亏必然导致脾的功能不足,所以患者有乏力、纳差的情况(读者如对“脾体阴而用阳”之论有所不熟悉者,可参见2014年《中国中医基础医学杂志》第20卷第3期289～315页的《浅论“脾体阴而用阳”》一文)。脾气亏虚,一方面导致纳差,另一方面,脾胃为后天之本。脾气亏,生化无权,故而患者出现气血亏少。阴亏血少,心失所养,故而患者出现神志不安,虚烦少眠情况。另外,肝主藏血,体阴而用阳。现患者精血亏虚,肝亦失其所养,加上患者情绪不良,亦暗耗肝阴。这些,均使患者肝阴亏虚较重。阴虚必然火旺,故脉象细中有弦疾。另外,阴虚有热,导致患者睡眠不好,人卧则血归于肝,睡眠不好,又会加重患者肝血亏虚情况。患者脾阴亏、心阴血亏少、肝阴精亏虚,一派精血亏虚之势,血少津枯,故肠燥便干,舌体略瘦,苔少。患者脾气亏虚,加上精血亏虚,阴虚生热,虚火煎熬,还会导致血枯气滞、血凝有瘀的情况,故有舌体略暗之象。

细审前症,宜用天王补心丹为主方。天王补心丹出自《校注妇人良方》。此方有滋阴清热,养血安神之功,适用于治疗阴虚血少,神志不安所导致的心悸怔忡,虚烦失眠,神疲健忘,或梦遗,手足心热,口舌生疮,大便干结等症。方中以生地滋阴补肾,养血润燥为主,本方考虑患者家事烦心,昼夜思考不歇,耗伤心肝之血较重,造成心中悸动也较重,故重用生地黄到40g以滋养心阴。以天冬、麦冬清热养阴,丹参、当归调养心血,茯苓益气宁心,酸枣仁安心神,柏子仁、远志养心安神。天王补心丹中有特色的一个药为桔梗——桔梗有清肺利膈之效,方中更取其性如舟中之楫,诸药中有之则整方药力不致下沉,取其此性以利载药上浮而归于心。诸药合用,可使心阴得养,心火得清,心神得安。

值得一提的是,原方中朱砂为主要的重镇安神、清心安神之品,但因朱砂有小毒,加之患者虽有失眠,但料想予滋补心肝之血后应能起到很好的效果,故未用朱砂,而加用龙骨、牡蛎以加强宁心安神之效,并予玉竹、石斛以加强养脾胃之阴。脾胃为后天之本,生化有权则心肝血虚方有化源。可以说考虑到了当前的心肝血虚,更考虑到了思伤脾,脾阴得充,脾胃方健,方能让气血生化有源。另外,患者服用3剂后,因药极对症,故感诸症减轻,正值家事浩繁之际,意欲停药。但须知阴虚难复,虽药已得功,但宜巩固为良，故嘱宜服用完方停。此为防止药方起效即停药而导致稍有激惹病情即复发，也是中医“治未病”中“瘥后防复”的精神的谨守，也是文中要专门一提的地方。

二诊治愈 10 余年的重度汗证

陈某,女,13 岁。福建福州人。2018 年 4 月 2 日求诊。

主诉:自小手足心汗多甚,紧张时更甚。

诉自小汗多,以手足心汗多为主。如将手腕下垂时,汗水多到可顺着指尖往下滴水。紧张时更甚。因手汗太多,平时与人交往时比较焦虑。学习钢琴,虽以纸垫于琴键上,仍因手汗太大导致琴键多有霉变。考试时亦常因卷子被打湿而导致答卷被弄花。严重影响生活与学习,曾多处求诊,还曾咨询过手术方案,但因惧怕手术作罢。

刻下:查双手汗多,满布手掌。手放于诊室桌上片刻,已有汗水弄湿桌面。诊脉后吾诊脉之指尖亦被浸湿。患者手腕下垂时,其手汗的确直接往下淌成水流,滴在诊室桌上。

手略凉,以指尖为甚,手心略温。

自诉足汗亦多,足亦凉。每日均需要换袜子至少 3 次。

常有大便秘结。

右脉弦略滑,左脉弦。舌淡红苔薄白,舌底静脉略青紫。

辨证:营卫不和。

治法:调和营卫。

处方:桂枝汤加减。

处方:炒白术 6g,桂枝 6g,白芍 20g,桑枝 15g,法半夏 10g,陈皮 6g,大枣 10g,当归 15g,浮小麦 30g,炒黄芩 6g,防风 10g。

10 剂,水煎服。1 剂药可服用 2 天,每天 3 次,每次约 150ml,饭后半小时服用。

二诊:2018 年 5 月 28 日。服上方后汗证好转明显。手足心虽仍有汗,但仅是湿润感,汗多情况已明显减少,已无垂手汗滴情况。便秘已无。右脉弦略涩略疾,左脉弦略紧。舌淡红苔薄白。

仍以桂枝汤加减应用。

处方:佛手 10g,郁金 10g,浮小麦 20g,桂枝 10g,白芍 20g,陈皮 10g,石菖蒲 10g,柏子仁 15g,刺蒺藜 10g。10 剂,煎服法同前。

此后患者未再来求诊。2019 年 1 月 21 日,其母带其兄来诊病时诉其手足汗多情况已无,手中现汗出情况已与常人无异。

按:此患者可以认为是天生体质如此。此前曾多次找中西医进行治疗。多方法均使用无效:患者父母为福建商人,曾随父母辗转多地生活,故曾服用多地、数十名中医的方剂若干,均无效。另还曾用过多种方法,如用中药枯矾外搽、西药予谷维素服用等均无效。还曾咨询过手术方案,但因惧怕手术作罢。

患者汗证多年,但检查时又无其他特殊阳性体征。多方用药无效。可作为临床疑难杂症进行处理。此类疾病,刘尚义曾教导:不要受西医思维的影响,一定要退回到战国三国时、中医学术体系形成的时期,完全遵守中医辨证论治的方法进行辨治。

对此患者病情进行思考如下:患者情绪紧张时明显,其双脉均有弦脉,考虑病位与肝有密切关系。另外,汗为心之液,汗多不能很好地收摄,与心的功能紊乱有着密切的关系。自感此类患者汗出如水的情况,与桂枝汤之卫强营弱病机病状有着非常类似之处。故考虑其病机为营卫不和,以桂枝汤为主方进行加减。又因患者汗证以手足心为主,脾主四肢,故病位又与脾密切相关,故首先以白术以健脾除湿,以桂枝之辛温以助温运通阳,阳气通则卫外能固,以白芍以益阴敛营,营阴足,亦助桂枝卫外功能的行使。大枣甘平,既能益气补中,又能滋脾生津。另外,还以当归助白芍、大枣滋养营阴,还治疗患者常大便秘结情况。汗证,为水液代谢失常之症,水液不能正常走其通道,必然生湿,故又以法半夏、陈皮取二陈汤之意以健脾化痰。另方中辛温之剂较多,毕竟此时季节已立夏,较为炎热,恐诸药辛热太过,故以少量黄芩以制可能上浮之火,至于桑枝为引药,引诸药到四肢。而浮小麦为治标之药,可收涩止汗,能起到很好的敛汗之效。防风为风药卒徒,随所引而无所不至,可用于祛患者因为卫强营弱、营阴内守不足所致的风邪侵犯肌表的可能。整个处方辨证思路有创新之处,立法清晰,用药紧密,临床上起到了极好的效果。10 剂后患者诉自小一直苦恼不已的汗证即明显好转。患者二诊时弦脉仍在，疾脉仍在，这是因为其病位在肝的情况并未解决，因为初诊时以桂枝汤治疗卫强营弱之主证为主，尚未能治疗其肝气不舒情况。二诊时可以在治疗主症基础上对次要证进行治疗。故以刘尚义的药对佛手、郁金疏肝解郁，另在桂枝汤基础上，仍使用浮小麦以治标，柏子仁助养血止汗、润肠通便，刺蒺藜助清肝热，石菖蒲则与陈皮利湿去痰。到了二诊时，方中有继续针对主证营卫不和进行治疗的方药，有针对次要证肝郁略有化热情况进行治疗的疏肝解郁，清泄肝热的药物，还有化痰去湿之品、有收敛止汗治标之物，考虑周到，且卫强营弱情况已明显好转。故二诊后患者多年的较重的顽固汗证病愈。

耳鸣3个月(肝阴亏虚,肝阳上亢),一诊而愈

吉某,女,24岁。2019年9月30日就诊。

主诉:右耳鸣3个月余。

患者诉3个多月前不明诱因出现右侧耳鸣。耳鸣时较响,如"嗡嗡"声,或时较弱,如"营营"声。经耳鼻喉科医师检查后无特殊阳性体征。服用药物后耳鸣不减(具体药物不详)。遂告知目前无较好药物治疗,仅能注意休息,继续观察。其为本校学生,曾请其他中医老师治疗,以龙胆泻肝汤等治疗后略好转,但遇激惹后又有加重。

刻下:耳鸣较重,昼夜均甚。近两日左耳亦有耳鸣感觉。

现还伴有头痛、恶风。

追问月经情况,诉近4年来月经有先后不定期,常提前或延后4～10天,经量少,经期时可10多天不净,呈漏症情况。因太乱,加上近段时间耳鸣,末次月经已记不清楚多久来潮的。

另外,患者还伴有目涩,视力下降。健忘。常常有困倦感,咽痰多感。

小便黄,便溏。

舌偏红苔黄。左脉弦细,右脉弦略滑。

辨证:肝阴亏虚,肝阳上亢。

治法:养阴平肝。

处方:石决明30g(另包,先煎30分钟),生地黄20g,熟地黄15g,夏枯草15g,郁金20g,香橼皮15g,当归15g,川芎10g,白芷20g,陈皮10g,石菖蒲15g,薄荷10g(另包,后下,仅煎10分钟)。

15剂,水煎服。1剂药可服用2天,每天3次,每次约150ml,饭后半小时服用。

二诊:2020年2月8日。今日诉服用2019年9月30日方后,到第5

剂时耳鸣无。遵嘱将余下方药服用完。之后因耳鸣完全消失即未再就诊。之后还发现服上方后月经连续2个月周期均正常，量也已增多，且均5天干净，无漏症情况。感觉月经也已正常。因忙，就一直未来求诊，也未再服药。但本月又有延期14天未行。故求诊。方知服上方一剂后，耳鸣已愈。之后以调整月经为主，因与主题无关，不在此赘述。

按：耳鸣为内科疑难症之一，也是耳鼻喉科的难治症之一。无论其是简单易治之症，或者是疑难之症，在中医临证中，笔者均以中医辨证论治思维为主导，四诊合参，多能取得良好的效果。本案中耳鸣也是一个例证。

患者年青女性。本应是身强力壮之时，但因为其为四年级大学生，正在攻读研究生，比较辛苦，熬夜也较多。中医认为，熬夜过多，易暗耗肝血，对肝的损伤是第一位的。本患者的表现，也主要表现为肝脏功能的受损。

其耳鸣的引起，即是肝肾阴虚后，阳化内风，肝阳上亢导致的。所以，其病初起时前医以龙胆泻肝汤取得了一定的效果。但是，因为龙胆泻肝汤虽有泻肝胆实热的力量，但补养肝血的能力则比较弱。其主要是针对实邪较重的患者。而此患者是一虚中夹实的证型。故而治疗的着眼点应该是在补养肝肾精血的基础上进行清泻相火的药物。

前面说患者因熬夜较多导致肝血暗耗，但是因乙癸同源，肝肾精血同源，故而肝血虚后，常常导致肾阴精也有亏虚，这从患者经量少、经期长、健忘、困倦等精血亏损较重的征象也能得到证明。而且，患者还诉有头痛、恶风，受风寒后头痛加重等阳虚情况，说明患者已有阴损及阳的情况。

故而方中以生地黄、熟地黄、当归、川芎补益阴精气血，以石决明、夏枯草以清泻肝火，平肝息风，标本同治，治疗阴虚阳亢之耳鸣。

另外，患者有双脉弦，有郁证表现，故予郁金、香橼皮、薄荷以疏肝解郁，清泻肝热。有利于肝脏功能的恢复。另外，患者脉有滑象，提示患者因肝胆有热后，木郁克土，导致湿热内生，故而大便溏，且肝胆湿热亦有下降之势，故而小便黄。虽不是主要矛盾，但宜加入健脾化湿及芳香开窍之药，一方面可助脾胃功能的恢复，另一方面，也助疏泄肝胆湿热，以助耳鸣的早日恢复。故用白芷疏风止头痛，以陈皮、石菖蒲健脾化痰。

药味虽不多，但配伍严谨，考虑周到。故一诊而愈。

内伤外感同治，治疗耳鸣

韩某，男，48岁。贵州道真人，现居贵阳。2017年7月27日求诊。

主诉：外感半月后咽痛有痰、耳痛，加重伴耳鸣3天。

患者半月前不慎受凉后出现咽痛有痰，痰少色白，夜间有耳痛，未在意。自服感冒药、抗生素及抗病毒药后上症减轻（所用药物为药店医师介绍所购，具体名字不详）。3天前至广州，在空调房中因冷气太冷，自感咽痛及耳痛加重并伴耳鸣，耳鸣呈"嗡嗡"声。昨日坐高铁返回贵阳，自感上症均持续加重，且伴左耳有重听现象。至贵州贵阳某三甲医院耳鼻喉科检查（检查结果不详），医师要求其住院治疗。因做生意事务繁忙，不愿住院。因之前有小恙均求诊于我处，尚能药到病除，故仍求诊于我处。

查左脉沉略弱，右脉寸关弦滑、明显大于左脉、肾脉弱。追问有无夜尿情况，诉最近2个月左右有凌晨6时均需起床小便一次后方可再次入睡。舌淡略暗，苔薄略秽、略少，舌底静脉见明显怒张，色紫暗。

既往无头昏史。无高血压史。

考虑患者外有感邪（风寒湿邪困阻于表），内有痰湿内蕴，兼精血亏虚于下，肝风内动于上。痰湿与风阳上扰清窍而生耳鸣、耳痛与重听。宜内伤外感兼治方能见效。外感治以祛风除湿，内以清肝化痰，开窍息风。

处方：肉桂2g，羌活15g，苍术10g，细辛3g，川芎20g，白芷20g，生石决明30g（另包，先煎30分钟），制胆星15g，天竺黄10g，椒目10g，泽泻20g，石菖蒲15g，云苓20g，天麻30g（另包，先煎30分钟），蝉蜕10g（另包，后下，仅煎10分钟），蜂房15g，自加生姜2片。

2剂，水煎服。每剂服用2天，每次服用药汁约150ml，一日3次。

服上方后第1天诉口干咽干，胃中及双手掌双肘窝有灼热情况。疑心有变，曾电话告知此情，告知为正常反应，应继续服药。次日后此不适即消失。继则咽痛好转，耳鸣已无，但重听仍有。

二诊：2017年7月29日。患者2天后求诊，诉咽痛、耳鸣已无，但仍有重听，咽部仍有痰，痰少色白。舌淡苔略秽，而舌底静脉怒张情况明显好转。右脉弦略滑，左脉沉弱略细涩。

考虑患者外感情况已无。现患者情况以痰湿内蕴，清窍不利的病机为主。

处方：制胆星 10g，藿香 15g（另包，后下，仅煎 10 分钟），石菖蒲 15g，玉竹 20g，百合 20g，桃仁 20g，红花 10g，泽泻 20g，当归 15g，白芍 15g，椒目 10g，磁石 30g（另包，先煎 30 分钟），升麻 10g，玄参 15g，山银花 20g。3 剂，水煎服。煎服法同前。

服上方 3 剂后，患者带亲属来看病，诉耳鸣已无，重听已愈。晨需起床小便情况未再有。余无其他不适。病情告愈。

按：患者以“耳鸣”“重听”为最主要的不适来求诊。耳鸣与外感疾病的确有着密切的关系。西医观点：患者感冒后伴有耳鸣，多因感冒后引起鼻黏膜发生炎症、充血、肿胀等，可能会累及咽鼓管，引起咽鼓管功能障碍导致的，甚至会累及中耳，导致中耳炎等也会导致耳鸣。看起来此患者整个病史过程中，外感也是一个重要的诱因，故而也应该应用此观点。故方中以制胆星、藿香、石菖蒲化痰开窍为主，以泽泻、椒目利水消肿。此配伍第一、二诊之方均有。正是兼收了西医的此观点。并且，第一方中，还有九味羌活汤以祛寒湿之邪。

但如果只是外感，祛除外邪即是，为何在第一方中要画蛇添足似地加上治疗内伤的药物？且在第二方中还更加着重治疗内伤？原因，即是笔者分析的患者脉象与症状。除了外感这一诱发因素，患者更严重的根本病因，却是其阴虚阳实的情况。

患者有外感，这是一个明显存在的情况。此时，患者脉均应浮，就算是因为合并有湿邪、以及寒郁化火的情况，脉象会有弦滑之象也是正常。事实上患者右脉寸关脉的确是弦滑之脉，明显大于左脉。但为何肾脉弱，且左脉沉略弱。故而从脉象考虑其应有内伤情况。故追问其二便情况，诉最近 2 个月左右有凌晨 6 时均需起床小便 1 次后方可再次入睡的情况。证明了此判断。患者应是阴虚较甚，病损及阳，故而有晨起非小便 1 次的情况，与五更泻病机有相似之处。何以知患者阴虚较甚？首先，之前患者曾来我处调理脾胃，因其长期外出做生意，比较辛苦，曾患有严重胃痛、恶心等不适，经我处治疗后胃痛等症消失。本拟进一步调理，但患者忙于生意，小安即满足。考虑脾胃为后天之本，如脾胃虚弱，则多气血生化不足，故而有此基础情况的了解，再加之其左脉两诊较弱，左脉主要诊其精血，然而患者 48 岁，正是身强力壮之时，脉应有力和缓，却现沉弱脉，除了缘于脾胃病，与其平时做生意致体力与脑力均消耗较多亦有关。所以考虑患者发病的根本病因应是一精血亏虚，肝风相火易于妄动于上有关。此次外感仅是一个诱因。

此病因病机的来源是受刘完素中风学说及叶桂阳化内风学说的启示。

刘完素是宋金时期的著名医家，除了大家较熟悉的“火热论”，其对于中风的治疗有着极大的贡献。在其之前，中医对于中风的病因，认为主要是“内虚邪中”，即内体正气亏虚，再受到外邪的侵袭导致的。因中风患者多见口眼歪斜、肢体抽动，与风邪性质相似，所以这个外邪往往认为是风邪为主。所以对于这类疾病有“中风”之病名。到了刘完素，其基于“热极生风”的观点，认为中风的病机可能与正虚外中风邪有关，但更多的情况，与平素将息失宜，导致肾水虚衰，不能制火，如果此时再有情绪急剧波动的诱因下，会导致五志过极而化火，从而心火暴甚，化火生风，风火相煽则气血上逆而出现偏枯、言语不利等中风症状。强调中风起病，多由内起。改变了之前讨论中风多从外邪入手的观点，是中风病因学的一个重大突破和转折，有着极重要的意义。之后的叶桂受前贤的影响，提出阳化内风学说，指出“内风震动”的原因，是“身中阳气之动变”导致的，而在“阳化内风”的过程中，尤其强调肝在整个过程中的关键性。这些内容，都被临床各科普遍应用于各种疾病的病机判断与治疗原则的指导中。此患者虽是一耳鸣患者，但其病机实则为精血亏虚于下(其精血亏虚的原因，可能与脾胃虚有关，也与过多思虑导致的肝肾阴虚有关)，肝阳上亢于上的情况。此类情况，如果阴虚再重、阳亢的诱发原因再强烈些，发生中风的可能性是极大的。实际上，临床好多中风患者中风后，给医师描述的也是病情发作时感觉到耳中或脑中嗡嗡直响、一段时间后中风就发生了的情况是极多的。

正因为思考到此情况，所以一诊时即给予患者外感、内伤同治的治疗法则。方中以九味羌活汤为主以祛寒湿之外邪。治疗内伤则以胆星、天竺黄、石菖蒲以化痰，以椒目、茯苓、泽泻以利水，以生石决明以清降肝热，以天麻以息风，蝉蜕和蜂房则有取类比象之意。而患者也因辨证准确，治疗得当，所以实际上一诊2剂药后患者的耳鸣即愈。二诊时，外感已愈，可以予滋补肝肾之剂以治本为主，故用玉竹、百合、当归、白芍以滋补肝肾之阴。同时，以桃仁、红花以活血化瘀，治疗患者因痰湿内蕴而致气血不畅之瘀，以磁石和升麻一升一降，降者潜镇肝阳，升者升提中气，以药达病所。另以山银花、玄参以利咽喉。方中药味略显庞杂，但患者病情复杂，需考虑全面，该用之剂仍不得不用。

另外，值得一提的是，患者在服用第一方后，曾一过性出现“口干咽干，胃中及双手掌双肘窝有灼热”的情况。患者还曾生疑而电话询问。此反应是因为患者反复外感，且在广州时再为极冷空调所伤，一直呈现为寒邪闭郁，玄府不通的阳气怫郁之态。用羌活、苍术、细辛、川芎、白芷等辛温之品以宣散温通，开发郁结，从而气液宣通、玄府闭郁之势将解之正常反应。此处的病机形成以及药后的反应，皆在刘完素的“玄府气液说”中有着详细的阐述，也是医者需要重视的。不然，患者疑心有变，医者亦不知其所以然而停药，则影响疗效。

有意思的是，患者病愈后，笔者曾告知患者耳鸣等症虽愈，但内伤尚有，非区区3剂药物可解。嘱宜长期服用六味地黄丸以利养阴善后，但其生意繁忙，加之不懂医理，小安即不太在意。故之后又于2020年无明显诱因耳鸣又作，又来我处进行治疗，仍以阴虚生风的思想治疗后病情迅速好转，也再次证明之前治疗原则的正确性。此为后话。

继承中创新,一诊治愈8年的梅核气

陈某,男,20岁。贵州瓮安人。2015年12月16日初诊。

主诉:刷牙时恶心干呕、咽中如有异物感8年余。

患者诉8年以来早上刷牙时有较剧烈的恶心感,时时干呕不止。逐渐加重,现闻到异味也容易干呕。咽中如有异物感,吞之不下,吐之不出。曾多次就诊于西医院,诊为慢性咽炎,予抗生素、咽部含药等治疗,效均不好。亦曾自己到药店买各种咽部含片含服,效亦不显。故求诊于中医。

查咽部,仅见咽部略暗红。另见体型偏瘦,少言、声低。余无特殊体征。

双脉弦滑略疾。舌淡红略紫,苔薄白略腻。

辨证:梅核气,脾虚肝郁,痰气互结。

治疗原则:清咽利喉,健脾化湿。

处方:半夏厚朴汤合玄麦甘桔汤加减。

处方:川朴10g,苍术15g,法半夏15g,竹茹10g,诃子20g,玄参15g,桔梗20g,杏仁10g,升麻10g,干姜6g。

10剂,水煎服,1剂药可服用2天,每天3次,每次约150ml,饭后半小时服用。

2018年9月26日因他症来求诊时,诉服上方后梅核气即愈。

按:"咽中如有异物感,吞之不下,吐之不出。早上刷牙时有较剧烈的恶心感,时时干呕不止"。以上这些症状,在西医,常常归结为慢性咽炎进行治疗,因为症状集中在咽部,且常常看到这种患者咽部有发红的情况,很多患者发病过程中,往往都追述得到感冒咳嗽的病史,或者感冒后症状加重的病史,所以往往会考虑到是咽部感染导致的,会应用抗生素进行治疗,而且,有些西化的中医师,也发明了很多中药的含片,主要就是针对此疾患进行治疗,但是往往治疗效果不好,多数患者的反映均是效果差强人意。另外,此类患者在未合并感冒咳嗽时,多仅咽部异物感,偶有干呕,故而,一方面症状不重,另一方面长年治疗无效,所以很多这类患者放弃治疗,也从而导致常有人放言认为慢性咽炎是治疗不好的。此患者便属于久治、长年不愈的情况。不过,因为其属于较重的情况:每天刷牙即干呕不止,且逐渐加重到闻到异味也容易干呕,症状较重,所以也让其辗转寻医。

实际上,这个疾患用中医来治疗效果是很好的。中医对之,早有病名,名曰梅核气。而其病位,不是单纯在西医所言的在咽喉而归五官科管,中医认为除了与肺有关,还更多地与肝和脾胃有关。治疗的位置不对,当然效果差。中医认为,梅核气是因痰气郁结于咽喉所致。临床上,因各种原因导致情志不遂,肝气郁结后,肺胃失于宣降,人体内的津液不能正常输布,反聚而为痰。痰与气相搏,结于咽喉,故见咽中如有物阻、咯吐不出、吞咽不下、时发时止为主要表现的疾病。以咽内异物感为主要症状,但不碍饮食。症状的轻重与情志的变化有关。此疾病的特色是患者虽诉咽部虽有明显异物感,但不影响进食为特征。另外,检查咽喉各部所见均属基本正常,或仅可见慢性咽喉炎情况。与情绪密切相关,常常情绪不良时会加重,故临床多发于女性。

此患者虽为年轻男性,但因平时学习很用功,思虑过多,思伤脾,致脾胃虚弱。而天生性格内向,喜静不喜动,且不喜与人交往,此性格多易有肝气郁结。脾虚肝郁,一方面气血生化无源,另一方面,还会有气血瘀滞现象,故患者体瘦少言,言语低微。患者脉弦滑略疾,亦提示肝气郁结并有化热的情况。另外,中焦有痰湿内蕴,舌淡红中有略紫的情况,提示患者有瘀象,此是因肝气郁结导致的。而苔薄白略腻,为湿邪内蕴之舌苔。故而中医治疗梅核气,常用半夏厚朴汤行气散结、降逆化痰来进行治疗。此方中,法半夏辛温之性,可化痰散结,降逆和胃;厚朴苦辛性温,下气除满,助半夏散结降逆,此两药为关键药物。而茯苓健脾渗湿,可以助法半夏化痰。生姜与苏叶因患者肝郁化热的情况,故未用。

半夏厚朴汤来源于《金匮要略》,是临床中常用的治疗梅核气的常用方。不过,笔者在具体的临证过程中,感觉到光用此方还不足以很好地治疗此疾。笔者的经验,是还需要在方中加入玄麦甘桔汤。此方是一个咽喉疾病的常用方。方中玄参能很好地养阴清热,治疗咽部因湿热蕴结后导致的阴伤有热之证。桔梗能宣散肺胃之热,是刘完素防风通圣散中的一个用药思路。另外,张元素称桔梗如舟中之楫,方中有此一味,整个处方药势不会下沉,故笔者在治疗梅核气的方中常常会加上此药,一方面能很好地起着消散上焦之痰的作用,在此方中起着很好的利咽喉的作用中,另一方面,引诸药上达咽喉,使整个处方直达病所。可谓一药两用。

另外,本方中还加得有杏仁,以杏仁以润肺化痰,再以升麻更引诸药上行,与桔梗协力,达咽喉局部以利疾病的治疗。另外,加竹茹合桔梗化痰利咽,对于湿热郁结于咽喉窍道之疾有着极好的清热化痰的效果。加少量干姜,以利患者因思伤脾后导致的脾胃虚寒之证有着较好的治疗作用。诃子则是典型的治标之剂,以利咽喉不适,味苦、酸、涩,性平,归肺与大肠经,在临床上有着较好的敛肺止咳、降火利咽之功效,对于患者肺虚语音低微,又兼有咽部不适的情况极其适合。

方中药味虽不多,但药专、力猛、用药目的清晰而层次分明,故效好。患者服用上方后久久未来,幸之后于 2018 年 9 月 26 日再来求诊他疾时方自诉服上方 10 剂后咽部不适即愈,至其再诊时已 3 年,均未复发。故记此病患的治疗经过,与同道共享。

下篇

从养胃阴治疗横结肠癌术后胃阴亏虚重症并谈开去

蒋某，女，61岁。贵州贵阳市人。2019年10月30日求诊。

主诉：横结肠癌术后2天出现持续发热、口干甚、呕吐10余天，加重伴无眠，纳呆3天求诊。

患者（主要由家人代述，患者补充）诉12天前（2019年10月18日）因患横结肠癌，于全麻下在贵州贵阳市某西医医院行“腹腔镜下右半结肠癌根治，肠粘连松解，肠排列，大网膜切除术”。术后病理诊断为：“右半结肠中分化腺癌，溃疡型，癌组织侵及肠壁全层至肠周脂肪，见神经侵犯。未见脉管内癌栓，肠管两切端均未见癌累及。找见结肠淋巴结13枚，均未见癌转移”。手术较顺利成功，术后一天排气。但患者于术后2天出现持续发热，体温上升至40℃，各种消炎药使用后效果不好（具体用药不详，但称医师说用的是极好的药二联使用）。医师考虑是否术前预防抢救时的颈部埋管处有感染？故去掉此管，并加大抗生素的使用。体温略有下降，但仍每日下午2时左右体温上升到38.5℃之上，已持续1周。且伴绿色清水样便，口干甚，大量补液无效（此过程中，患者诉进食少，且口干明显，医师每天予输大量液体，24小时2个输液通道未曾间断输液），伴恶心，时呕吐。纳差，因口干强行饮入的水也常于半小时左右后悉数吐出。3天前上症加重伴无眠，纳呆求诊。

另诉还未开始放、化疗，手术未改道。饮食则只能喝少量流食但均吐出。医师本拟术后1个多月、待伤口长好后进行放化疗，但见此景，说可能要推后。

因发热持续，加之口干甚，完全不能入睡。另自感舌痛，患者对镜查舌头如横形丘陵状，以手触之，如摸硬壳感，且伴有“咔咔”声。诉“吓得魂飞魄散”。求诊住院处医师，医师建议加上中医治疗。遂请中医科会诊时,但患者及家属见来会诊的中医师年龄较小,且问之亦说“这种情况没见过,不知道什么原因”。对其产生了不信任感。之前我曾有为患者及家人诊病史,效果好。故求诊我处。我当时正值全国中医优才在上海“强素养”脱产培训期间,不能诊脉,恐仅凭舌头照片开方不妥,但其家人心情急迫,哀声反复请求。哀其遇,且思此前曾为其诊病,一般情况尚了解,愿为一试。遂告之因未诊脉,另病情重,用药亦猛,故方为1日一方,如有特殊不适即停药。患者及家属表示遵嘱。继详问病情并嘱其家人发其舌头及面部照片来。

刻下:每日仍有发热,午后尤甚,可达38.5℃以上。口干甚,恶心、时呕吐,已3天未能入眠。纳呆,每次仅可食用2小匙稀粥均欲呕吐。当日患者曾因口干饮水后均吐出已数次。精神极差,已不能坐起,每日闭眼躺卧于病床奄奄一息。家人已偷偷在为其准备后事。照片见患者闭眼神差,舌偏红,苔干裂,呈横形丘陵状(图3)。

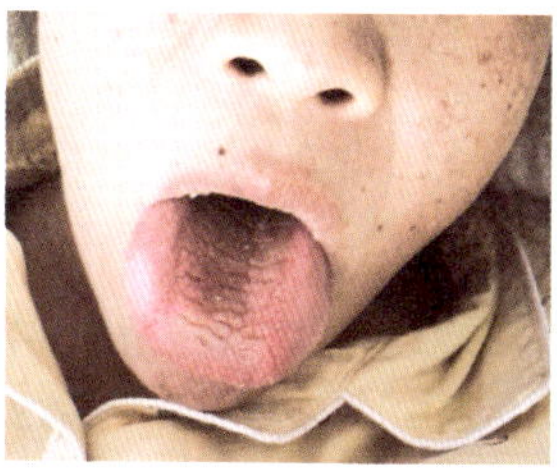

图3 蒋某初诊舌象

辨证:肠癌术后,阴液大伤,胃阴亏虚。

治法:养胃阴。

处方:麦门冬汤加减。

处方:鳖甲20g(另包,先煎30分钟),莪术6g,冬凌草10g,白头翁10g,生地黄50g,白芍20g,炒酸枣仁20g,炙甘草15g,天麦冬各15g,地榆15g,云苓20g,陈皮10g,石斛20g,茯神15g。

1剂,水煎服。1剂药可服用2天,每天3次,每次约150ml,饭后半小时服用。

次日其家人来电，诉效果很明显，称才服下2汤匙药后，即感觉如旱地逢甘露之感，非常舒服。发来舌头照片，见舌仍偏红，但舌如丘陵状情况已消失，已可见少量苔（图4）。我心中亦感叹中医养阴之效与速！其家人另诉其已无恶心情况，无呕吐。当夜可入睡3小时左右。嘱继续将药服用完。家属连声欣喜地表示“那肯定！那肯定！”

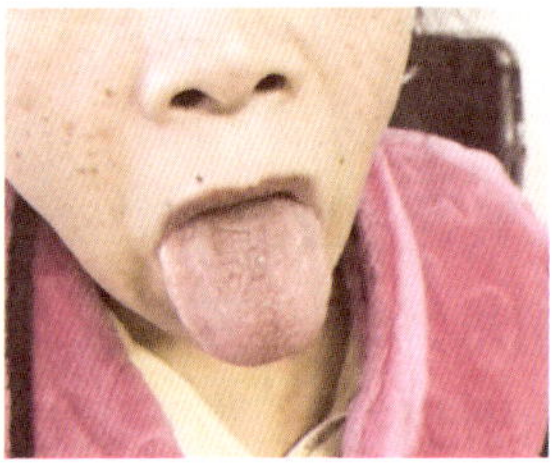

图4　蒋某初诊次日舌象

二诊：2019年11月1日。上剂后，效果极明显。口干明显好转。体温于10月30日及31日夜间最高，仅升到37.8℃。患者及家人连声感谢。但诉昨日夜间因感觉有欲进食感，家人心急，予吃较油食物后腹泻数次。今日诉疲倦感仍存。

今晨已无发热，体温正常。已有食欲。手足发冷，但手足心发热，心烦。

处方：鳖甲20g（另包，先煎30分钟），莪术6g，冬凌草20g，白头翁10g，生地黄30g，白芍10g，炒酸枣仁20g，炙甘草15g，天麦冬各15g，地榆20g，云苓20g，陈皮10g，石斛10g，茯神15g，党参6g，黄芪10g，白术6g。1剂，煎服法同前。

三诊：2019年11月3日。已无发热

仅略口渴，嘴唇略干，嘴角上火感。

昨夜入睡已明显好转。精神明显好转，可外出站立。

诉已无腹泻。手足不冷。原来手足冷而手足心发热、心烦，现已无。纳可，已遵嘱暂不进食油腻食物。现大便开始成形。笔者当时仍在上海，仍只能查舌，见：舌偏红略干，苔薄黄。

处方：鳖甲20g（另包，先煎30分钟），莪术10g，黄精20g，桑椹20g，山茱萸 20g,冬凌草 20g,猫爪草 10g,炙甘草 15g,白头翁 10g,五味子 6g,地榆 20g,茯神 15g,陈皮 10g。3 剂,煎服法同前。

四诊:2019 年 11 月 10 日。诉药效好。仅感嘴角两边略有火重感,眼睛有充血和热的感觉。舌偏红略干,苔薄黄。无其他不适。已出院。因病情明显改善,医师拟下周提前开始进行化疗。

处方:鳖甲 20g(另包,先煎 30 分钟),莪术 10g,白头翁 15g,玉竹 20g,石斛 20g,黄精 20g,冬凌草 20g,猫爪草 10g,茯神 15g,怀牛膝 15g,炙甘草 10g。5 剂,煎服法同前。

之后患者开始进行化疗。此后至今,一直在我处门诊服用中药与西医治疗结合治疗中。现大便正常,复查各方面情况均稳定,无特殊不适。患者心中感激,之后常常介绍病友前来就诊,而其主刀的主任医师与我素未谋面(至今我们仍然从未谋面),也由此多次推荐有需要调理的患者过来。

按:目前中医领域,有一种认识,即西医的补液疗法,可以很好地缓解患者体液不足的情况。而体液,很多医家认为正是阴液的来源,从而如果临床在进行补液的患者,阴虚情况应该少见。此想法甚至以温病领域中尤其盛行。因为温病易伤阴液历来是温病学家的一个基本认识。基于补液可以快速并很好地补足人体体液的不足情况,故而有些温病学家认为在如今的温病治疗过程中,可以以西医的补液疗法代替中医的补阴疗法。这带来了临床上的一个误区:即使患者是一个温病的或者是一个伤阴脱液疾病的患者,但如正在进行输液治疗,医师就不太重视可能存在的各种阴虚情况。很多医师在临床中,对中医药补阴疗法使用的必要性产生了怀疑,对中医补阴的必要性、补阴的能力与速度等也感觉信心不足。

笔者在临床中,却常常观察到西医的补液疗法虽然能较快地补充体液,但是,也发现西医补液的效果,仅急性吐泻时较好,较中医有明显的优势。而其他多种情况,单凭西医的补液疗法是不能解决问题的。如外感温热病导致的阴伤;或者是一些慢性的严重的内伤杂病,尤其是各种肿瘤疾病导致的阴液亏损;还有后天失养,胃阴亏损者;以及天生禀衰,真阴亏损者,等等情况,仍需要中医的养阴之法。究其因,应是人体体液的成分与中医阴液的成分是不同的。中医的阴液包括有更多的内容,比如血浆、组织液、细胞液、组织间液、小肠液等等。基于胃阴亏虚的患者常常体现食后难消、食欲明显减退的情况,笔者认为甚至消化过程中参与消化的各种消化液,均是阴液的范畴。西医的补液疗法虽然能通过血管快速地补充体内水分、电解质、氨基酸等成分,但是,却不能代替中医的养阴疗法。在临床中,遇到过很多用补液疗法后却未能改善阴虚存在的情况,从而造成一系列不适情况的长期存在。甚至,因为过度的输液(常因患者诉口干等,从而西医医师补液时也比较放心大胆),造成患者进凉性液体过多从而出现阳虚水泛情况,从而出现阴虚的基础上,夹阳虚有湿,让病情变得更加复杂难治。

本案举此典型的阴亏患者,便是以此验案以强调:阴伤情况不可完全靠西医补液疗法来完成,而对在进行西医补液的患者,一定不能忽略阴伤情况未能改善的可能性。本患者即是补液疗法后,仍存在严重的阴伤情况,后以中医养阴疗法得效。此患者的治疗过程,充分说明了西医补液治疗不能代替中医养阴疗法。另外,中医补阴的速度与力度,如应用得当,也是可以取得极好效果的。

另外,笔者还欲强调此案中体现的清代名医叶桂的胃阴学说在临床上的重要性。

我们知道,脾胃为后天之本,故中医治病,非常注意脾胃的功能情况,尤其是癌症患者,在进行放化疗之前以及放化疗的过程中,都必须调理好脾胃的功能,才能放手治疗其他疾病。这就像打仗之前,必须要先保证后勤的供给,所谓"兵马未动,粮草先行"正是此理。而脾胃正是人体"粮草"之本,"脾胃者,仓廪之官",这是中医的基础理论,学中医的人都知道,但是面对脾胃之疾,如何恢复脾胃的功能,可是要费一番功夫的。对于脾的功能,我们比较熟悉,但对于胃阴亏虚,我们相对了解较少。实际上,胃主受纳腐熟水谷功能的正常发挥,除胃气的推动、温煦作用外,还需要胃液(阴)的濡润滋养。《灵枢·营卫生会》说:"中焦如沤。"沤者,久渍也,长时间浸泡之义。饮食入胃,必赖胃液浸渍和腐熟;若胃液不足,沤腐难成,而致临床诸症。从胃受纳腐熟功能失常的临床表现来看,因胃阴虚而致者,每每易见。针对此,清代名医叶桂提出其著名的胃阴学说,补充了李杲脾胃学说中强调脾阳升发而对胃阴认识不足的情况。

叶桂认为,胃属戊土,脾属己土,戊阳己阴,脾与胃的属性不同;而且,脾属脏宜藏,胃属腑宜通,脾主运化,胃主纳食,脾宜升则健,胃宜降则和,脾与胃的功用不同。故而主张脾胃应分论并分治。而其治疗胃阴不足,主张以甘平或甘凉濡润为主濡养胃阴,强调不宜用苦寒直折或辛开甘降之品。他指出津液恢复后,胃的通降功能自然能恢复。在具体用药上,常用麦门冬汤化裁,喜用沙参、麦门冬、石斛、天花粉、玉竹、山药、生扁豆、生甘草等。

本案即是叶桂此学术思想的体现。肿瘤患者,胃阴大亏,无力受纳腐熟水谷,故纳呆、恶心呕吐。胃阴大亏,阴虚生内热,患者发热不止,且午后加重。至于其舌象更属胃阴亏之重症。重症须用重药:方中重用滋阴之品生地,其既可养阴又可清热,是此处较完美的养阴之药;白芍、麦冬、天冬、石斛等,均是一派养阴之品。方中,生地已经重用,再加上其他养阴之品,用量之重,是笔者之前从未达到,也是笔者所浏览的古今医案中未见的。虽说量重,但病重如此,“有故无殒,亦无殒也”。果然患者次日病情明显减轻。得效后,第 2 方便减少了养阴药的应用。另外,方中的酸枣仁、茯神,可养心安神,茯神还可助陈皮以化湿行气,以免滋阴药滋腻之性影响气机的运转。至于鳖甲、莪术、白头翁与冬凌草,则是刘尚义治疗肠癌的常用药物。囿于篇幅原因,此处不再赘述,读者可参见“总论第三章跟诊刘尚义经验分享”处内容。值得一提的是,刘尚义用上药治疗肠癌时,莪术常用量为 10g,白头翁为 15g,冬凌草为 20g。此时患者尚未放化疗,本应大量应用抗肿瘤药物,但患者此时矛盾集中于胃阴大亏,如过度用寒凉之药,恐重伤胃气,不利于病情的恢复,故先予轻剂,有监制之力即可,待病情逐渐好转后逐渐加量至正常治疗量。此亦中医急则治标,缓则治本之意。

胃癌前状态，以“既病防变”理念进行治疗后，逆转病势

罗某，女，37岁。贵州贵阳人。2020年7月1日求诊。

主诉：因胃脘时痛，伴头昏、眠差半年求诊。

患者诉半年多以来，不明原因出现胃脘部时有疼痛不适，伴头昏、入睡困难、多梦求诊。曾于2020年1月13日胃镜示“慢性萎缩性胃窦炎伴肠化生”，病理切片示“中度肠上皮化生，局灶腺上皮呈低级别肠型上皮内瘤变”。呼气试验(^{13}C)示幽门螺杆菌(+)。经中西医治疗效不显，经人推荐，求诊于笔者门诊。

刻下：患者胃脘时有胀痛不适，伴焦虑，时有头昏，睡眠极差，难以入睡，入睡后亦梦多，感觉睡眠质量极低。

查见：胃脘部略显丰满，无明显压痛及反跳痛。余腹无压痛及反跳痛。右脉沉弱，左脉弦，舌偏红，苔薄黄，舌底静脉青紫较明显，略曲张。

西医诊断为：慢性萎缩性胃窦炎伴肠化生。

中医诊断：①胃痛(肝胃不和并痰瘀交阻型)；②失眠(心肾不交型)。

考虑患者为癌前状态，故告知患者治疗分两步走：首先针对肝胃不和及心肾不交情况进行治疗，待胃痛及失眠情况有所好转后，再主要针对胃癌前状态进行治疗。此告知很关键，一是因为治疗时间会延长，需要保证患者的依从性；二是避免症状减轻后患者因不知情而不再进行治疗。患者表示之前也自行百度相关资料进行查看，知道这是癌前病变，正在担忧，故表示一定会积极配合治疗。

当下治则：疏肝和胃，交通心肾。

方以小陷胸汤加交泰丸为主方，并进行相应加减。

处方：瓜蒌壳20g，法半夏15g，酒黄连6g，肉桂1g，酒黄芩10g，地榆20g，巴戟天20g，百合30g，生熟酸枣仁各20g，猫爪草10g，白及15g，茯

神 15g。

4 剂。水煎，每剂煎药液约 750ml，每次服用 150ml。一剂药可服用 5 次。一天 3 次，均饭后半小时服用。

二诊：2020 年 7 月 8 日。诉服上方后胃脘胀痛及睡眠均有明显好转。仅头晕仍时作，以下午 2 时左右为甚。右脉沉略弦，左脉弦略疾。舌偏红略胖，苔黄，齿印明显。舌底静脉略青紫曲张。

考虑上方起效。仍以肝胃不和方案进行治疗，并加强滋补肾阴肾阳之力。

处方：熟地黄 20g，山茱萸 20g，巴戟天 20g，续断 20g，地肤子 20g，地榆 10g，蛇床子 15g，莪术 10g，皂角刺 20g，酒黄芩 10g，黄精 20g，水蛭 6g。

7 剂。水煎，每剂煎药液约 900ml，每次服用 150ml。2 日 1 剂。一天 3 次，均饭后半小时服用。

三诊：2020 年 7 月 22 日。诉服上方后胃脘饱胀与睡眠不佳情况均基本消失，仅偶有“烧心”感。

右脉弦滑，左脉弦滑。舌偏红苔黄，舌底静脉略青紫。

患者肝胃不和及心肾不交情况已明显好转。开始着手对其胃癌前病变进行截断式治疗，从而防止其癌前病变癌变。

处方：鳖甲 20g（另包，先煎 30 分钟），莪术 10g，冬凌草 20g，猫爪草 10g，白花蛇舌草 20g，薏苡仁 20g，地肤子 15g，白及 10g，地榆 15g，酒黄连 6g，吴茱萸 3g，乌贼骨 15g，佛手 10g，郁金 10g，徐长卿 15g。15 剂。煎服法同前。

此后集中精力对其胃癌前病变情况进行治疗。要求患者每月来诊 1 次。患者表示遵嘱。

再诊：2021 年 2 月 1 日。诉除多梦外，余无特殊不适。

右脉弦，右脉沉略弦。舌偏红苔黄，舌底略青紫。

患者诉 2021 年 1 月 25 日胃镜示慢性浅表性胃炎。患者诉虽请求做胃镜的医师予做活检，但医师告知胃黏膜情况已转正常，已无必要做活检。

呼气试验（^{13}C）示幽门螺杆菌（－）。

予巩固治疗，处方：鳖甲20g(另包，先煎30分钟)，莪术10g，佛手10g，郁金10g，瓜蒌壳15g，法半夏10g，酒黄连6g，白花蛇舌草20g，猫爪草10g，地肤子20g，合欢皮20g，干姜6g，黄精12g，桑椹12g，白及10g，陈皮15g。15剂。煎服法同前。

嘱其之后每周服用药物2天，休息5天。继续服用1年后再复查。患者表示遵嘱。

2021年年底，患者带朋友来求诊，诉身体健康，胃部未有不适。前1个月单位曾做体检，未有特殊情况发现。自行加做了一个呼气试验(^{13}C)示幽门螺杆菌(－)。胃镜欲隔数月再复查。

按：胃癌在我国肿瘤相关死亡疾病中排第二。目前，科学家们普遍认为癌症的发生是环境致癌因素与机体长期作用的结果。而有1/3的癌症是可以预防的。通过对环境致癌因素的改变，修正不健康生活方式，从而减少癌症的发生，应是当今癌症未病先防的重点内容，这也是现代医学对癌症一级预防的理念。研究发现，胃癌的主要危险因素有：霉变食物、高盐饮食、吸烟、A型血型及胃病史，胃癌家庭史等。故而，对于胃癌的一级预防可概括为：①幽门螺杆菌(Hp)根治及抗再感染策略；②治疗癌前疾病及癌前病变；③改善环境与食品卫生。如果说环境因素需要整个社会的参与、食品卫生需要加强宣传以达到，作为医师，迫切需要干预的内容即是Hp根治及抗再感染策略和胃癌前状态。胃癌前状态包括癌前疾病和癌前病变，前者是临床概念，后者为病理学概念。胃的癌前期疾病，包括：①慢性萎缩性胃炎伴或不伴肠化，其中中重度萎缩性胃炎胃癌的发生危险性为0.5%；②胃息肉：腺瘤型息肉癌变率为15%～40%，直径＞2cm时癌变率更高，恶变后多为肠型胃癌；③手术后胃：远端胃手术15～20年后，残胃癌发生率上升1.5～3倍；④巨大胃黏膜肥厚症，报道恶变率为10%。而胃的癌前病变，是指与癌变发生密切相关的胃黏膜病理组织学变化。即上皮内瘤变，又称异型增生，分为低级别和高级别上皮内瘤变。对癌前期病变，目前西医的方案，主要是以密切随访，以便早期发现，及时治疗为主要预防措施。但笔者认为，此方案以观察等待为主，早期检查为辅助手段，治疗方针仍是针对疾病本身，为一种较为被动的预防措施。

刘尚义为第二届国医大师，其治疗癌前病变患者，极富心得与临床疗效。他指出：首先，对于诸多癌前病变，西医的治疗方案往往着眼于治疗疾病本身。因为尚未出现癌症的相关指标，故不可能定性为癌症进行化疗或者是放疗。当然对于一些风险较大的癌前病变也提出可手术先期进行治疗，但手术毕竟是有创治疗，也有一定风险，另外也增加患者经济负担。故而不是最佳治疗方案。而这类疾病往往缠绵难愈，癌变风险长期存在。而中医可充分发挥中医药的优势，用"治未病"的理念，在对癌前病变本身进行治疗的同时，还加入：一、截断病势的治疗理念。刘老提出对癌前病变应在早期诊断的基础上，进行积极主动的治疗，以攻为主，截断病势，并强调用药应及时、准确得当。对于预防癌变的发生，有着明显的优势。二、"先安未受邪之地"的理念。癌症的发生是环境致癌因素与机体长期作用的结果，癌前病变防变同样需要一个长期的多方面因素进行干预的过程。除了尽量减少环境致癌因素等预防措施，医疗行为中更多的是需要对多器官多系统的功能进行提前防护及充实。这即是中医"既病防变"中"先安未受邪之地"的理念。有关刘老此处理论的详细内容，可见笔者在"总论第三章第一节跟诊刘尚义经验分享"的内容。

本病例的治疗过程，即是遵循刘尚义的思路进行的。

此患者不仅有慢性萎缩性胃炎的病理诊断：中度肠上皮化生，局灶腺上皮呈低级别肠型上皮内瘤变，还有已被世界卫生组织（WHO）列为Ⅰ类致癌物的Hp感染。属于典型的胃癌前状态，中医诊断为痰瘀交阻。不过，根据四诊情况，患者还有明显的肝胃不和及心肾不交的情况的存在。患者胃脘疼痛，虽然根本上是由胃癌前病变引起，但亦与肝胃不和密切相关。故而除了胃脘疼痛，患者还有焦虑、头昏、眠差多梦的情况存在。另外，患者的睡眠差，还有因心肾不交导致的情况。

故而，虽然目前此患者的本病为痰瘀交阻的癌前病变，但标象亦明显，对患者生活质量影响明显。故而，开始的两诊还暂时不能针对癌前病变进行治疗。笔者先予小陷胸汤清热利湿、和胃降逆，以交泰丸交通心肾。在此两方为主方的基础上，加有补益心肝阴血作用的百合及生、熟酸枣仁，此三药同时还能很好地养心安神，故此三药不仅能改善肝阴不足、肝失疏泄导致的肝胃不和证,还有助于治疗心肝阴血亏虚导致的失眠。方中还用茯神,一方面助睡眠,另一方面可健脾利湿,使巴戟天、百合及生熟酸枣仁等滋补之药不至于滋腻太过。另外,巴戟为补肾阳之药,且为温补肾阳药物中的温润之品,以助心肾不交中,温补肾阳的治疗。而猫爪草为刘尚义常用的抗肿瘤药物,此处用以防癌前病变癌变用。不过,首诊的治疗不以防癌变为主,故仅用一药以预防,目的是不干扰主要治疗。方中还用白及和地榆,一方面收敛生肌以治标,另一方面也是刘尚义膜病理念的应用。这是刘老极有特色的学术思想。他指出:"在内之膜,犹在外之肤",故在治疗内脏黏膜疾病时,常引入风药进行治疗,获得了极好的效果。此处亦是对刘尚义此思想的临床应用。而且,此处用此两药,可以说都有一药两用的功效。一药两用的情况在此方中是较多的,这是中医轻药愈病的思想体现。

首诊起效后,二诊加强了滋补肾阴肾阳药物的使用,并加入蛇床子、地肤子、皂角刺、莪术、水蛭等药,一方面加强风药的应用,另一方面,皂角刺、莪术、水蛭等药还有防治癌变的作用。两诊后,患者肝胃不和以及心肾不交的情况得到极好治疗,故于三诊时开始着手进行癌前病变的治疗。

此处,笔者主要遵刘尚义的用药思路,一方面注意截断病势:积极采用抗肿瘤药物中祛瘀化痰、软坚散结类的中药如鳖甲、莪术、薏苡仁等改善痰瘀交阻状态预防癌变;以抗肿瘤药物中清热解毒类的中药如冬凌草、猫爪草、白花蛇舌草等防止肿瘤的发生。另一方面,"既病防变"还强调应对可能病及的脏腑进行充实,以"先安未受邪之地"。本患者虽病位为脾胃,但因肝木易克脾土,且此类患者多见焦虑之症,多有肝气不舒的情况发生,为防止肝木克脾土情况的发生,胃癌前病变中,在治疗痰瘀交阻情况的同时,还应加入疏肝之药,如加用佛手、郁金这一对刘教授常用的疏肝组合药物,并佐以左金丸以清泻肝热、降逆止呕和胃。这些治疗,都是属于"既病防变"的另一方面的治疗。另外,方中还以乌贼骨以制酸治标。至于徐长卿,也是刘老治疗胃肠疾病的常用药,其性味辛温,归肝经、胃经,有祛风化湿、止痛止痒的功效,可广泛用于治疗风湿痹痛、胃痛胀满、牙痛、腰痛、跌仆损伤、荨麻疹、湿疹等。在胃肠疾病中,其既可以治疗胃痛，又具祛风之性，可以说是一个能很好地应用刘老膜病学说的药物，也属于一药两用之药。本方采用之，并加上其他白及、地肤子及地榆等风药，均是刘老膜病理念在临床上的应用。总的来说，本方以清热解毒的抗肿瘤药物及软坚散结的防癌变的药物为主进行截断治疗防癌变，加用左金丸清泻肝热、降逆和胃，佛手、郁金疏肝解郁以"先安未受邪之地"。另外，还有风药的应用，有制酸止痛的治标药等。全方以"既病防变"防癌前状态恶变为主，以治癌前状态的本病为辅，又加治标之药。主次得当，考虑周全。故取得了较好的效果。约 7 个月的时间，逆转了患者的癌前病变。不过，遵循中医"治未病"中"瘥后防复"的理念，嘱其之后每周服用药物 2 天，休息 5 天。继续服用 1 年后再复查，患者表示遵嘱。

胃脘痛，肝胃不和证（慢性糜烂性胃炎）

李某，男，52岁。贵州德江人。2019年6月25日初诊。

主诉：胃胀痛、胁痛，伴泛酸、呃逆10多年，加重1周。

患者不明原因于10多年前出现频繁胃胀痛，胁痛，泛酸，呃逆，约2年前检查胃镜示“慢性糜烂性胃炎”，西医给予标准方案治疗后（自诉，但用药不详）效不显。上述不适仍频繁发作，1周前上症加重。再做胃镜仍示“慢性糜烂性胃炎”。因其女儿女婿原均笔者学生，求诊于笔者处。

刻下：慢性病容，略消瘦，沉默寡言，诉胃胀痛，胁痛，均以胀痛或者针刺痛为主，伴泛酸、呃逆频频。追问情绪不良时上症明显加重。

平时性格内向，不喜言语。

手汗略湿。诉大便略溏。乏力，饮食略减。

舌淡红苔腻厚，脉弦略濡。

辨证：肝胃不和。

治法：疏肝和胃。

处方：瓜蒌壳20g，法半夏15g，黄连6g，黄芩10g，吴茱萸6g，草豆蔻10g（另包，后下，仅煎10分钟），砂仁6g（另包，后下，仅煎10分钟），川朴10g，苍术15g，地榆15g，地肤子15g，佛手15g。

15剂，水煎服。1剂药可服用2天，每天3次，每次约150ml，饭后半小时服用。

之后其女儿反馈，上方效好。诉服药期间，第3天即诉胃脘疼痛及胁痛消失，第7天诉乏力、反酸及呃逆消失，大便稀溏于服药半月后正常。诉务农不方便服药，上方1个月服用完毕后因感以上不适均消除，不愿再服药。未再来诊。让其女儿女婿告知其此病变有癌前可能性。但因患者住地离笔者较远，加之患者务农，服药的确不方便。诉方后现无不适，如有不适时再服用药物。嘱其女儿女婿注意观察患者各方面情况,并注意保养。其女儿女婿表示遵嘱。2021年底其女儿来诊室找我,问及其父亲病情,诉至今未诉有特殊不适。

按:慢性糜烂性胃炎是消化内科临床常见的疾病之一,也是一癌前病变。患者症状常常缠绵难愈。临床上,常见肝胃不和是其主要病变证候。可惜患者不在本市,加上务农,自身不太重视。治疗上存在依从性差的情况,根治不能保证。不过,本案中患者仅在笔者处诊治一次,但临床治疗效果较好,也可作为一种临床效好的病案记载下来,供诸君参考。

患者10多年的胃胀痛,胁痛史,均以胀痛或者针刺痛为主,病程较长,都是典型的脾胃常见症状。伴泛酸,呃逆频频。且脉弦略濡,为典型的肝胃不和的证型。初见患者时,见其除了慢性病容、略消瘦这种脾胃不良患者的常见外部表现,还明显发现其沉默寡言,追问后告知有胃胀痛、胁痛,以胀痛或者针刺痛为主,另外还有泛酸、呃逆频频等症状在情绪不良时明显加重。平时性格内向,不喜言语。另外,其大便略溏,脉弦略濡,都是肝胃不和患者的常见症状。情志不遂,气郁化火,横逆犯胃,故胃脘以胀痛泛酸及呃逆为主。胃失和降,气机上逆,故呃逆频频。中医脏腑功能中,肝主升发,胃主下降,两者密切配合,协调气机的升降的平稳。当肝气或胃气失调,就演变为肝胃不和证。故患者辨证为肝胃不和型。处方以小陷胸汤为主,是以仲景师治疗心下痞用小陷胸汤的思路。另外,加左金丸清泻肝火,降逆止呕,以治疗本患者之肝火犯胃证。此为此患者的正治法。另有平胃散里面的川朴、苍术,可燥湿运脾、行气和胃,治疗本患者湿滞脾胃之证,砂仁在此亦是此用。另外,此患者情绪不良情况较明显。故而除了告知患者注意调整情绪,还在左金丸基础上,加佛手以助疏肝解郁。至于地榆与地肤子,除了用于收敛止泻,还有利于脾胃的黏膜修复。此理念来自刘尚义的“膜病”理论,用这些风药,可有助于治疗黏膜的病变。

本方药味虽不多,但判断准确,思考全面,用药精当,故而临床症状的改善极好。惜患者多种原因,依从性差,只能嘱家人多观察,如有不适及时就医。

既病防变，纯中医半年治愈肠道多发性息肉

连某，男，67岁，贵州贵阳市人。2022年4月13日求诊。

主诉：1周前体检发现大肠多发性息肉求诊。

患者1周前进行体检时，电子结肠镜检查示升结肠见5枚3～6mm扁平息肉，其中1枚为亚蒂，其余为扁平息肉，横结肠见2枚3～4mm扁平息肉；乙状结肠距肛门约20cm见一约6mm扁平息肉，表面发红；余结肠和乙状结肠黏膜光滑，皱襞形态规则，黏膜下血管纹理清晰，未见糜烂、溃疡、肿物；回肠末段、回盲瓣、阑尾内口及直肠等处未有特殊情况发现；结论为“大肠多发息肉”（图5）。医师告知癌变可能性较大，且较多发，强烈建议其住院进行手术切除，但患者惧怕手术，而其妻子曾为我同事，听他人推荐，抱着试服半年中药，不行就手术的想法前来求诊。体检时还另外发现有“慢性非萎缩性胃炎”、空腹血糖6.4mmol/L情况。余无其他异常。自述无特殊不适。大便正常，每日1次，无腹痛史，否认黑便史。饮食、睡眠及小便均正常。

查见形体略显消瘦。舌淡红苔黄，舌底静脉可见明显青紫与曲张。右脉弦略疾，左脉沉。

考虑患者为痰瘀交阻。

予化痰通络、消瘀散结的药物，再加抗肿瘤的药物进行治疗。

处方：鳖甲20g（另包，先煎30分钟），莪术10g，白头翁15g，冬凌草20g，猫爪草10g，葎草20g，白花蛇舌草20g，皂角刺20g，刺蒺藜15g，水蛭6g，丝瓜络15g。

4剂，水煎服。2日1剂，每天3次，每次约150ml，饭后半小时服用。

二诊：2022年4月20日。无特殊不适。

左脉弦，右脉沉弦略疾。

舌偏红苔薄少，舌底情况已正常。

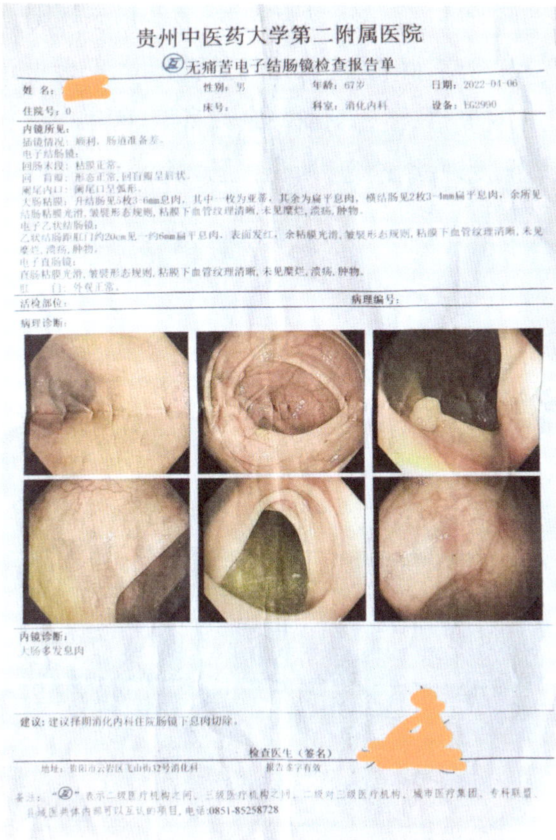

贵州中医药大学第二附属医院

无痛苦电子结肠镜检查报告单

姓名： 性别：男 年龄：67岁 日期：2022-04-06

住院号：0 床号： 科室：消化内科 设备：EG2990

内镜所见：

插镜情况：顺利，肠道准备差。

电子结肠镜：

回肠末段：粘膜正常。

回盲瓣：形态正常，回盲瓣呈唇状。

阑尾内口：阑尾口呈弧形。

大肠粘膜：升结肠见5枚3-6mm息肉，其中一枚为亚蒂，其余为扁平息肉，横结肠见2枚3-4mm扁平息肉，余所见结肠粘膜光滑，皱襞形态规则，粘膜下血管纹理清晰，未见糜烂，溃疡，肿物。

电子乙状结肠镜：

乙状结肠距肛门约20cm见一约6mm扁平息肉，表面发红，余粘膜光滑，皱襞形态规则，粘膜下血管纹理清晰，未见糜烂，溃疡，肿物。

电子直肠镜：

直肠粘膜光滑，皱襞形态规则，粘膜下血管纹理清晰，未见糜烂，溃疡，肿物。

肛门：外观正常。

活检部位： 病理编号：

病理诊断：

内镜诊断：

大肠多发息肉

建议：建议择期消化内科住院肠镜下息肉切除。

检查医生（签名）

地址：贵阳市云岩区飞山街32号消化科 报告签字有效

备注："互"表示二级医疗机构之间、三级医疗机构之间、二级对三级医疗机构、城市医疗集团、专科联盟、县域医共体内部可以互认的项目，电话:0851-85258728

图 5　治疗前电子结肠镜表现

处方：鳖甲 20g（另包，先煎 30 分钟），莪术 10g，白头翁 15g，冬凌草 20g，葎草 20g，白花蛇舌草 20g，刺蒺藜 15g，水蛭 6g，皂角刺 20g，玉竹 20g，石斛 20g，白芥子 20g。

7 剂，水煎服。2 日 1 剂，每天 3 次，每次约 150ml，饭后半小时服用。

之后，患者每 2 周来换一次药（除 8 月前后因疫情曾停药 2 个月以外，其他时候均坚持服用中药）。用药情况，则根据就诊时舌脉情况随证加减，但是鳖甲、莪术、白头翁、冬凌草这几味药均不可少，而皂角刺、丝瓜络、白芥子这几味药轮换着用。数诊后，患者于 2022 年 11 月 4 日再次回到原检查医院进行肠镜检查，并随后复诊。

再诊：2022 年 11 月 9 日。电子结肠镜检查示回盲部、升结肠、结肠肝曲、横结肠、结肠脾曲、降结肠黏膜光滑，皱襞形态规则，黏膜下血管纹理清晰，未见糜烂、溃疡、肿物；乙状结肠黏膜光滑，皱襞形态规则，黏膜下血管纹理清晰，未见糜烂、溃疡、肿物；余回盲瓣、阑尾内口、直肠及肛门等处也未有特殊情况发现；结论为“所见大肠大致正常”（图 6）。

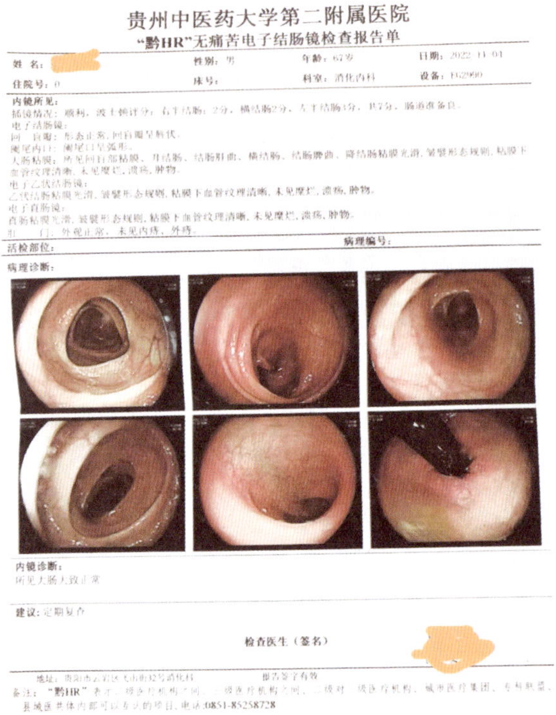
贵州中医药大学第二附属医院
“黔HR”无痛苦电子结肠镜检查报告单

姓 名：　性别：男　年龄：67岁　日期：2022-11-01
住院号：0　床号：　科室：消化内科　设备：EG2990

内镜所见：
插镜情况：顺利，波士顿评分：右半结肠：2分，横结肠2分，左半结肠3分，共7分，肠道准备良。
电子结肠镜：
回盲瓣：形态正常，回盲瓣呈唇状。
阑尾内口：阑尾口呈弧形。
大肠粘膜：所见回盲部粘膜、升结肠、结肠肝曲、横结肠、结肠脾曲、降结肠粘膜光滑，皱襞形态规则，粘膜下血管纹理清晰，未见糜烂，溃疡，肿物。
电子乙状结肠镜：
乙状结肠粘膜光滑，皱襞形态规则，粘膜下血管纹理清晰，未见糜烂，溃疡，肿物。
电子直肠镜：
直肠粘膜光滑，皱襞形态规则，粘膜下血管纹理清晰，未见糜烂，溃疡，肿物。
肛　门：外观正常，未见内痔、外痔。

活检部位：　病理编号：
病理诊断：

内镜诊断：
所见大肠大致正常

建议：定期复查

检查医生（签名）

地址：贵阳市云岩区飞山街32号消化科　报告签字有效
备注：“黔HR”表示……县域医共体内部可以互认的项目，电话:0851-85258728

图 6　再诊时电子结肠镜表现

查见双脉弦略疾。舌偏红苔黄。

处方：鳖甲 20g（另包，先煎 30 分钟），莪术 10g，白头翁 15g，冬凌草 20g，葎草 20g，白花蛇舌草 20g，皂角刺 20g，丝瓜络 15g，北沙参 15g，麦冬 20g，天冬 10g，五味子 3g，生山药 15g，鸡内金 6g，地肤子 20g。

8 剂，水煎服。2 日 1 剂，每天 3 次，每次约 150ml，饭后半小时服用。

另外，告知因治疗时间短，虽然效果很满意，但是体内环境的改变是一个长期的过程，所以治疗也不能突然中断。之后的中药，改为服用3剂(6天)后休息2天。如此服用1个月后，改为服用1剂(2天)后休息2天。这样服用半年后可以停药。

患者表示遵嘱。另诉结果出来后，心中如一石头落地，心情异常轻松，非常高兴，连声感谢。

按：大肠癌是世界上第三大常见恶性肿瘤，也是全球第二大癌症死亡原因。大肠息肉是大肠癌最早可以监测到的始发事件，绝大多数的大肠癌都起源于大肠息肉。而最新的研究发现，大肠息肉的发病率可高达43%。大肠息肉的常见临床症状，主要为腹痛、腹胀、粪便性状改变及便秘等非特异性消化系统症状，缺乏特异性临床症状。本病例中，患者更是自始至终没有任何不适。可见此病的发病较为隐匿，单纯通过临床症状往往较难进行诊断，不利于患者早就诊、早发现、早治疗。故而，现在将结肠镜检查列入常规体检项目，极有利于大肠息肉的早期发现和预防，从而降低直肠癌的发病率。而对于存在消化系统恶性肿瘤家庭史的人群，尤其是有结直肠癌家族史的人，更应尽早进行结肠镜的检查。大肠息肉的主要病理类型有炎性息肉、增生性息肉、腺瘤性息肉等。其中，尤其以腺瘤性息肉的癌变风险最高，约为1.4% ~ 9.4%，有研究表明，未经治疗的大肠腺瘤5年癌变率约为4%，10年癌变率约为14%。

大肠息肉因与大肠癌的关系密切，故现在将其归为癌前病变。西医的治疗方案，主要是内镜下息肉切除术为主，但存在着术后并发症以及息肉高复发率的风险(据研究，大肠息肉经内镜切除术治疗的复发率可高达58.60%)。故而，探讨中医药进行治疗或者中西医结合治疗，是极具临床价值的。

笔者之前曾经治疗过数十例大肠息肉的患者，都获得了极满意的效果。不过，大多数是经过手术切除后为防复发来寻求中医帮助的，这类患者，只要认真服药的，均未有复发的反馈，但是，因为已经进行镜下钳除，所以不能明确地证明中医的治疗有效；也有未手术，单纯服用中药后获得满意效果的，但均因各种原因未能早日列出：有的是症状明显改善，但因畏惧肠镜检查不愿进行复查的；有获得肠镜复查结果，但患者之前的检查单保存不当不能提供前后对比的;也有因治疗时间较长,笔者事务繁忙未能去查找原始资料的。故一直未能总结此类患者的治疗。本书将结束初稿之时,正好遇到此患者进行复查,效果满意,且此患者又属于纯中医治疗,并回到原检查的三甲医院进行了复查,故举其为例,以与同道分享。惜当时因结肠息肉多发,医师恐其癌变,拟召其住院手术治疗,并未进行病理活检。所以只能提供其肠镜检查结果。

笔者治疗大肠息肉的理念和用药,主要来源于刘尚义。刘老指出中医治疗癌前病变,有中医独特的优势,即可加入治未病的方法,进行截断式的治疗(这在前面的相关文章中已有阐述,此处不再赘述)。所以用药方面,笔者除了用治疗多发性息肉的药物,还加上有抗肿瘤作用的药物。总的来说,是在化痰通络、消瘀散结的药物的基础之上,再加上抗肿瘤的药物以达到"既病防变"的目的。故首诊中,就用了鳖甲、莪术、白头翁、冬凌草、猫爪草、葎草、蛇舌草等这一类刘老常用的预防和治疗肠道肿瘤的药物;因患者病势较急,肠道息肉多发且多为扁平息肉(扁平息肉癌变可能性较大),故用得较多,类似于冲击疗法,以扼住病势、预防癌变。另外,还加剂量用皂角刺、刺蒺藜、丝瓜络这些药物,以助通络化瘀、消除肿块。又因患者息肉多发,所谓冰冻三尺非一日之寒,故加用虫类药水蛭,以助祛除这类病势已久的沉疴痼疾。这个理念,来自清代名医叶桂,而将之用于这类疾病,则来自刘尚义。之后,二诊时,因患者舌偏红,苔薄少,略有热象以及伤阴之象,故在前方基础上,减少了抗肿瘤药物猫爪草,加玉竹、石斛以养阴清热,并加入白芥子以助化痰散结。之后,患者坚持服用中药,根据就诊时舌脉情况随证加减,但是鳖甲、莪术、白头翁、冬凌草这几味药均不可少,而皂角刺、丝瓜络、白芥子这几味药轮流换着用,约7个月后,患者复查大肠息肉消失。

食管鳞癌术后重度反酸、呕吐、腹痛伴重度衰弱的中医诊疗

杨某，女，62 岁。贵州贵阳人。2021 年 7 月 23 日就诊并收治于消化内科住院诊治。

主诉：食管下段鳞癌术后，继发反酸、烧心、呕吐、腹痛 2 个月余。

患者因食管下段鳞癌于 2 个多月前在广州某三甲肿瘤医院行“食管癌切除术、食管 - 胃吻合术，空肠造瘘术”。术后出现反酸、烧心、腹痛，恶心，呕吐胃内容物。一直在此院住院治疗，每日卧床难起。诉每天输液量都很大，近 1 个多月来医方让其进食少量流质饮食，但饮水都吐，进食呕吐加重，且自诉每天吐出来的比摄入还多，只能靠空肠造瘘管注入营养液，痛苦莫明。无奈带一线希望回贵州行中西医结合治疗。

入院症见：反酸明显，上腹部胀痛，烧心，恶心干呕，时呕吐胃内容物，进食即吐，口干口苦，畏寒肢冷，肢软乏力，少气懒言，偶感心慌、胸闷。无发热、头晕头痛、咳嗽、胸痛、黑便、黏液脓血便及晕厥等。病来神疲、睡眠差，基本不能进食，靠空肠造瘘管注入营养液维持机体营养。

查体：T 36.3℃，P 82 次 /min，R 20 次 /min，BP 149/84mmHg。形体消瘦，慢性病重面容，面色少华，时呻吟烦躁，担架抬入病房。舌淡暗红，舌体瘦，苔黄腻少津，脉沉弱细。腹平坦软，上腹部及脐周压痛，无反跳痛及肌紧张。随机血糖 4.9mmol/L。心电图未见异常。入院后行实验室检查及胸腹部 CT 等检查示胸下段食管鳞癌术后改变；贫血（轻度）；低钾血症；慢性支气管炎等。

中医诊断：吐酸（脾胃虚弱，湿热中阻证）。

西医诊断：①胸下段食管鳞癌术后；②继发性胃食管反流病；③继发性贫血（轻度）；④低钾血症；⑤慢性支气管炎。入院后次日曾出现阵发性室上性心动过速。

入院后下病重，西医方面主要以抑酸止痛、输液营养支持及空肠造瘘管注入营养液以营养支持治疗为主。

中医首诊以益气健脾、清热除湿、和胃降逆为法。

处方：黄芪 30g，桂枝 10g，炮姜 10g，甘草 6g，陈皮 12g，茯苓 20g，枳实 12g，法半夏 10g，薏苡仁 30g，炒建曲 15g，浙贝母 15g，炒川楝子 12g，延胡索 12g，厚朴 15g，醋鳖甲 20g（另包，先煎 30 分钟），莪术 10g，杏仁 10g，紫苏梗 12g，黄芩 10g，大黄 6g。

4 剂，水煎服，每日 1 剂，每日服用 3 次，每次约 100ml。

4 日后：患者诉上腹部胀痛、烧心、心慌、胸闷减轻，恶心干呕明显缓减，口干口苦、畏寒肢冷减轻。仍有肢软乏力，少气懒言。反酸仍明显，大便畅而稀溏。另外，诉前 1 日不慎受凉感头痛，一身不适。

舌淡暗红，舌尖红，舌体瘦，苔黄微腻少津，脉弱细微沉。

前方去大黄，加藁本、白芷、煅瓦楞子。

处方：黄芪 30g，桂枝 6g，炮姜 6g，甘草 6g，陈皮 12g，茯苓 20g，枳壳 12g，法半夏 10g，薏苡仁 30g，炒建曲 15g，浙贝母 12g，炒川楝子 12g，延胡索 12g，厚朴 15g，醋鳖甲 20g（另包，先煎 30 分钟），莪术 10g，杏仁 10g，紫苏梗 12g，黄芩 10g，藁本 12g，白芷 12g，煅瓦楞子 15g，川芎 12g。3 剂，煎服法同前。

7 日后：服药 3 剂后，头痛及一身不适完全消失，大便畅而干结，上腹部胀痛、烧心、反酸、畏寒肢冷、肢软乏力明显减轻，已无心慌、胸闷，口干口苦缓减，予流质、半流质饮食，能进食少量流质及半流质饮食，如粥、芙蓉蛋等，偶有恶心，已有少许笑意，很愿意与医护沟通，自诉时感心烦躁。

考虑前几日感冒已病除，现症大便干结，时感心烦，舌淡暗，舌体瘦，苔微黄腻少津，脉沉细有力，观其舌脉较前有所好转。前方去藁本、炮姜、莪术，加淡豆豉、栀子、大黄。

处方：黄芪 30g，桂枝 6g，栀子 10g，淡豆豉 10g，陈皮 12g，茯苓 20g，枳实 10g，法半夏 10g，薏苡仁 30g，炒建曲 15g，浙贝母 15g，炒川楝子 12g，延胡索 12g，厚朴 15g，醋鳖甲 20g（另包，先煎 30 分钟），桔梗 10g，杏仁 10g，紫苏梗 12g，黄芩 10g，白芷 12g，煅瓦楞子 15g，大黄 6g，甘草 6g。

3 剂,煎服法同前。

10 日后:大便畅而稀溏,夹有黏液,上腹痛、烧心、反酸、畏寒肢冷、肢软乏力继续减轻,主要以腹胀为主,无心慌、胸闷,仍进食少量流质及半流质饮食,如肉沫粥、芙蓉蛋、鱼汤饭等,仍偶有恶心,口干口苦明显缓减,已无烦躁,患者病情好转,在我院普外科协同下予以拔除空肠造瘘管。

舌淡,舌体瘦,苔微黄腻,脉沉有力,舌脉较前好转,但有黏液便,故在前方基础上去栀子、淡豆豉、白芷、鳖甲,加败酱草、白头翁、莱菔子、当归。

处方:黄芪 30g,茯苓 15g,枳实 10g,法半夏 10g,薏苡仁 30g,炒川楝子 12g,延胡索 12g,厚朴 15g,白芍 15g,败酱草 15g,紫苏梗 12g,黄芩 10g,黄连 6g,煅瓦楞子 15g,大黄 6g,白头翁 15g,当归 12g,桔梗 10g,炒莱菔子 15g,陈皮 12g,甘草 6g。3 剂。煎服法同前。

13 日后:大便畅而基本成形,偶有稀溏黏液便,腹痛、烧心、反酸、畏寒肢冷明显减轻,肢软乏力明显好转,口干口苦明显缓减,进食后仍感腹胀,少吃多餐流质及半流质饮食,如肉沫粥、芙蓉蛋、鱼汤饭等,无烦躁、心慌、胸闷,偶感恶心。舌淡红,舌体瘦,苔微黄腻,脉沉有力。空肠造瘘口经多次换药后基本愈口。前方再进 6 剂。

第 19 日,患者病情明显好转,病情稳定,予以出院继观。上方原方 10 剂出院带药。

之后门诊随访 2 个月余,病情逐渐好转,基本能正常进食普食,并已能自行步行来门诊就诊,对生活充满信心,甚喜。

按:本例患者为食管癌术后的患者,术后均会有一段时间的进食逐渐恢复正常的过程,一般在 1 个月以后均主张进食流质饮食,但此患者反酸、呕吐及腹痛的症状 2 个月余持续存在,上述症状一直未逐渐改善,反酸仍明显,饮食即吐,腹痛仍重,且身体日渐衰弱,口干口苦,畏寒肢冷,肢软乏力,少气懒言,偶感心慌、胸闷,精神睡眠差,基本不能饮食。查体见形体消瘦,慢性病重面容,面色少华,时呻吟烦躁,舌淡暗红,舌体瘦,苔黄腻少津,脉沉弱细。上腹部及脐周压痛,无反跳痛及肌紧张。观其症及舌脉,可辨病为吐酸、呕吐或胃痛,因其为食管癌术后以胃食管反流为其主要临床机制,故自认为辨病为吐酸为妥。辨证从其癌病及手术,且其癌病在胃之入口，术后胃气衰败，其元气已大伤，故其以本虚为基础，脾胃虚弱，运化失司，湿浊内生，蕴而化热伤津，脾胃虚弱，加之湿热阻滞，胃气上逆，反酸，烧心，恶心干呕，时呕吐胃内容物，饮食即吐，基本不能饮食；脾胃虚弱，湿热阻滞，不荣不通均致痛，故见上腹部胀痛；脾之阳气虚弱，症见畏寒肢冷；脾胃为后天之本，脾胃虚气血生化乏源，而致气血亏虚，机体、心脉、清窍失养，而见肢软乏力，少气懒言，精神睡眠差，心慌，胸闷，烦躁。阴血亏虚则见口干口苦，形体消瘦，面色少华。舌淡暗红，舌体瘦，苔黄腻少津，脉沉弱细，其舌脉为脾胃虚弱、气血津血亏虚、湿热中阻之象。治疗上在适当补益气血的同时，着重健脾除湿，清热通腑，和胃降逆，故以半夏泻心汤、半夏厚朴汤、小建中汤、金铃子散为主方加减运用，在除湿热阻滞的同时不忘补土培元，使湿热去，脾气荣，胃气和，中焦升降通调，病见好转。

本例患者在反酸、烧心、呕吐、腹痛均重，机体衰弱，抬入病房的病情下，经过短短的半月余的中医治疗，反酸、腹痛、剧烈呕吐等基本消失，其他情况亦明显好转，基本可正常进食普食，并已能自行步行来门诊就诊。中西医结合治疗患者，的确才能给患者最大的福祉。

温肾阳、清湿热治疗真菌性食物中毒后长期腹痛泄泻

刘某，女，43 岁。贵州贵阳人。2018 年 10 月 15 日就诊。

主诉：食物中毒治疗后仍时有下腹痛、泄泻 3 个月余。

患者 3 个多月前吃几颗李子中毒后（诉当时因急性上吐下泻至西医院进行救治，诊断为食物中毒，毒源为被真菌污染的李子，输液等治疗后好转出院）至今肚脐部时有绞痛，并伴便泻情况。常每日大便至少 2 次，排出黏液及渣样物。便粘马桶，难清理。无血便或明显脓样物。便前脐腹疼痛，便后腹痛稍减，但仍便泻不爽，有轻度里急后重感。曾数次到西医门诊进行诊治，以氧氟沙星等治疗后效不显。也曾到中医门诊治疗数次，治疗处方不详。效均不显。求诊我处。

刻下：消瘦，面容憔悴、慢性病容。除腹痛作泻情况外，诉小腿肌肉时有酸痛感，并时有小腿部的骨骼冷痛不适。手凉。

舌微红，苔腻黄，根苔为甚，舌底静脉曲张较重，色略紫。

左脉弦略紧，右脉弦紧略疾略沉。

考虑中焦湿热为患，下焦肾阳亏虚夹有湿热。

处方：制附片 10g（另包，先煎 30 分钟），肉桂 6g，干姜 6g，酒大黄 3g（另包，后下，仅煎 10 分钟），酒当归 30g，制胆星 15g，肉豆蔻 6g，乌药 6g，薤白 10g，盐黄柏 10g，苍术 10g。

5 剂，水煎服。每天 3 次，每次约 150ml，饭后半小时服用，1 剂药服用 2 天。

患者虽之前有食物中毒的情况，但年纪不大，且食入量不多，按理应较快恢复。但患者却仍多腹痛作泻、缠绵至今。考虑与其中毒原因为真菌感染的情况有关。真菌感染，治疗上的确有着一定的难度，效果不好。所以导致患者病情迁延至今。另外，患者之疾，伤及中焦，加上久泻，必致

中焦脾胃虚弱,湿邪自生。湿邪郁久化热而成湿热夹杂之症。所以患者有腹痛作泻、泻便不爽,伴有里急后重。另外,虽然患病时间不算长,但此三月以来,估计之前医者多会用清热解毒之品而伤及阳气,加之久泻伤阴耗气,故患者呈现下焦阳虚之象,所以患者表现有手凉足冷,甚至可冷及骨。故而,患者的情况,主要分为两个方面,一方面有阳虚,以肾阳虚为主;另一方面,因湿热内郁,湿性向下,故患者阳虚同时还有湿热夹杂。而且,从其舌象来看,舌微红,苔腻黄,根苔为甚,可以看出其湿热也较重,且目前以下焦湿热为重。

脾胃虚弱、肾阳虚兼湿热为患,必致营血生化不良,皮肤肌肉失荣情况,故患者有消瘦、面容憔悴、慢性病容及小腿肌肉酸痛症状。此时的治疗方案,如单纯用温补之品以温补肾阳,则会加重湿热之邪;如仅着眼于清利湿热,必过用苦寒之品,便又会再伤脾肾之阳。在用药上有着其复杂性与矛盾的方面。这也是患者久病不愈的原因。

既然是虚实夹杂、阴阳合邪之疾,也当予攻补兼施、寒热并用的复方。而且患者目前阳虚症状较明显,故而在扶正、祛邪的力度方面,第一诊以温补肾阳扶正为主,以清利湿热祛邪为辅。方中以制附片、肉桂及干姜以温养下元,以制胆星、苍术以清热利湿,健脾和胃,并重用酒当归以补益营血。再配薤白以通阳散结、行气导滞。薤白一方面有温阳之性,助除下焦虚寒;同时,其与二妙散配伍,通过行气导滞助黄柏与苍术以清大肠湿热,有行气则后重自除之意;另外,此药还归大肠经,有涩肠之效。对于此患者来说,薤白可温阳散结、行气去湿、涩肠止泻,可以说是一药三用,药精效好,秉承的正是轻药愈病的用药原则。而方中所用大黄,主要是防治当时食物中毒时可能有余邪未净,寓通因通用之法。但考虑患者体瘦、阳气虚等情况,用的酒大黄且仅用 3g,以达到祛邪而不伤正的目的。

二诊:手略湿。服上方后腹痛消失,腹泻情况明显好转。仅偶有腹泻,且里急后重情况明显减轻。手凉明显好转。小腿肌肉酸痛及小腿部的骨骼冷痛不适已无。左脉弦,右脉略濡。舌淡红苔黄,舌底静脉仍有怒张。

处方:酒黄芩 10g,酒黄连 6g,吴茱萸 3g,法半夏 10g,广木香 10g(另包,后下,仅煎 10 分钟),肉豆蔻 6g,巴戟天 20g,锁阳 20g,地榆 20g,肉桂

3g,桃仁 20g,薏苡仁 20g。10 剂,水煎服。服用方法同前。

一诊后,患者手凉明显好转,小腿肌肉酸痛及小腿部的骨骼冷痛不适的情况消失,肾阳虚的情况症状已有明显改善。腹痛已无,里急后重及腹泻情况明显减轻,也说明其湿热情况已明显好转。从其舌象来看,其舌淡红苔黄,也证明其下焦湿热情况已明显好转。故而本次治疗的基本思路不变,但温补下焦的力量稍减,而清中焦湿热之药力量需加强,故以酒黄芩、酒黄连、吴茱萸、法半夏以清中焦热、并健脾化湿。此组方药,是刘尚义的一组极好的药物配对。方中酒黄芩、酒黄连可很好地清利中焦湿热,法半夏还可健脾化湿。酒黄连、吴茱萸的配伍,又是左金丸之意,可治肝火犯胃。对于脾胃虚弱的患者,常常并见有肝胃不和的情况,刘老指出:无论从肝胃不和的病机来说,还是从见肝之病,当先实脾的中医既病防变的思维来说,左金丸都是一个极好的治疗肝胃不和的常用的良方。而法半夏与吴茱萸的温热之性,还可反佐黄芩、黄连的寒热之性。本案中,患者的脉象从就诊至今,一直有脉弦情况,肝火较重情况一直存在,但之前一诊时应先抓主要矛盾为主,而二诊时,就可以加上左金丸了。通过清肝火,来更好地扶助脾胃。当然,方中还用广木香、薏苡仁进一步帮助健脾利湿,而巴戟天、锁阳、肉桂、肉豆蔻则用以补肾阳、止泄泻。再以桃仁治久病入血。因患者舌象情况中,其舌底一直有舌底静脉曲张较重,色略紫情况,本次其舌底静脉仍有怒张。故活血化瘀的药物虽不重用,但仍需加以关注其久病入血情况。

三诊:诸症好转。仅偶有便溏,手略湿。舌淡红苔秽,舌底静脉略曲张。右脉沉略弦,左脉沉濡。本次追问患者,诉有甲亢病史,现虽各数值已正常,但平时易怒,睡眠较差。

处方:法半夏 10g,夏枯草 15g,百合 30g,合欢皮 20g,酒黄芩 10g,酒黄连 6g,吴茱萸 3g,白术 10g,枳实 10g,黄精 20g,生地黄 20g,陈皮 15g。7 剂,水煎服。服用方法同前。

此方以稳固前效为主。一方面仍然有清上焦湿热药物的合用,另外,加枳术丸以健脾胃,以黄精、生地黄温养脾肾之阴分,以陈皮行气。此时以补养脾肾以收功。另外,患者甲亢情况,四诊合参,辨为肝胆湿热。故以法半夏、夏枯草清肝胆湿热，以百合、合欢皮养心安神，治疗患者甲亢导致的偏兴奋之睡眠质量差。当然此为治标之法，根本调理之药主在法半夏与夏枯草。

服上方7剂后次月带其子求诊，诉至今大便每日一行，大便成形、易排。原易怒明显好转，睡眠佳，诸症已愈，至今无任何特殊不适。

按：本患者病程较长，因感邪特殊，多次中西医治疗无效。同时，也导致其寒热错杂、虚实并存的情况。不过，无论多复杂的病机，只要我们秉承中医辨证论治的精神，实事求是地针对患者的病机进行治疗，仍能在较短的时间内切中要害，获得满意的效果的。

反复发热、头昏痛1周，药后1次降温

刘某，女，26岁。贵州贵阳人。2019年10月21日求诊。

主诉：受凉后反复发热、头昏痛1周，加重伴咳嗽1天

患者为曾经听我讲授“中医各家学说”课程的学生，现正在实习中。诉1周前因受凉后次晨出现头昏头痛，中午开始出现发热寒战，体温最高时38.5℃，四肢酸痛甚。自服“感冒颗粒、布洛芬缓释片”后，次日四肢酸痛感减轻，但头痛仍存，以颠顶及两侧太阳穴处为甚，呈牵扯痛。继续以上治疗，但5日前出现头痛、头昏加重，且体温上升至40.2℃，遂于某三甲医院就诊。查血常规：白细胞计数正常，中性粒细胞百分比升高(83.4%)。考虑为感冒后发热。医师曾予复方氨林巴比妥注射液肌内注射、喜炎平静脉滴注及补液治疗后，体温降至37.6℃，头痛稍减，无四肢酸痛。此后几天，持续以上治疗。病情则转变为：均在早晨8—10时之间有汗出，体温在37.6℃左右，头痛不甚，但体温下午开始上升，常在37.6 ~ 38.5℃之间波动，头痛加重，仍呈牵扯痛，自行加服“阿莫西林胶囊、布洛芬”后头痛略缓解，但体温情况仍同上。1天前不明诱因下，头痛又再次加重，并开始出现有咳嗽、痰少，痰黏难咳，痰呈黄白相间。今晨体温不似往日，晨起即为38.5℃，感口干不适，头痛剧烈，伴头昏，纳差，但现四肢无酸痛。睡眠尚可。大便稍稀，小便可。

患者因中西医结合治疗已7天，病情反复未愈，现更有加重趋势。因原跟随我抄方有一段时间，之前也曾为其治疗数次疾病，均告速效，故欲求诊于吾处。但因我当时正在进行全国中医优秀人才的强素养活动，在上海研修班进行封闭学习过程中，故与我QQ联系希望予其远程诊病。因对其体质情况平常尚了解，故嘱其照舌头照片来试试进行远程诊治。其本身已是实习生，如药后有特殊不适，亦可随时停药。

另：追问患者经带史，诉今日为月经第6天，平时为7天干净，今日尚有月经，但量已不多。

照片中见舌淡红，上有少量小芒刺、色红，苔腻秽略黄。

考虑湿邪内蕴，外感夹湿，故予藿胆丸及九味羌活汤为基础方，以祛除寒湿，宣发透邪为治。

处方：制胆星15g，川芎10g，苏叶6g（另包，后下，仅煎10分钟），藿香15g（另包，后下，仅煎10分钟），羌活6g，白芷15g，细辛3g，黄芩10g，生地黄15g，法半夏10g，厚朴10g。

1+1剂，水煎服。1剂药服用1天，每天3次，每次约150ml，饭后半小时服用。另外，告知患者，因为没能诊脉，只能先抓1剂来试着服用，如果没有不适再抓1剂，共服用2剂。如有不适则随时停止服用。故写为1+1剂。

之后如果有效果就继续通过现在这种方式慢慢调，如果效果不好就让患者再找其他医师求诊。

二诊：2019年10月23日。今日诉21日晚服用第1次药后体温即慢慢从38.5℃降至正常。体温在36.5～36.7℃之间。头痛明显减轻。现体温已完全正常，但头痛头昏未完全消失。呈现晨起头痛减轻，下午至晚上加重的趋势。头痛仍以颠顶及两侧太阳穴处为主。晨起仍有微汗出，偶有咳嗽，痰黏色白量少，时有喷嚏，时感腹胀。

纳眠转可，精神可，二便调。月经已净。

舌淡红，苔腻厚秽略白。

考虑患者湿邪困阻情况虽有好转，但因患者体质素弱，湿邪尚未除净，在加强芳香化湿之品力量的基础上，还应加入温阳化湿之剂。另外，患者病情初发时在经期，有邪入血室情况，现在虽经已净，但仍应加上祛除肝经风热之药。

处方：制附片10g（另包，先煎30分钟），制胆星15g，川芎10g，藿香15g（另包，后下，仅煎10分钟），羌活10g，苍术10g，白芷15g，细辛3g，竹柴胡10g，麦冬10g，厚朴10g。2剂，煎服法同前。

2019年10月26日，患者晨间从QQ中发来信息，诉前日已无头昏头痛、已无咳嗽，但仍按要求将2剂药服用完。特告知我一声，并称再次感受了中医的魄力。

按：患者病情实际上并不复杂，只是一个简单的外感夹湿。但是外感夹湿常常是西医的难治症。案中患者虽是一名中医学生，但是仅为实习医师，对中医的辨证论治还缺乏实战经验，故而虽然服用中西医药，但不是很得法，尤其中药的使用，更是未切中要害。而西药虽按标准来用的，但是因为前面说过了，此类感冒是西医的难治病症，故而1周后仍未治愈，甚至有加重的趋势。

既然病因明确，治疗则不难。以祛除外邪为主，着重予芳香化湿之品，故而以藿胆丸和九味羌活汤为主方治疗。藿胆丸是治疗外感夹湿、患者表现有头昏头痛、鼻塞较重的常用方。而九味羌活汤则是治疗风寒在表或者风寒湿三邪合邪侵袭人体经络，引起头痛剧烈、身痛等症的常用方。此方为宋金时期的名医张元素所创，专为风寒在经或风湿疼痛而设。因麻、桂辛温太过，不宜四季使用，张元素用之以代替麻、桂之方。方中以升散药和清热药结合运用，灵活地处理了祛除寒湿与免除辛燥太过的矛盾。本方中羌活入足太阳，为拨乱反正之主药；白芷入足阳明，治头痛在额；川芎入足厥阴，治头痛在颠顶；细辛入足少阴，治本经头痛；黄芩入手太阴，以泄气中之热；生地入手太阴，以泄血中之热。案中还加入法半夏与厚朴，以加强燥湿化痰，行气化湿之力。果然一剂仅服用1次药后患者体温即恢复正常，头痛、头昏明显减轻。但一方面，因为患者经期外感，有邪入血室情况；另一方面，患者一直体弱(之前有为患者诊治过其他疾病的历史)，故有阳气不足、祛邪力量不够的情况。故第2次处方中加入制附片以助温阳去湿，并加上辛温雄烈，气味芳香的苍术以助辟恶而去湿。实际上，此药亦是九味羌活汤的主药之一，第1次用药时因为用厚朴后未再用苍术。二诊中因患者有腹胀情况，另外，患者舌苔腻而略白，是脾胃运化受湿困之象，故本方中仍加入苍术，此药入足太阴脾经，以助健脾、运化水湿。另外，方中还加入竹柴胡，以治疗热邪入血室之、头昏情况。2次处方虽均仅11个药，但配伍明确，用方得当，故取得极好的效果。

2剂药基本治愈8年的顽固痤疮

郑某,女,21岁。2019年9月26日求诊。

主诉:痤疮8年余,加重1个月。

患者为我上“中医各家学说”课程时的学生,下课后请我诊病。诉痤疮8年多,加重1个月。曾在多家医院进行过中西医多种方法的治疗,效不显。

刻下:面部痤疮较重,以红色丘疹、结节为多,数处可见有化脓肿胀或溃破后流脓情况。另见有较多粉刺,多处有明显的白头点,数处有患者自行挤破后流黄水的情况。痤疮以下巴、口周、额头为主。患处皮肤有疼痛不适。

诉皮肤油性感,平时喜挤压痤疮。

月经正常。偶有熬夜情况。无便秘。

舌偏红略暗,苔黄。左脉弦略滑,右脉弦略紧。

辨证:胃经湿热。

治法:清热利湿。

处方:炒黄芩10g,酒黄连6g,吴茱萸2g,刺蒺藜15g,皂角刺20g,桃仁10g,红花10g,地肤子15g,茵陈10g,连翘10g,生甘草6g。

2剂,水煎服。1剂药可服用2天,每天3次,每次约150ml,饭后半小时服用。

告知患者痤疮中有化脓及肿胀较重者,系感染较严重导致的。嘱在沐浴时(主要目的是保证清洗干净),面部以香皂清洗干净,之后用清洁纱布蘸净面部后以碘伏消毒痤疮中有感染的地方,之后注意保持面部的清洁,直至红肿消退。另嘱勿再用手触摸面部,更不要挤压痤疮,以免引起感染扩散。其表示遵嘱。

患者2019年12月20日又在我的课间带同学来看病,诉服上方后痤疮即未再新长,且原痤疮处皮肤的肿胀、流脓、流黄水等各种情况亦明显好转,之后其按我的要求保持面部的清洁,面部皮肤的痘印等也逐渐消失。我审视其面部皮肤已完全光洁如常人,原来满脸红色丘疹、结节、多处流脓流黄水及粉刺较多情况已荡然无存。

按:此患者病程长,之前治疗情况不甚详细,但诉以外擦药物及服用中药为主。服用中药的具体情况未留处方,但其为中医学院学生,对中药是有印象的。诉以金银花、连翘类药物为多。效不显,且逐渐加重。刻下见患者粉刺、丘疹、结节、脓疱情况,均集中在面部,且以下巴、口周、额头为主,此为足阳明胃经循行路线。患者痤疮的颜色以红色为主,且脉以弦滑脉为主,可见湿热为患的情况是比较明显的。之前医家虽然用了清热解毒的药物,但估计因痤疮在面部,使用的药物以金银花、连翘这一类清解上焦热毒的药为主。而这类药与本患者的病性、病位是不相符的。患者的情况,一方面,虽热象明显,但湿亦明显。其痤疮多有脓,而且,脉滑,舌苔黄,均是湿与热相裹挟为患的情况。这种情况,单纯的应用清泻火热的银花、连翘是不合适的;而另一方面,此患者虽病在面部,但其实主要集中在足阳明胃经的位置,故病位是在胃。此为胃经湿热内蕴,湿热上熏面部而导致的痤疮。

故而,处方时,首先应用清胃经湿火的药物,如黄芩、黄连等。为保证药到病所,又将黄芩、黄连酒炒。取法张元素在讨论药物特性时所强调的酒炒后,药性多走上焦的药物炮制特色。另外,为防寒凉过度会损伤胃气,一方面佐以2g吴茱萸,另一方面黄连仅用6g,而加入茵陈以助清解热湿。以上药物使用,效果当然较单纯使用银花、连翘偏清上焦热邪的药物效果好。此为清利湿热药物的应用方面。

另外,患者病久,又有脉弦紧情况,皮肤油性,加上结节外多有疼痛情况,考虑有湿热久郁后,气血有瘀滞情况,不通则痛。故应加上活血药物。患者脉滑中带紧,应是之前清热解毒药诛杀无过伤及阳气引起的。故而以偏于温性的活血化瘀药如桃仁、红花之属。皂角刺一方面可助活血,另一方面可以散结,以治疗患者痘疹处气血搏结瘀阻较甚情况。另外,方中还用了刺蒺藜,一方面助清热解毒,另一方面也可帮助止痒。而地肤子则是治标之药,能起到很好的祛风止痒之效。诸药使用,配伍严谨,用药恰当，切中病机。故而虽然仅1诊，处方仅2剂，患者服用4天后，即基本治愈了久治不愈之痤疮。

当然，此中还要注意的是患者有搔抓痘疹的习惯，此一定要叮嘱患者改掉这个不良习惯，以免酿成他变。此亦是中医“治未病”“既病防变”理念的发挥。还有一个值得注意的是，在临床中，常常有医师让患者使用药膏以治疗痤疮，笔者的看法是，不管药膏所用何药，膏类物总是容易阻塞毛孔的，常引起患者病情加重，故我在临床中，常要求患者停用膏类药物，并注意以流水清洗干净面部，同时，叮嘱患者改掉用手触摸痘疹以感觉痘疹大小的习惯，更不要挤压等。这些，都是除治疗外还应告知患者的注意事项。

腰背腹部大面积带状疱疹，从肝胆火热治

杨某，女，26岁。贵州贵阳人。2016年7月15日求诊。

主诉：后背隐痛兼有疱疹4天多，加重1天求诊。患者诉4天前无明显诱因出现右侧后背疼痛不适，初未在意。第2天疼痛略加重且较固定，让其夫为之查看，发现后背有长有水疱样物，伴周围皮肤发红。因疼痛尚可耐受，且每日忙着照顾方1岁多的孩子，仍未在意。昨日右后背疱疹明显增多，并出现火灼样疼痛，右腹部也开始出现红色疹子及大量疱疹。其婆婆用“青黛”调水予其外敷，碰触时有烧灼感，并形容道：“才知道为什么会有‘火辣辣’这个形容词了。因为不只是火灼伤的感觉。感觉火灼伤的同时，上面还像撒了辣椒一样，痛不可忍！”到某西医三甲医院求诊，诊为带状疱疹，告知疱疹初发就如此多，病情重，需立即住院。但其一方面因为生孩子和照顾孩子，已向原单位辞职；另外，家中孩子完全靠其照顾，住院治疗不现实。而听闻之前我曾治愈过许多带状疱疹患者，故求诊于吾处。因其家隔我处较远，且又带着小孩子，不能亲自过来。发来疱疹和舌头照片视诊。

刻下：右侧后背、腰部及腹部灼痛、辣痛感甚剧。昨晚已不能入睡。不可盖被子。穿衣服均需宽松者，稍与患处皮肤接触则疼痛剧烈。

饮食、二便正常。

照片中见右背部成小片状的红色疱疹群（图7，图8），但本次未拍腹部照片。

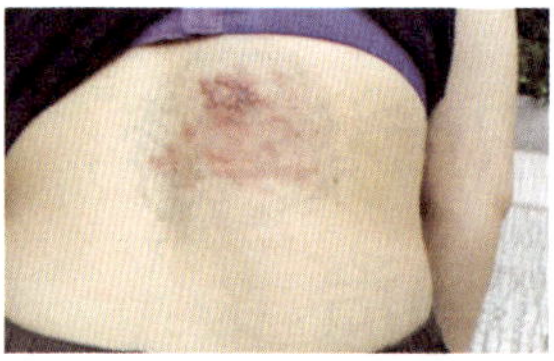

图 7　杨某初诊时红色疱疹群

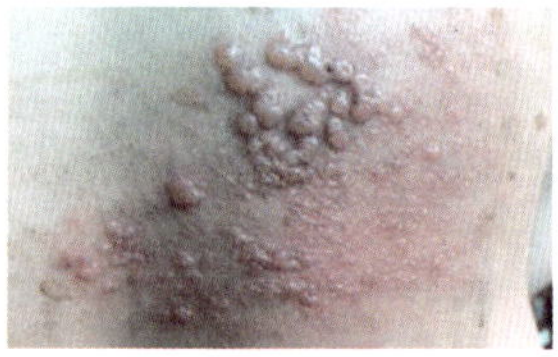

图 8　杨某初诊时红色疱疹群（放大图）

舌微红苔薄黄。

考虑患者疹出部位，以胆经为主，是常见的带状疱疹的好发部位。故治疗时，以清肝胆之热为主。

处方：犀角地黄汤加减。

生地黄 30g，牡丹皮 15g，板蓝根 20g，白花蛇舌草 20g，半枝莲 20g，金银花 20g，地肤子 20g，玄参 15g，茵陈 20g，制大黄 6g（另包，后下，仅煎 10 分钟），炮姜 2g。

2 剂，水煎服。每日 1 剂，每天 3 次，每次约 150ml，饭后半小时服用。

笔者治疗带状疱疹，考虑带状疱疹的疱疹之态，以鲜红色疱疹多见。不论是疹子还是内有白色浆液的疱疹，其根部皮肤，均是色泽极鲜红的。取其象，又加上患者局部皮肤均有灼痛感，均是火热炽盛之态。而此疼痛剧烈，多入夜更甚，又常伴有心烦不适、舌偏红及脉数等。故笔者认为均是火热在血分之症。所以，笔者在治疗带状疱疹时，均是用犀角地黄汤为主方和基础方进行加减。犀角地黄汤由犀牛角、生地黄、芍药、牡丹皮组成。善于治疗热入血分证。

方中用苦咸寒之犀角（现常用水牛角以代替）为君，凉血清心而解热毒，使火平热降，毒解血宁。臣以甘苦寒之生地，凉血滋阴生津，既可以助犀角（水牛角）清热凉血，又可养阴凉血补血。用苦微寒之赤芍与辛苦微寒之丹皮共为佐药，清热凉血，活血散瘀。方中，凉血与活血散瘀并用，使热清血宁而无耗血动血之虑，凉血止血又无冰伏留瘀之弊。对于带状疱疹来说，其可以起到很好的清热解毒，凉血散瘀之效。故笔者常用之作为治疗带状疱疹的基础方、必用方。

不过,上方中,因水牛角缺药,加大生地黄的用量到30g,再加茵陈、板蓝根、白花蛇舌草、半枝莲以加强清热解毒之效,另外,以上几味药多为走肝胆经之药。以制大黄泻火。患者病位在肝胆,疱疹部位在后背、腰及腹部,均位于中焦,故亦取凉膈散之意,用大黄以泻代清。病情初起,病情较严重,须随时调方,仅处2剂,嘱每日1剂,以观后效。

另:患者带状疱疹方起就疱疹多且面积大,疼痛剧烈。病情较重。告知其注意休息,并注意饮食以清淡口味食物为主。观察之后的治疗效果,如有必要,还是需要住院治疗。患者表示遵嘱。

二诊:2016年7月16日。诉15日、16日这2天疱疹增多,后背后腰及腹部的疱疹已连接在一起(图9～图11)。见疱疹中浆液多,疱疹基底部皮肤色樱红。诉局部均火辣辣地痛。今日起床时感觉右侧腹部和肋间一阵一阵地跳痛,躺着就缓解了,站起来又会痛。

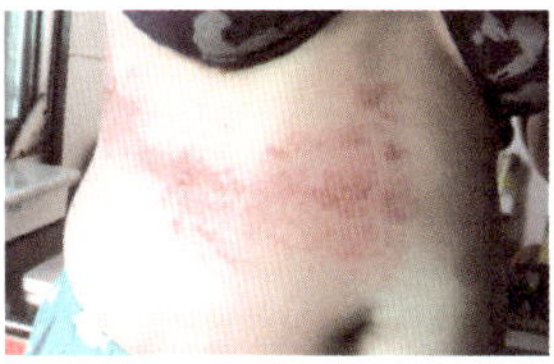

图9　二诊疱疹

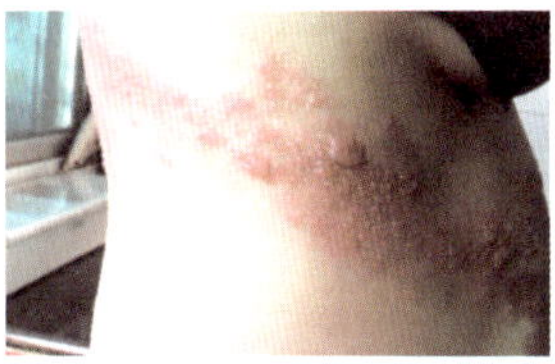

图10　二诊侧部疱疹

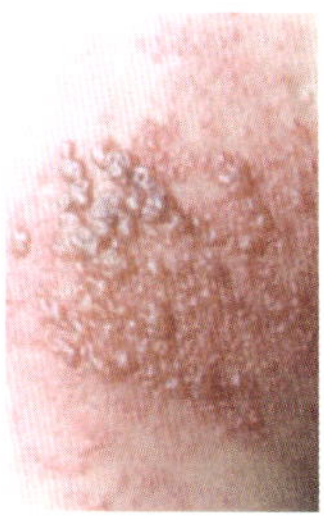

图11　二诊疱疹(放大图)

舌仍是偏红苔薄黄。

二便正常。

处方:紫花地丁20g,蒲公英20g,薏苡仁30g,半枝莲20g,百合20g,

冬凌草 20g，地肤子 20g，生地黄 30g，牡丹皮 20g，赤芍 15g，淡竹叶 10g，木通 6g，制大黄 6g（另包，后下，仅煎 10 分钟），黄芪 30g。

2 剂，水煎服。每日 1 剂，每天 3 次，每次约 150ml，饭后半小时服用。

患者带状疱疹发作的第 6 天、开始治疗的第 2 天，病势正旺，上方思路不变，予加上了冬凌草以加强清热解毒之药的力量。另外，西医的研究认为，带状疱疹多是由于人体免疫力下降时发生，笔者在诊疗带状疱疹患者时，也发现患者在发病前，多有过度劳累的情况，而且，无论体力或脑力劳动过度，均可引起。如此患者，也与带小孩劳累、加上家事操劳过度引起。故笔者在治疗带状疱疹患者的过程中，也常常在攻邪的同时，进行扶正。至于如何扶正，也要进行相应的辨证，视患者情况而定。本患者，有劳累过度史，考虑为气虚为主。予加用百合、黄芪及薏苡仁，以补气及健脾利湿。

三诊：2016 年 7 月 18 日。诉疱疹有部分的变蔫的情况，但大部分疱疹在融合变大（图 12，图 13）。疼痛开始有所好转，虽仍有灼痛，但已有所减轻。

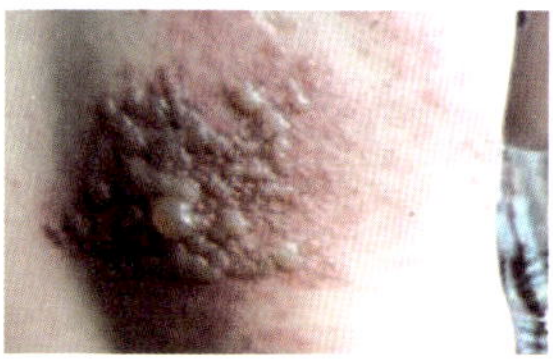

图 12　三诊疱疹

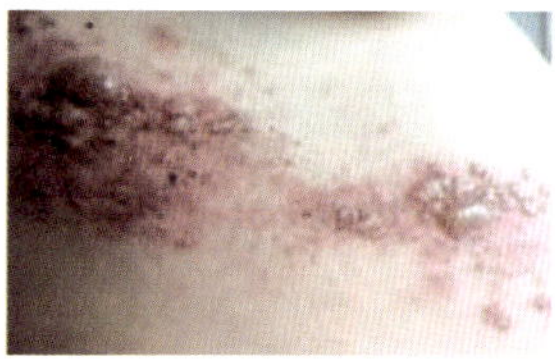

图 13　三诊侧部疱疹

近 3 天大便略稀，前天排略稀的大便约 3 次，昨天 2 次，今天 1 次。

前晚略有身热不适，查体温 37.6℃。未予处理后自行消失。近 2 天未再有发热不适。体温不高。无畏寒。

另诉即使是布的衣服，仍觉布料摩擦水疱处皮肤痒痛不适，所以将衣服都剪了。盖被水疱处觉得热，几天都没盖被子了。

舌偏红略干，苔黄。

患者终于买到水牛角，故本方开始加用此药。患者舌偏红且略干，显示有伤阴情况。予加强养阴之力的龟甲及天冬、麦冬。余加用针对胆热效果好的龙胆。笔者因此药太过苦寒，一般不用此药，但患者病势较甚，仍需加上。还加上蜈蚣以利解毒止痛。另外，方中苦寒清热的药较多，加上薄荷一方面助宣散肝经热邪，另一方面，此为风药，大量苦寒药中加少量风药，意在给邪以出路，以利于宣发热邪外出，是中医"火郁发之"的治疗理念。

处方：龟甲 20g(另包，先煎 30 分钟)，水牛角 40g(另包，先煎 30 分钟)，牡丹皮 20g，紫草 20g，白鲜皮 30g，地肤子 20g，蜈蚣 2 条，生地黄 60g，天麦冬各 40g，龙胆 6g，白花蛇舌草 20g，紫花地丁 20g，夏枯草 20g，黄芪 30g，薏苡仁 30g，薄荷 10g(另包，后下，仅煎 10 分钟)。

2 剂，水煎服。2 日 1 剂，每天 3 次，每次约 150ml，饭后半小时服用。

从今日起，1 剂药可服用 2 天。

另外，患者之前医院曾开得有"更昔洛韦软膏"外搽。但患者搽用过程中，发现反加重皮肤灼热感。便未再使用。现观患者皮肤外在表现较重，予适当的外用药，嘱本方服用过程中，每日以 3 支"六神丸"溶化于凉开水后外搽湿敷。并嘱一日不可超过 3 支，且注意皮肤溃破处不可湿敷。六神丸是一种可内服外敷之剂，有着极好的清热解毒、消肿止痛的效果。

四诊：2016 年 7 月 21 日。诉上方效好，而且加入"六神丸"溶于水剂后外敷后，对于皮肤上的疱疹的局部止痛及慢慢变蔫效果亦明显。诉小疱疹已结痂起硬壳，大的水疱也开始蔫瘪，并发来照片(图 14，图 15)。患处疼痛已经明显好转，偶有疼痛发作，但是夜间已能睡安稳了。

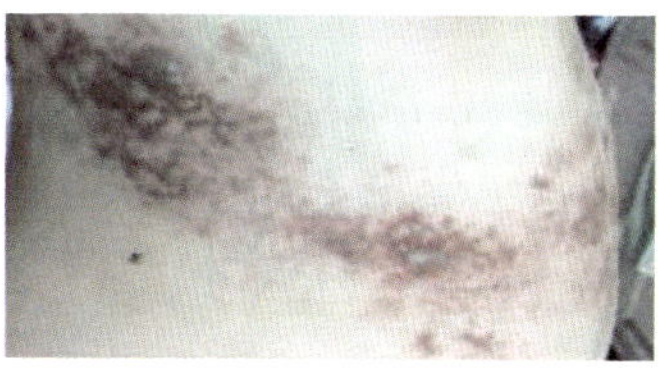

图 14　四诊疱疹

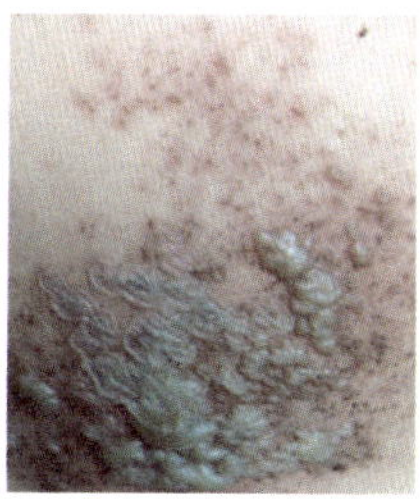

图 15　四诊疱疹(放大图)

舌淡红苔薄黄。

病情已明显控制住。

治疗主方及主要用药不变，舌偏红情况已有所好转，故去掉天冬，养阴之剂的力量。

处方：龟甲20g（另包，先煎30分钟），水牛角40g，牡丹皮20g，紫草20g，白鲜皮30g，地肤子20g，蜈蚣2条，生地黄60g，麦冬40g，沙参20g，龙胆6g，蛇舌草20g，金银花30g，夏枯草20g，黄芪30g，薏苡仁30g，薄荷10g。2剂，煎服法同前。

继续用六神丸调水外敷，但注意不要超过说明书中每日服用（含化）的剂量。

之后患者病情持续好转中，曾发来图片及舌头照片并再开药数次。疼痛越来越轻越来越少出现，疱疹结痂越来越多，并逐渐脱落，换新皮肤时略有痒感。用药情况大致同前，略随证而有加减。

再诊：2016年7月27日。诉这2天蜕皮较多，正在长新皮（图16，图17），痒比较明显。已脱了一层皮了。

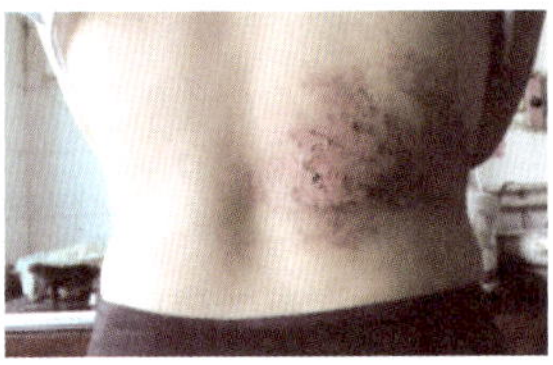

图16　背腰部疱疹

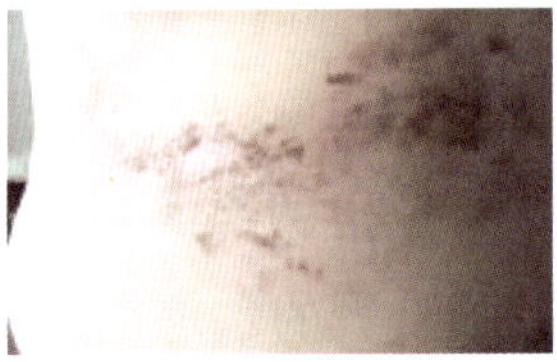

图17　胸胁部疱疹

右乳外侧部偶尔会有一股气从右往左窜，有胀痛感，揉一揉后就好得多，胀痛慢慢消失。如不揉会连着后背某一点跳痛，但约持续一分钟左右后背跳痛及向左的窜痛也会自动消失。舌淡红苔薄。

病情已近尾声，仅用少量清热解毒之剂，再加养阴补气扶正之药收功即可。

处方：生地黄40g，生石决明30g（另包，先煎30分钟），牡丹皮20g，半枝莲15g，知母10g，天麦冬各20g，降香10g，蜈蚣4条，酒大黄8g，（另包，后下，仅煎 10 分钟)，黄芪 40g，薏苡仁 30g。5 剂，煎服法同前。

2016 年 8 月 11 日，患者发来图片，诉近 1 周疱疹疼痛已无，右乳外侧处未再有走窜痛。疱疹亦基本消失，新皮肤也已长好(图 18，图 19)。原患处仅皮肤略暗，余无特殊。病情愈。嘱注意休息。勿过度劳动。表示遵嘱。至笔者发稿时，已近 7 年，患者患处无后遗神经痛，亦无其他特殊不适。

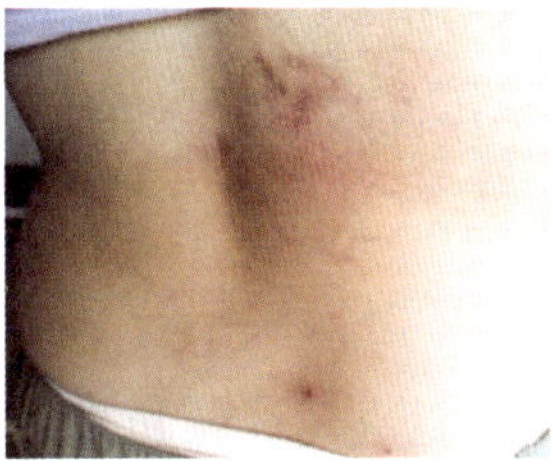

图 18　愈时后背

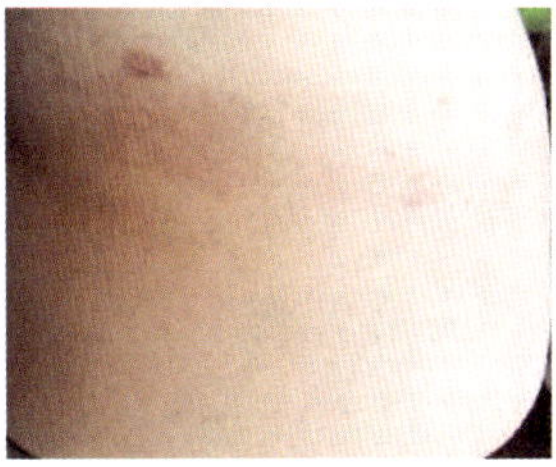

图 19　愈时胸胁部

按：本患者带状疱疹发作时情况还是比较严重的，疱疹部位比较典型，集中于腰部、背部。疱疹虽不是太典型，以水疱为多，其中浆液较多，但基底部皮肤色红明显。对于带状疱疹患者，笔者均以火热蕴毒于血分为治，以犀角地黄汤为主方和基础方，再根据具体发作的部位、疱疹的形态、伴发的症状等进行进一步的灵活加减。本患者发于腰、胁、痛部，典型的胆经肝经之所过之处，故在犀角地黄汤的基础之上，加清肝胆热毒之药。另外，将西医认为此病的发作，与免疫功能下降有关这个观点引入带状疱疹的治疗过程中，在清热解毒等攻邪治疗之时，予扶正之药。常用的有百合、薏苡仁、黄芪、龟甲等药。总之，以辨病与辨证论治相结合，进行处方。收到了良好的效果。患者从 2016 年 7 月 15 日初诊，到 7 月 21 日四诊时病情明显好转，仅用了 6 天。而到疼痛无、小疱疹结痂、大水疱蔫瘪时，也才到 7 月 27 日，仅 12 天。2016 年 8 月 11 日时，已 1 周无疼痛，皮肤恢复正常，病愈，且之后未有后遗神经痛情况。此患者因各种原因，一直采用的纯中医治疗，客观上证明了中医药治疗此病的良好效果。

带状疱疹，循行手太阳小肠经

陈某，男，44岁，贵州贵阳人。2020年11月17日求诊。

主诉：左肩颈部、左锁骨中段出现红色疱疹并伴火灼样疼痛3天。

患者诉3天前，发现左肩颈部出现火灼样疼痛，左锁骨处有红色疱疹，家人还发现肩及后颈部还有红色疱疹数个。曾到2所三甲医院（中、西医各1所）皮肤科均诊为带状疱疹。并告知症状重、部位较特殊，必须住院，但患者为单位某处室副处长，最近有工作正忙，不愿意住院治疗。医院予开“阿昔洛韦乳膏”外涂，并嘱其尽早入院治疗。之后，患者外涂膏药后效果不显，且疼痛加重，原加班后能快速高质量地入睡4小时，现因疼痛导致虽极困但仍睡卧不安。听同事说我处中药治疗此疾效好，故求诊。因太忙，发来疱疹及舌头照片，第一诊在网上进行。

刻下：左肩颈部（图20）、左锁骨中段（图21）有红色疱疹数个。诉疼痛剧烈，如火灼感。并诉这两天睡眠差，因每天“忙得如火如荼、着急得心急火燎”的，居然还睡不好，都快疯了！听闻患者阐述，追问患病前，曾有过度熬夜2周情况，睡眠时间每天仅能睡4小时左右（不是睡眠差，是加班导致）。而且因为是处室主管领导，在这两周任务比较重的情况下，也有压力较大的情况。

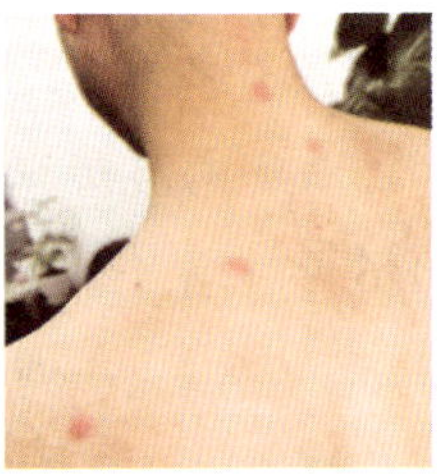

图20　左肩颈部红色疱疹

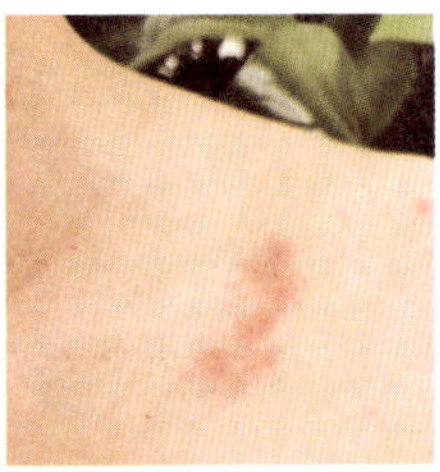

图21　左锁骨中段红色疱疹

饮食可。小便颜色略深，味重，大便正常。

舌淡红略干,尖略红,苔黄略腻。

患者的病情,是带状疱疹无疑。但是,值得注意的是其发病的位置。从照片看,看患者疱疹出现之地,为左肩颈部、左锁骨中段,应是手太阳小肠经经脉所过之处。我们知道,手太阳小肠经自手小指尺侧端(少泽)起始,沿手掌尺侧缘上行,沿前臂后边尺侧直上,向上沿上臂后边内侧,出行到肩关节后面,绕行肩胛,在大椎穴与督脉相会,向前进入缺盆(锁骨上窝),之后深入体腔。而"上臂后边内侧""肩关节后面"及"缺盆"这几个位置,正是本患者带状疱疹所发作的位置。有着较明显的循太阳小肠经经脉循行的特点。

有过度熬夜、焦虑病史,且因是负责领导,有思考过多、压力大,"心急火燎",心火自然重。患者心有实火在前,发病在太阳小肠经。正是因为心与小肠互为表里,心经实火,可移热于小肠导致的。故患者除了有疱疹出现于小肠经的循行路线,还有小便偏黄、味重的情况。这些都是小肠实热的症状。而患者舌偏红,尖红的情况,也是心火旺的表现。

另外,患者疱疹还有后背处有继续上行,走后项部之势,此为手太阳小肠经行进到大椎穴与督脉相会时,有热毒窜入督脉所致。考虑此处热毒由小肠经窜入,泻小肠经火后,其流窜之邪必然势减而自然退却。故未专门针对督脉处用药。恐引邪深入。

辨证:心经之火,下移小肠。

处方:犀角地黄汤加导赤散及五味消毒饮加减。

处方:水牛角 30g(另包,先煎 30 分钟),赤芍 20g,牡丹皮 15g,生地黄 20g,生甘草 10g,薏苡仁 30g,山银花 20g,北柴胡 10g,茵陈 15g,连翘 15g,紫花地丁 20g,紫背天葵 15g,刺蒺藜 15g,大枣 10g(掰开)。

1 剂,水煎服。2 日 1 剂,每天 3 次,每次约 150ml,饭后半小时服用。

病情较重,先用 1 剂,再根据情况及时加减药方。

医院已给他开有阿昔洛韦软膏。虽效一般,告之可以继续外涂用。

方中以犀角地黄汤原方(犀角以水牛角代)全用。前面有关带状疱疹的案例中,笔者已经阐明了为何用犀角地黄汤作为治疗带状疱疹的基础方与必用方。此外,患者疹色鲜红、心经及小肠经实火均重,故此方全方应用。

方中还用导赤散之生地黄、生甘草(因药房无生甘草梢,以生甘草代,但重用)。生地此药味甘寒,有着极好的凉血滋阴降火之效。在此方中,属于一药而二用之品。生甘草,则有很好的清热解毒、除火热燥热之功,并能调和诸药,另还可防方中诸寒凉之药伤胃。而木通与淡竹叶,可以很好地泻心与小肠经的火热,但一方面患者尿赤的情况较轻,无尿痛及口舌生疮等,其热主要在经脉上发出来为主;另一方面,患者熬夜时间久、又加劳心神过多,已有暗耗心肝之阴的情况,故见其舌偏红而略干,不宜用较重的化湿利尿之品,故以健脾利湿的薏苡仁代替此两药,以使一方面不利小便太过伤已亏之阴,另一方面,又可健脾利湿以利于导热下行。

方中同样还用五味消毒饮清热解毒,以治疗热毒过甚之势。另外,方中予刺蒺藜以祛风除热,治风热壅盛之皮肤疾病,此为方中的风药。而大枣,则是以较温和之剂,以养胃气补气血。一方面防方中苦寒之品伤胃,另一方面,借助西医认识的影响,认为带状疱疹是因为机体免疫力下降导致的,故在治疗带状疱疹的方中,都会视其情况加入扶正之品。

二诊:2020 年 11 月 19 日。仍从微信中发来信息,诉服上方后病情有所好转。未再新长。疼痛亦有所减轻。夜间已可以入睡了。仅昨晚左腋下有点拉扯不适感。这个感觉今早要好些。上方效好,嘱上方再加服 1 剂。患者表示遵嘱。

三诊:2020 年 11 月 21 日。上方已服用完。今日抽到一个空,得当面进行诊疗。

诉几处疼痛情况均已明显好转。疱疹均已变蔫变小。未有新长。

诉足部时有汗多情况。

近两日病情虽好转。但同时,疲倦感也出现了,而且较明显。

左脉略沉细,右脉弦略濡,双肾脉应手而疾。

舌偏红尖红,苔薄黄。

辨证同前。处方主方不变,仅随证进行加减。

处方:水牛角 30g(另包,先煎 30 分钟),连翘 15g,牡丹皮 10g,紫草 10g,赤芍 15g,生地黄 20g,盐黄柏 6g,大枣 10g(掰开),苍术 10g,紫花地丁 15g,紫背天葵 15g,山银花 15g,薏苡仁 30g,白鲜皮 20g,淡竹叶 6g,刺蒺藜 15g。3 剂,煎服法同前。

患者脉沉细较明显。与其年龄不太符合。追问患者,平时睡眠就有睡眠浅、易醒的情况。这也说明了患者平时就是有阴血亏虚的情况。阴虚之人,易化热生风。这也解释了患者为何在熬夜及压力大后就出现了心经实火盛,且下移于小肠而发生带状疱疹且主要集中在小肠经的缘故了。

四诊:2020 年 11 月 24 日。患者仍较忙,仍从微信中诊疗。诉这 2 天一直坚持在吃中药,左肩痛疼痛感已明显好转。疱疹也已明显好转:已变蔫,变淡暗,面积缩小。不过,患肢手臂有难以上抬的情况,勉力也可抬到平时所到的位置,但较费劲。

足部出汗现象明显好转。

仍感觉很疲劳,且睡眠质量不高。目前还剩 1 剂中药。为怕单位工作忙提前备好药。

舌偏红尖红,苔黄腻。

守原方,随证加减。

处方:水牛角 30g(另包,先煎 30 分钟),生地黄 20g,栀子 10g,淡豆豉 15g(另包,后下,仅煎 10 分钟),北柴胡 10g,蒲公英 15g,紫花地丁 15g,紫背天葵 15g,薏苡仁 20g,紫草 10g,连翘 15g,大枣 15g(掰开),赤芍 15g,地肤子 10g,白鲜皮 30g,丝瓜络 15g。2 剂,煎服法同前。

此方加强了皮肤方面的用药。地肤子与白鲜皮合用,是刘尚义的常用药对,常用剂量均为 20g,主要用于祛风除湿止痒。在李可用风药的经验中,将白鲜皮重用到 30g,可起到很好的清热燥湿功效。故此处活用刘老的经验,将地肤子轻用为 10g,而重用白鲜皮,以利加强清除湿热的效果。再加用丝瓜络,以加强通络止痛的效果。至于用栀子、淡豆豉,是取栀子豉汤,因见患者舌尖红较前几日加重,应该是单位的事较繁重,患者心中烦乱导致。故而睡眠质量也较原来有所变差。患者病情本身在减轻,但心火仍旺,应该是外在因素导致,故而用此方以助患者清心除烦。

五诊:2020 年 11 月 30 日。仍从微信中发来信息,诉中药明天就喝完了,疼痛感明显好得多了。但太忙,仍不能来就诊。左臂仍感觉到力量不够,但抬手费力的情况已较原来明显好转。睡眠质量较前好转,大小便正常,纳佳。

舌偏红,尖红,苔薄黄。

仍从微信中发来照片，见左上臂（图 22）、肩背部（图 23）疱疹消退较明显，已基本上看不到。但锁骨中段仍有少数较蔫的疱疹（图 24），略红。

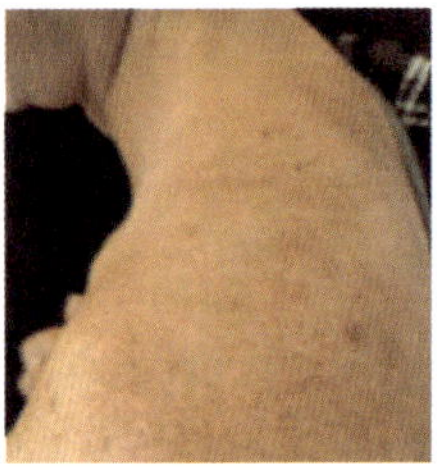
图 22　左上臂疱疹情况

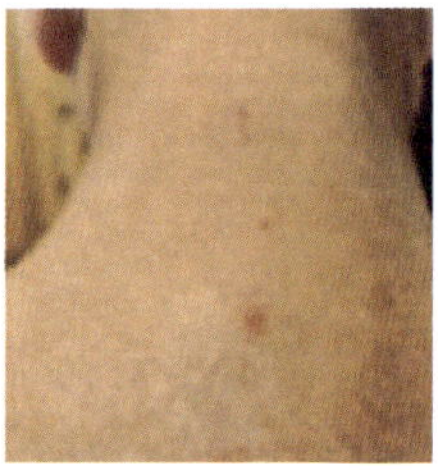
图 23　肩背部疱疹情况

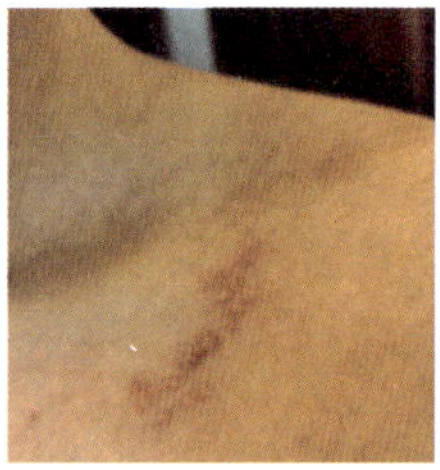
图 24　锁骨中段疱疹情况

处方：水牛角 30g（另包，先煎 30 分钟），金银花 20g，木通 10g，赤芍 15g，生地黄 20g，薏苡仁 20g，百合 30g，紫花地丁 20g，板蓝根 20g，野菊花 6g，大枣 15g（掰开），水蛭 6g，丝瓜络 15g，知母 10g，陈皮 15g。5 剂，煎服法同前。

之后患者又在网上求诊数次，均一次较一次好转。

末诊：2020 年 12 月 17 日。此次是患者最后一次求诊带状疱疹。诉左肩（图 25）、上臂（图 26）处的疱疹已看不到了，局部也早已无痛感。仅左锁骨中段（图 27）还略看到一点疹子，但也基本上不疼了。就是左手还是力量略不足，偶尔左肘关节有点疼痛感，其他均正常。

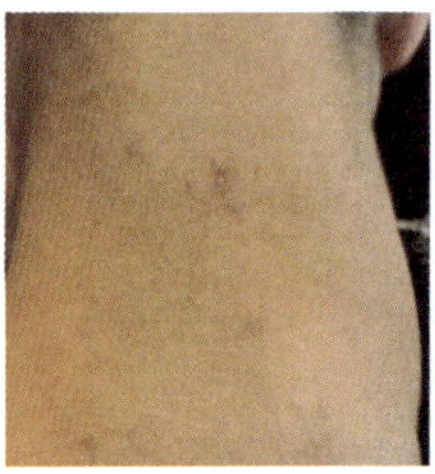
图 25　左肩部疱疹情况

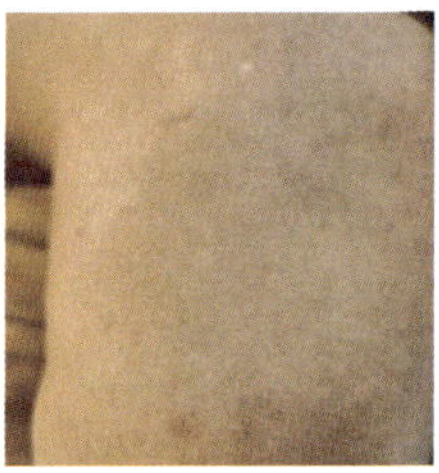
图 26　上臂疱疹情况

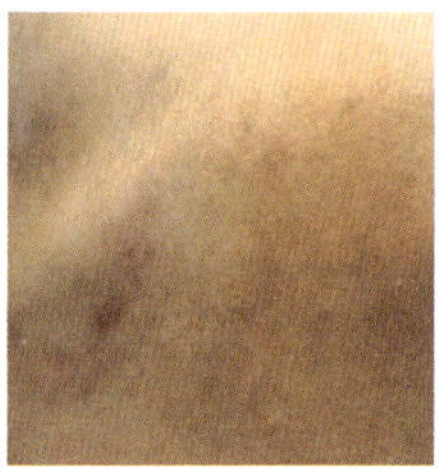
图 27　左锁骨中段疱疹情况

舌淡红苔腻略黄。

患者病情已近收功阶段，予小剂量清热解毒之药即可。

处方：连翘 15g，酒黄芩 10g，川朴 10g，苍术 10g，生地黄 15g，木通 10g，地肤子 15g，白鲜皮 15g，刺蒺藜 15g，紫花地丁 20g，薏苡仁 20g。5 剂。煎服法同前。

嘱如无不适，就可以停中药了。但仍需要忌辛食 1 个月左右。患者表示遵嘱。

之后患者未再诊。后 2021 年 2 月介绍其一朋友前来我处看病，诉之后带状疱疹已愈，未留下任何不适。之后曾遇到数次，均未诉无任何不适。

按：患者的病情，是带状疱疹无疑，用药与前例相似，均是以犀角地黄汤加五味消毒饮为基础方以应用。不同的是，此患者的发病部位较特殊：此患者疱疹出现之地，为“上臂后边内侧”“肩关节后面”及“缺盆”这几个位置，正是手太阳小肠经经脉所过之处，而且患者患病前有过度熬夜、压力大、心烦焦虑病史，正是心经有实热后，下移小肠经的导致的。

患者发病急，但缓解也快，差不多两天后控制住了病情，疼痛及疱疹情况均有较明显的缓解，这与其男性、年轻、身体之前尚健康有关。但治疗期间，患者一直忙于工作，加班熬夜不止，是其病情完全治愈花费时间较长的原因。即使以其最后一诊的时间来算，2020 年 11 月 17 日开始治疗，到最后一次的 2020 年 12 月的 17 日，整整用了 1 个月的时间。可见带状疱疹的治疗过程中，必要的休息，以助病情迅速恢复，是非常必要的。

沿肺经循行的带状疱疹，附述锻炼身体的一些要点

罗某，女，69岁，带状疱疹。2021年11月8日求诊。

主诉：右上臂抽痛牵扯腋窝处1周，伴右拇指屈伸困难求诊。

诉1个多星期前无明显诱因出现右上臂抽痛感，呈传电样一阵一阵地抽痛，并牵扯至腋窝处，伴右手拇指屈伸难。否认上臂及拇指处外伤及过度劳作史。

查见局部无疱疹、疖子及疔疮等。局部皮肤温度正常，无红肿及热痛感。

原有高血压病史、现服西药控制可。余无其他特殊原发疾病。

右肺脉弱，余脉弦略滑，左脉弦略沉。

舌偏红暗苔腻，舌底静脉曲张明显伴青紫。

患者不明原因出现右上臂疼痛。疼痛呈抽痛样，如传电样。此为神经痛的典型表现，比较特殊。还伴有右侧拇指关节活动受限。虽然检查其上臂及手掌均未见疱疹、疖子及疔疮等，但据笔者的经验，仍高度怀疑为带状疱疹的早期病变。笔者在临床中，曾遇到过十多位带状疱疹患者，均有先有神经性疼痛数日后才出现疱疹情况的病史。故此患者先考虑为此病而进行治疗，以清热解毒化湿、补肺气益肺阴为主。清热解毒化湿的治疗措施大家不难理解。补肺气益肺阴，得自于西医的观点：带状疱疹，是带状疱疹病毒入侵人体后，潜伏在脊髓后根的神经节中，在人体免疫功能低下时，病毒又被激发，从而发作而成。故而笔者治疗带状疱疹患者时，常常会加上提高人体免疫力的药物，至于具体用药，则视患者具体情况来定。此患者疼痛部位，主要以肺经为主，且其主诉中，也是以拇指屈伸困难为特点的，所以，病位定在肺经以治。而其肺脉虚，也证明了其病位在肺。其右侧余脉弦略滑，左脉弦略沉，而舌偏红暗苔腻、舌底静脉曲张明

显伴青紫的情况，也说明了其有肺气阴两亏，还兼夹有湿热为患、气血瘀阻的情况。故在扶正方面，给予的是益肺气养肺阴为主。另外，攻邪的方面，清热解毒化湿，还会给予凉血祛瘀的治疗。

处方：北沙参 20g，麦冬 20g，灵仙 20g，黄芪 40g，牡丹皮 15g，赤芍 15g，山银花 20g，白花蛇舌草 20g，酒当归 15g，玄参 15g，生甘草 15g，丝瓜络 15g，薏苡仁 20g。

4 剂，水煎服。2 日 1 剂，每天 3 次，每次约 150ml，饭后半小时服用。

方中以山银花、蛇舌草、赤芍、玄参、当归清泻肺火、清热解毒、凉血化瘀，以北沙参、麦冬养肺阴，黄芪、薏苡仁可补肺气、祛湿浊。而以丝瓜络、灵仙通络散结止痛。

就诊次日（11 月 9 日），患者从微信中发来信息，诉右手拇指出现肿胀不适，疹子也出现了数颗，但都生长在拇指及虎口处，有约四五颗。最大的一颗在右手虎口尺侧、接近第 2 掌指关节处，色红（图 28），灼痛如火燎感明显。患者诉心中更加明确为此病，但因局部疼痛较剧烈，其为求诊断明确，仍到西医某三甲医院皮肤病求诊。医师予诊为“带状疱疹”，要求其住院治疗。患者因家务繁忙，不愿意住院，故医院予开“阿昔洛韦乳膏”外擦，并警告如不及时治疗，之后的后遗神经痛会很严重。患者因之前我曾以纯中药治愈其儿媳较严重的带状疱疹（此病例见上文杨某患者“腰背腹部大面积带状疱疹，从肝胆火热治”），所以坚信我的治疗会有效，故放弃住院治疗，向我处告知此次诊断及治疗情况，并请求继续用中医治疗。

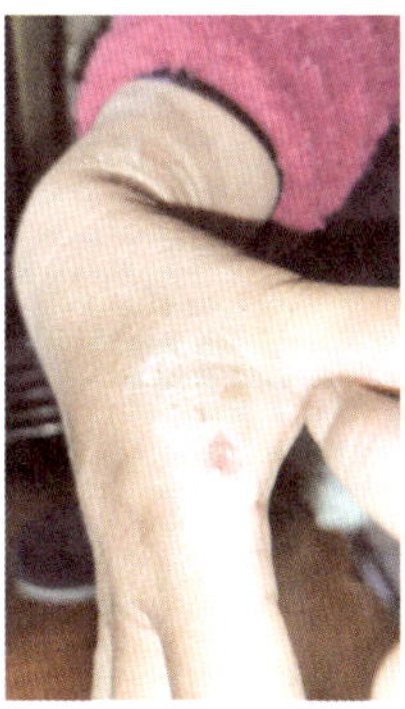

图 28　罗某带状疱疹

患者情况，证明了当初的怀疑，且疱疹均在肺经上，更加证明了当初的诊断。

考虑患者此病位较特殊，正好患者为非工作时间发来的微信，故笔者有时间刻意探求下其可能的发病原因。患者为我一亲戚，我知其住在一公园旁(公园中有一大湖)，故询问其是否有长期晨间外出锻炼情况。患者表示之前就爱到公园锻炼，自从10余年前患高血压后，更是加强了锻炼，不论春夏秋冬，每日早晨均外出到公园湖边锻炼，风雨无阻。近一段时间虽然天气较冷，风大，仍然坚持。考虑患者此疾正是因外出锻炼时感受风寒湿之邪导致。患者虽自感体质好，但毕竟有点年纪了，阳气渐虚。而贵州除夏天天气略热外，余时均偏凉偏雨多，患者锻炼的地点，又是在湖边，湖边风寒湿之邪均较猛。其皮肤孔隙长年受风寒湿之邪不止，虽因体质较好，未能立刻发病，平时亦无特殊不适，但邪亦未得出，内化为热。逐年叠加，终于化为火热毒邪。而肺主皮毛，火毒之邪主要侵犯肺经，故其带状疱疹发于肺经情况明显。故告知患者，此病情为长期锻炼不当导致。其后需要改变锻炼地点及习惯。患者表示遵嘱。

根据患者刻下情况，嘱其在上方中加入板蓝根15g、大青叶10g、水牛角30g(另包，先煎30分钟)、酒黄芩10g、徐长卿15g。除以徐长卿以护胃以免众苦寒之剂伤胃以外，其余之药均为加强清热解毒之力的药物。患者病情初起，病势较猛，用药亦当猛。而治疗带状疱疹，还是需要犀角地黄汤效方好。上方因虽重点考虑此病，但毕竟疱疹未出，未确诊，此方太过苦寒，恐治疗太过不妥，故所用为其他清热解毒药。现病情已确诊，故加入相应药物。

嘱煎服法同前。继续服用完剩下的3剂药。

二诊：2021年11月13日。诉治疗后，前2天发出来的疱疹，均已在开始蔫，但疼痛仍剧烈，拇指仍肿，拇指关节还是不能屈。其儿子戏称其“天天点赞”。另诉晚上比白天疼点，导致休息差。

本次见疹出较多，以右腕关节内侧前缘、右侧拇指为多(图29，图30)。而疼痛则以拇指开始，经腕、一直沿上臂的内侧前缘向上牵扯到肩部疼痛。疼痛呈传电感，为灼烧样疼痛，夜间加重。其特点仍如初诊时我的判断一样：无论疹子还是疼痛部位，包括传电样的灼痛感，均循行肺经。

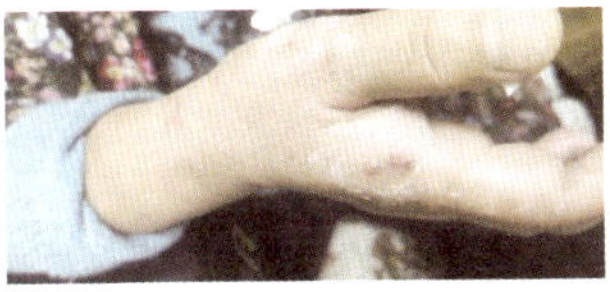

图 29 手部、腕部疱疹

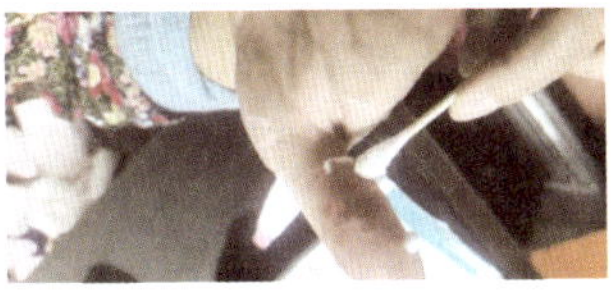

图 30 拇指疱疹

右肺脉弱，余脉略弦濡，左脉沉。舌偏红苔略少。

辨证：火毒蕴肺。

治法：清热泻火解毒，养阴清肺。

处方：犀角地黄汤合五味消毒饮加减。

上方有一定的效果，但病势仍猛，故加五味消毒饮以助清热解毒。

处方：水牛角 30g（另包，先煎 30 分钟），赤芍 15g，生地黄 20g，牡丹皮 15g，紫花地丁 20g，紫背天葵 15g，连翘 15g，板蓝根 20g，大青叶 10g，薏苡仁 20g，北沙参 20g，麦冬 20g，生甘草 15g，金银花 20g，徐长卿 15g，丝瓜络 15g，白芷 15g。3 剂，煎服法同前。

三诊：2021 年 11 月 17 日。诉病情已明显好转：见右侧拇指、右腕关节处的疱疹变蔫变小。疼痛已明显减轻，仅夜间仍偶有疼痛，但已不影响睡眠。拇指肿胀明显好转，拇指关节已可以屈伸。

右肺脉弱，余脉略弦，左脉沉。舌偏红苔略少。

治疗得效，说明思路正确，仍辨证为火毒蕴肺。仍以清热泻火解毒、养阴清肺为主，处方仍以犀角地黄汤、五味消毒饮为主，略进行加减。

处方：水牛角 30g（另包，先煎 30 分钟），生地黄 20g，牡丹皮 20g，赤芍 20g，徐长卿 15g，北沙参 20g，天麦冬各 20g，紫花地丁 15g，紫背天葵 15g，连翘 15g，紫草 10g，地肤子 10g，白鲜皮 30g，山银花 15g，薏苡仁 20g。4 剂，煎服法同前。

四诊：2021 年 11 月 22 日。疱疹已结痂，仅右胁下隐隐作痛，其余原以拇指开始，经腕前、牵扯到肩部的剧烈烧灼样疼痛已全无。

略反胃不适。

脉略沉，舌淡红苔黄。

治疗效好。疱疹已结痂，除右胁下隐痛外，余原疼痛处均已无疼痛。似可停药。但带状疱疹病情较猛，且其毒潜伏较深，其右胁下隐隐作痛情况即是一个提示。故仅可稍微减轻其力度，暂时还不能完全停止攻邪，故仅减轻水牛角、牡丹皮、赤芍、连翘的用量。另外，患者年纪偏大，之前清热解毒之药较多，均较寒凉，虽用徐长卿以护胃，但毕竟“寡不敌众”，加上之前疼痛折腾，休息不好，又有长期不当锻炼伤阳气病史，故本方中还减轻了北沙参、天麦冬的用量，以免甘寒之品亦偏凉性，加重对阳气的损伤。另外，方中还酌情予少许温阳健脾行气之品，一方面调和方中寒凉之性，另一方面，也可行气血从而助于行药势。但温热之品对于患者之前火毒之邪袭肺的情况是不利的，患者现在虽然病情明显好转，但恐有余邪未净，故不宜多用及重用温热之品，仅用少量以化解寒凉之品，且利于行药势即可。故仅加少量干姜和陈皮，如干姜仅用4g，陈皮仅用10g，且干姜另包，告知患者如有新的疼痛出现（热性过强的一个预兆），则自行将干姜捡出不熬。此次治疗，是为防止余邪未净未治而进行的，犹如大战后的战场，需预防尚有躲在暗处的余寇作乱。

处方：水牛角20g（另包，先煎30分钟），生地黄20g，牡丹皮10g，赤芍10g，徐长卿15g，北沙参15g，天麦冬各10g，紫花地丁15g，紫背天葵15g，连翘10g，紫草10g，白鲜皮20g，薏苡仁20g，干姜4g（另包），陈皮10g。7剂，煎服法同前。

患者于2021年11月29日前来询问是否还需要服用药物。诉上方服用过程中，其右胁下隐隐作痛情况已无，原疼痛处也未再出现疼痛，肿胀已无，手指关节活动自如。嘱注意调养，且注意锻炼地点与习惯应进行改变，如病情无特殊，可不用再来。

患者2022年2月带其孙女来看外感咳嗽，诉前症一直平稳，至今无任何不适。这个冬天因外面冷，已遵从医嘱，一直在家中打太极拳锻炼为主，未再外出锻炼。

按：本患者病位较特殊，经过询问，也证明了其之前有长期锻炼不当，阳气受损情况。这一情况，对临床来说，有一定提示作用。本文也借此篇文章，讨论下当下有些人群的锻炼误区。

当今社会，人们普遍注重养生与锻炼，这是好事情。但是，同时我们也发现有很多不当养生的情况出现。奥运精神之“更高更快更强”，很是深入人心，所以，很多人的锻炼目标，总是在不断挑战自我，追求记录，甚至在朋友圈，还会看到有些中老年人不停地刷新着自己的走路记录，从1万步到3万步不等。殊不知，过犹不及。中医认为，人体的运动，也需要中庸：不可无，也不可过。普通人锻炼身体，不可攀比运动员的训练方式。运动员的训练，是追求对于极限的超越，但是实际上这种方式，对人体的健康来说，有其不利的一面。很多运动员在其职业生涯中往往多有各种劳损的情况就是一个证明。对于普通人来说，适度的、符合自己身体情况、在有保障的情况下的锻炼才是有利身体健康的。我们有时候会遇到一些每日辛苦奔忙的人，或者已经气血有明显亏虚的人，还在询问是不是因为自己太忙，锻炼得少了，所以在服用药物的时候需要加强锻炼？对于这种患者，我们会明确地告诉他们，要减少运动量。每日的锻炼量，以饭后半小时后外出散步的形式，漫步20～30分钟为宜。很多人会不解。实际上，当人体处于虚损状态时，如果再加上过强的体育锻炼，不仅无益，反而有害。此时人体出现的各种症状，实际上已经是在发出信号了，如果我们还误以为是缺乏锻炼导致的，再加上体能的消耗，无异于雪上加霜了。

除了运动量需要适度，还容易出现的一个误区就是对于锻炼环境的选择。中医认为，虚邪贼风，避之有时。强调人体平时要注意避开强的风、穿堂风等，以免损伤人体的阳气。尤其锻炼的时候，常常会出汗，人体毛孔是打开的，更应该选择风小、温度较平和的地方为宜。但是，因为新鲜的空气，对于肺部是有利的。有些人就误认为去风大的地方更有利于肺的功能，从而会选择风大的地方。比如本文中的罗姓患者，就选择在湖边。她还告知我，因为大家觉得湖边风景好、空气好，故而去公园锻炼的人大多集中在那儿进行锻炼。现在我们已经知道了，正如上面所分析，湖边风大、寒气重、湿度大，人最容易受风寒湿邪的侵袭。如果感而即发，则可为外感或关节痛等，虽痛苦，但遇到好的中医师，予表散之药后，外邪散去，病邪得除，反是好事。如当时未发作，隐于人体，郁而化火，则可转为多种火热蕴结而成的病变,反多较凶猛与难治。罗姓患者之带状疱疹即是此种情况。虽然其治疗效果好,但读者均知,相比来说,一次带状疱疹和一场风寒外感,其对患者健康的损伤程度以及治疗上的难度均是不可同日而语的。而且在临床中,因带状疱疹治疗不及时或不得当留有后遗神经痛者,是非常常见的,其疼痛情况也是较顽固且剧烈的。

本文因讲到了锻炼的误区,附带将另一个锻炼的误区一并给读者介绍:那就是关于出汗的问题。对于锻炼后的出汗,有人追求出大汗,因汗出后让人有成就感及舒服感,但是,中医历来不喜欢人体大量的出汗,即使是在需要让患者通过发汗来散邪时,也是希望遍身湿润(漐漐微似有汗)的情况为最佳,不可令如水淋漓。因为这样是对健康不利的。中医认为汗为阴液,大量出汗只会伤阴,对人体是有百害而无益的。所以,我们对于可以通过适度锻炼以恢复健康的人,也会提醒他们锻炼时不可大汗淋漓,应该在全身有少量汗出时则停止。如觉得运动量不够,则可休息 20 分钟后再继续,目的即是保护好人体的阴液。

另外,此患者的另一个特殊性,在于其初起时,约 1 周时间内均体现为无明显诱因的右上臂抽痛感,伴右手拇指屈伸难。否认上臂及拇指处外伤史及过度劳作史。检查其上臂及手掌均未见疱疹、疖子及疔疮等。笔者曾治疗过的带状疱疹患者中,有十多位均有类似病史:初起时,疱疹并未出现,但有较奇怪的发病原因不明的剧烈的灼痛或抽掣样疼痛情况,之后可在疼痛 3 ~ 7 天方出现疱疹,最长的一位甚至是在疼痛逐渐加重、呈剧烈疼痛夜间疼痛导致难眠 1 个多月后才出现疱疹的。所以带状疱疹患者的初发情况,我们一定要多留心,不要以疱疹出现作为唯一的依据。另外,作为中医,我们还可以发挥我们的优势,可以提前进行预先的治疗。当然,仅有疼痛,无疱疹,如何能进行提前预判呢?这就要谈到带状疱疹的疼痛特点了。笔者发现,之前的那些与此患者类似的患者,都有其独特的疼痛特点:有较奇怪的发病原因不明的剧烈的灼痛或抽掣样疼痛情况,且此疼痛呈一阵一阵的如传电样的疼痛,此为神经痛的典型表现,比较特殊。此疼痛特点可助我们初步判断病情,然后发挥中医的优势,在辨证论治的同时,加上相应的药物进行治疗,取得先机,获得较好的临床效果。

此患者疼痛后约第八天才出现疱疹，而治疗从开始疱疹尚未发现的第一诊（11月8日）到治疗显效的第三诊（11月17日）：疱疹变蔫变小、疼痛明显好转、拇指肿胀明显好转，拇指关节可以屈伸，仅用了9天，再到病收功的第四诊（11月29日），也仅治疗了21天，效果确定，且无后遗神经痛发生。

另外，本案还要强调的一个情况，就是不可停药太早。这与提前发现、预先干预同样重要，同样属于中医的“治未病”特色。第四诊时，患者治疗效果极好，疱疹已结痂，疱疹涉及处疼痛已无时，似可停药。但经分析，患者患病的过程，是一个漫长的风寒湿邪入里化火，火热蕴毒，损伤肺经所致的。笔者认为，其右胁下隐隐作痛情况即是一个提示：邪尚有幽伏较深者，故不可贸然停止治疗。此处与西医学的认识方面，也有其统一性：西医认为此病是因为水痘-带状疱疹病毒所引起的急性皮肤病。对此病毒无免疫力的儿童被感染后，发生水痘，部分人感染后不出现水痘，而成为带病毒者。而此种病毒为嗜神经性，在侵入皮肤感觉神经末梢后可沿着神经移动到脊髓后根的神经节中，并潜伏在该处，当宿主的细胞免疫功能低下时，病毒又被激发，致使神经节发炎、坏死，同时再次激活的病毒可以沿着周围神经纤维再移动到皮肤发生疱疹并伴有疼痛。所以，基于这些认识，笔者认为，对于带状疱疹的治疗，不能得效即停药，而应该再继续进行一周左右的治疗，待其火热之邪完全被清除出去后方能停止治疗，而西医则是认为体内病毒及传感到末梢神经的病毒清除体外，才能保之后不会有后遗神经痛的发生。故而笔者在三诊时，还保持有攻邪的态势，仅是稍微减轻其力度，并注意保护阳气等。这些，都是体现中医既病防变的“治未病”思想。当然，在发现病因后，告知患者需要改变之后的锻炼地点及习惯，避免受外邪侵袭，这又是属于中医瘥后防复的“治未病”理念了。这个内容，对于医者来说，是几句话的叮嘱，而对于患者来说，则是极关键的防止复发的或者再感受其他疾病的预防。

较严重的带状疱疹后神经痛的有效治疗方

莫某，男，88岁。2019年9月13日诊疗。

前面3篇文章中，我分享了3例带状疱疹病例。其中第1例是发于常见的肝胆经循行部位的，而另外2例比较特殊，发病于别处，且发病的部位还有着明显的经络循行特色：一是发于小肠经、一是发于肺经。而且，后两例患者发病前均有着较明显的相对应的脏腑受邪的情况。而治疗方案则均是在基础用方的情况下，再进行中医辨证论治收效。体现了中医临床中辨病论治与辨证论治相结合治疗带状疱疹，效果满意。

但是，临床医师都知道，对于带状疱疹这一疾病来说，更大的难题是如何治疗带状疱疹后神经痛。带状疱疹后神经痛是指疱疹皮损愈合后持续1个月及以上仍有明显神经痛者，部分患者疼痛时间长达10余年。严重困扰患者的生活质量。人民卫生出版社2010年出版的《神经病理性疼痛临床诊疗学》指出：带状疱疹后神经痛在60岁以上患者中的发病率高达60%～75%。2016年第22卷第3期的《中国疼痛医学杂志》中，于生元等于《带状疱疹后神经痛诊疗中国专家共识》中指出，带状疱疹后神经痛的治疗方案，包括抗抑郁药、抗惊厥药、微创神经介入等联合用药综合治疗。但是，即使如此积极治疗，许多患者仍只能取得良好的短期疗效，而长期疗效不能维持，且病情极易反复。2019年第25卷第3期的《中国疼痛医学杂志》中，撰稿人徐静等根据相关资料指出，带状疱疹后神经痛属于神经病理性疼痛，涉及的机制包括中枢敏化、外周敏化等，很难治愈。

而笔者在30余年的临床中，也遇到数十例带状疱疹后神经痛的患者，发病位置不同，病情各有特殊，但均属于带状疱疹后神经痛。笔者均本着辨证论治与辨病治疗相结合的精神进行治疗，均取得了满意的效果。患者较多，以下仅以一例较重较典型的例子分享与读者。

患者莫某，是我的父亲。其于2018年5月因咳嗽做CT检查时，发现“左上肺占位并纵隔淋巴结增多、稍增大”。考虑恶性可能性大。实验室检查发现“非小细胞肺癌相抗原”数值显示增高。肿瘤科医师考虑为肺癌并淋巴转移，建议住院进行进一步治疗。但此时父亲已经87岁高龄，之前又有肺气肿、高血压、心绞痛、心房颤动等原发病，故几姊妹商量后，决定对父亲隐瞒病情，以服用我开的中药保守治疗为主。之后父亲一直服用中药，病情控制极好。其每天按照之前极有规律的步骤生活着，每周外出参加老战友们的聚会一次(贵州解放前，父亲曾经是剿匪部队的干部)，时常还请老朋友们来家聚会打麻将等。生活完全能自理。惜约两年后因故突发脑梗，方卧床为主养病，并因心衰于2020年9月去世，享年89岁。父亲70岁以前身体一直都好。当时30出头的我陪他走路，我都累得气喘吁吁了，他精神还好得很！可惜2004年我母亲患脑出血成植物人，当时的我们正是孩子小、单位事务忙的时候。为了不让我们大家分心，73岁高龄的父亲只让我们有时间时去看望他们就可以了，然后带着护工，无微不至地照顾着母亲。他照顾母亲是如此尽心尽力，直到母亲9年后去世，全身都没有长过一点褥疮。这个情况，对于医务工作者，都知道这代表着多么精心的照顾！而这一切，都是爸爸的付出才获得的。虽然请来的护工们都是全天在家(各种原因，曾换过数个护工)，爸爸却都怕她们护理不周。所以，所有给母亲做的较贴身的较关键的事情，他都是亲力亲为。比如每隔2小时的翻身(夜间定闹钟起来)、比如半月一次的洗澡、比如每天给妈妈至少按摩一次等等，他都是亲力亲为。为了保证自己不忘记，他还学着母亲住院时医院用来记录患者小便量的本子的样子，设计了一个可以记载每日具体的翻身时间、打流汁时间、喂药情况及时间等内容的表格，让妹妹打印装订起来。父亲就这样，做一样记一样，每天填写一篇，9年多一直操作着记录着，直到母亲因多器官衰竭去世时，这个自制的记录本，已经约半人高了。今天写到这些的时候，我仍然泪眼蒙眬，为爸爸感动，同时也悲伤自责不已！当时的我们，虽然也力所能及的尽量抽时间过去一起照顾母亲，但的确亏欠父母太多！

在长年的操劳中，父亲的身体也一天天加速地衰老着。之前约

182cm的身高，渐渐缩为178cm。而且在母亲去世约5年后(2018年5月)，被查出患有肺癌。不过，爸爸除了爱抽烟(也许也是这个原因导致了这个疾病)，无其他不良嗜好。其饮食极好，且喜食素白菜。他心地善良，性格极其乐观向上，退休后仍保持读书看报、做学习笔记。这种有节奏、有规律并充满快乐的生活，对其健康是有利的。不过，患上癌症以后，爸爸的抵抗力还是严重地下降了，他在2018年8月左右患上了严重的带状疱疹。开始出现胸痛的时候，爸爸没在意，因之前有患过“心绞痛”，他最初还认为是上症发作，还到医院住院进行治疗。又因之前曾有过皮肤瘙痒，自己看到胸前有红色疱疹也未在意，随意乱敷一些止痛的药膏后便未在意，也未告诉医师和我们。等到后面发现疼痛难忍，出现衣服都不能碰着的“火灼样”疼痛时，已经是发病后的半个月了。这时我才知道爸爸患上了带状疱疹(图31)。赶紧予治疗带状疱疹的中药进行治疗，效果虽然也还可以，但是，还是出现了明显的带状疱疹后神经痛，且常常时有发作。他的每一次带状疱疹后神经痛发作时，都因为他患有肺癌这一疾患，我都不敢用之前我所用的效果极好的治疗带状疱疹的中药给他进行治疗。所以他的带状疱疹后神经痛时常发作，仅能控制着不发作得太厉害。

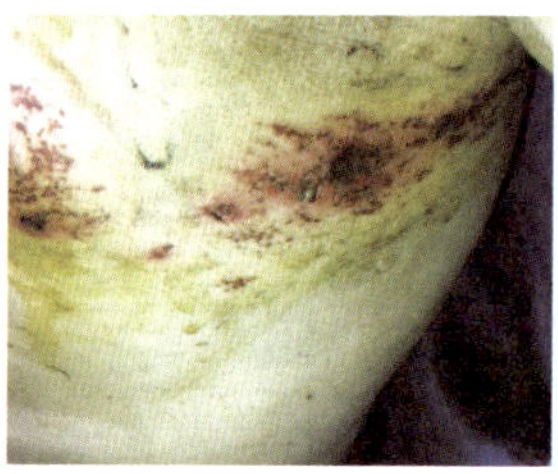

图31　莫某带状疱疹

2019年9月12日下午，他去外面游玩回来，感觉到很热，于是敞开衬衣，露着胸，对着电风扇吹着躺在沙发上休息，不小心就睡着了。等他傍晚醒来后，发现带状疱疹后神经痛加重了，并且，他发现这一次的疼痛情况非常剧烈。因为父亲前几天带状疱疹后神经痛就已经发作过了，我给他用中药服用后，好多了才外出的。其现在感觉到服用着那剂中药都发作成这个样子，于是先自行先找来止痛药(原来在医院时开的“布洛芬”)服用无效，再喝之前中药亦无效，到了夜间仍疼痛剧烈，又不愿意半夜打扰我们，于是让保姆找出之前一老战友听闻其患有带状疱疹后神经痛时，赠与他备不时之需的“硫酸吗啡缓释片”(其患癌老伴去世后剩下的)，服用一片(10mg)后昏睡过去，但因疼痛剧烈，中途常间隙性醒来且呼疼痛剧烈。次晨5时因疼痛剧烈不可忍又再服用了一片后再次昏睡，便稍清醒的间隙仍呼痛不止，且不肯进食。到下午3点过时病情仍无改善，疼痛剧烈，且已约1天不愿进食了。因我父亲一直胃口好，原来无论如何不舒服，包括发热、心绞痛等情况时，饮食情况均不受影响。请来照顾他的保姆感觉情况严重，才赶紧通知我们。我过去时，见其呈昏睡状，但喊之可醒，对答尚切题，但同时就呼痛不止。

查：左脉弦略沉涩，右脉弦洪略涩，双脉略疾。舌偏红无苔。

之前，我在带状疱疹后神经痛的治疗中，虽然以辨证论治为主，但同时也配合有辨病论治进行。而所用方中，必然会用制川乌和制草乌二药。川乌和草乌，此二药，性味均辛、苦、温，有大毒。也因其有大毒，故临床医师均惧用之。但是实际上，临床上用这两个药时，均是炮制过的，且入汤剂时均要求先煎30分钟，毒性已无。所以，用量为10g是极为安全的。笔者之前跟随徐学义时，有幸见之将其用于很多寒痹患者，均取得了极好的效果而未见有任何毒副作用的发生。徐老常教导我们，一方面，重病当用重剂，否则无效；另外，中医有“有故无殒，亦无殒也”的说法，即有其病当其药，该用这种药物的时候，是必须要用的。

故笔者将两药引入对带状疱疹后神经痛的治疗中。笔者认为，此两药归心、肝经，有着极好的祛风湿、散寒止痛的效果。临床上，也常常见到将其用于较严重的风寒湿痹、关节疼痛，还可见到将其用于麻醉止痛。故笔者对于带状疱疹后神经痛凡是见于循行路线为肝经、心经者，都用此二药作为治标的药配合辨证论治的药物一起使用，均取得了极好的效果。但对于父亲，因其患有肺癌，在为其用药的过程中，见其阴伤较重，所以一直不敢给其用此两种大热之药。但今日见其表现，想到中医有“有故无殒，亦无殒也”的说法，同时，还可以在方中加用养阴之剂以对抗其温热之性。

于是放胆一用。

处方:制川草乌各10g(均另包,均先煎30分钟),忍冬藤30g,海风藤20g,络石藤20g,当归10g,苏木10g,茜草10g,降香10g,生地黄20g,延胡索15g,枳壳15g,蜈蚣2条,龙胆4g,生甘草10g。

1剂,水煎服。每日1剂,每天3次,每次约150ml,饭后半小时服用。

当日我住于父亲处,赶紧抓药,回来后赶紧煎药,得第1次药汁后即赶紧予之服用。此时已经是晚上6时左右了,予2片饼干垫肚后即予之服用。服用后1小时左右疼痛即感缓解,可入睡。之后约晚上9时进食少许后,当夜约12时再服用一次药汁。此次服用前,已诉疼痛明显好转。一夜安睡。次晨早餐后休息了约半小时后再服用了1次,之后安卧至中午。中午醒来诉已无疼痛。下午人神志已完全清醒,同样无疼痛！效极好！父亲高兴地说,当初送你去读中医学院读对了！

方中除了治标的主药制川草乌,还用龙胆清利胆经湿热并走胆经。父亲的带状疱疹后神经痛一直就主要集中于右侧胸胁部,此为肝胆经所过之处,也是带状疱疹好发的部位。对于带状疱疹后神经痛患者,此药也是我常用之药。而忍冬藤、海风藤、络石藤,笔者是取法于徐学义老师。徐老指出,这些藤类药,善走且有伸展之态,有着极好的疏经活络的作用,故常用于治疗各种肢体关节的痹痛。笔者则在此基础上进行创新:带状疱疹后神经痛,疼痛时,有着随着神经传导的特点。虽然西医的神经与中医的经络是不同的体系,但均有随着神经(或经络)传导的特点,故以藤类药物以进行治疗,取其疏风通络的作用,达到协助止痛的效果。当归、苏木、茜草、降香,有着极好的活血化瘀通络止痛的作用。而蜈蚣则是取自叶桂的络病学说。父亲此疾,患病已1年多,反复疼痛,属于久病、久痛入络的情况,故用蜈蚣以助松透病根、通络止痛。而枳壳与延胡索,虽止痛力弱,但行气之力较强,取中医气行则血行、通则不痛之理,助上药以达止痛之力。生甘草则调和诸药,也缓和方中尤其是制二乌的刚烈之性。以上即是笔者常用来治疗带状疱疹后神经痛的常用方和基础方,整个处方目的明确,标本兼治,临床上均能取得极好的效果。具体临证时再根据实际情况进行加减。比如此方中还用了生地黄。其有养阴清热之效,正是之前笔者想着用来对抗制川草乌温热之性的药物,则是根据父亲特殊的情况所加的药物。

此方用后,父亲的带状疱疹后神经痛得到很好的治疗。而其肺癌的情况,也未看到受到何影响,其肺部情况一直比较平稳。而直到其因心衰于 2020 年 9 月去世,其带状疱疹后神经痛均未再发作过。

按:此患者的特殊之处,一是患者之前因未得到及时的治疗而出现后遗神经痛,二是因病情特殊,笔者一直犹豫不敢为其进行有效的治疗,导致后来大发作时,病情较一般带状疱疹后神经痛更为严重,但后来思考到中医“有故无陨,亦无陨”的原则后,方予大胆的治疗,也取得了极好的效果。同时,父亲如此年龄、如此多的基础病,使用以上猛烈之药,取得极好效果的同时,未见任何不良反应,也极好地证明了中医“有故无陨,亦无陨”的原则。

不过,值得一提的是,笔者反思之前我处用中医方法治疗好的带状疱疹,均未有后遗神经痛的出现。包括前面 3 个案例,均得到了及时的治疗而痊愈了。这也是中医治疗的先进性的一个体现。反而是父亲的带状疱疹,因我平时忙于工作,关心父亲不够,导致未及时发现其患的是带状疱疹,而未让他得到及时的治疗,才转化为如此重的带状疱疹后神经痛。所以,当治愈此疾父亲夸奖我时,我内心是极度内疚与自责的,同时,也深刻地感觉到“父爱如山”的意思了:对于儿女的过失,父亲从来没有计较过!

(叶瑜)

二诊治愈慢性肾小球肾炎后尿隐血阳性6年

胡某，女，40岁，教师，贵州铜仁人。2019年1月28日求诊。

主诉：慢性肾小球肾炎后尿隐血阳性6年

患者诉6年前不明诱因出现乏力甚，检查发现血尿、蛋白尿及血压升高等，诊为“慢性肾小球肾炎”。经西医（具体治疗不详）进行治疗后现已无蛋白尿。但尿中隐血一直为阳性[（++）]。之后经过多种治疗，中西医均治疗过，但均效不显。因时间较长，失去信心，已约一年多未再服用任何药物。前一段时间因其子紫癜性肾炎在我处治疗效果明显后，重新看到了希望，亦求诊于吾处。

另有停经半年，晨起口干1个多月情况。

刻下：尿隐血（++），乏力疲倦，晨起口干。

查见面色不华，憔悴疲倦貌。左脉弦滑略疾，右脉沉弱。舌淡红苔薄齿印明显。

考虑患者为脾气亏虚，肾虚夹湿。治法为补脾气、填精补肾并祛痰湿为治。

处方：黄芪60g，党参40g，白术10g，云苓20g，黄精20g，山茱萸20g，陈皮10g，地榆20g，天冬12g，法半夏15g，竹茹15g，夏枯草15g。

7剂，水煎服。2日1剂，每次服用150ml左右药汁，饭后半小时服用。

此方中，首先有一个极明显的特点，就是方中重用了黄芪、党参。黄芪、党参，此处用以大补脾气。此法取材于张存悌所著《品读名医》一书。张存悌此书，有极强的资料性、学术性、可读性和趣味性。笔者也在此处向各位中医爱好者以及中医从业者推荐此书。虽然吾甚憾到目前为止仍与张存悌先生从未谋面、素昧平生，但张存悌此书却曾是我案头最喜之书。我曾反复阅读，受益匪浅！此著作中，张存悌将150多位古今名医最感人、最耀眼的嘉言懿行、奇案轶事选作题材，分成 56 个专题，多方位、多侧面的展现古今名医的学术经验、道德风采和博学多才。阅读此书不仅可以让读者了解到有关名医的掌故传说、轶事奇案，还可助读者学习到不少名医的奇招妙术、精妙手笔！是一本感悟名医业绩、解读名医风范的中医著作。我此处重用黄芪、党参所取法的，便是书中所记载的京城名医陆仲安治愈胡适糖尿病并肾炎的案例。此案中，胡适曾患糖尿病并肾炎，西医已宣布不治："患肾脏病，尿中含蛋白质，腿部肿痛，在京中延西医诊治无效，某西医告以同样之症，曾服中药而愈，乃延中医陆君处方，数月痊愈"。陆仲安先生的用方中，曾用黄芪至 300g，党参至 180g，配伍党参、石斛、黄精、山药、地黄等药，竟在百天之内治愈了胡适此疾。此案让我印象深刻，此后治疗此类患者，凡诊断有脾气亏虚者，多重用黄芪党参，再予辨证论治，均取得了极满意的效果。

陆仲安之处方中，重用黄芪和党参，是因为考虑到此类患者，多有面肿身肿等疾，多属元气衰败而致水湿停蓄为患。故以大补元气为治本之法，使元气充沛后，五脏得元气而各司其职，三焦得元气而水道通行，则水湿祛，水肿消，疾病除。而中医认为脾胃"为元气之本"，脾又"主运化"，是人体气机升降的枢纽，故而可通过大补脾胃之气，使人体元气得充，更使全身气机的运行以及水液的代谢恢复正常。吾则用其意，并再加白术、云苓、法半夏，以加重健脾去湿之效。

另，患者左脉弦，考虑肝气郁结，有郁而化火之象。交谈过程中亦常感患者有重的焦虑情绪情况。细问之，患者为高中毕业班班主任，压力大。加之工作极负责任，自身也给自己加压不小。另外，其子以及自身之疾，之前也令其深感忧虑，故除言语疏导，提醒其此情绪也会让其病情加重，应注意调节外，加以夏枯草、竹茹以清肝热、祛肝胆湿热。

肾小球肾炎患者小便中常常蛋白与隐血长期保持，此患者虽然已无蛋白尿，但长期有隐血情况，取中医经典理念中"肾主二便"之意，除了上面补脾气、健脾运的治疗，还加以补肾之法。以黄精、山茱萸、天冬以补脾肾之阴精，还加陈皮以健脾行气。此处脾肾双补，取薛己脾肾并重的思想以及叶桂"中下相济"的学术理念。另外，用陈皮还有借其行气之力使整个处方补而不滞之意。有一药两用之意。

二诊:2019 年 2 月 11 日。今日求诊。诉尿常规变化不大,隐血仍为(++)。

左脉沉略涩,右脉略沉略濡。舌微红苔薄少。

大便正常。另诉月经仍未行。

患者虽然尿常规变化不大,但查见患者面色不华,憔悴疲倦貌已有所好转,且晨起口干情况亦有好转。根据明代名医张介宾真阴论中,人体形质的好坏,是精血盛衰的重要体现的观点,故认为上方的治疗是获得了效果的。仅是因为患者病久且目前消耗仍在持续中,故而效果还未完全显现出来。所以患者左脉仍以沉涩为主,舌苔仍薄少,这些都是阴精仍有亏虚的表现。不过,患者右脉沉弱的情况已明显改善,所以此方已可不用黄芪与党参。目前的治疗方案,以补肾以及养阴为主。

处方:生熟地黄各 12g,山茱萸 20g,当归 20g,川芎 10g,刘寄奴 15g,莪术 10g,萆薢 20g,六月雪 20g,地榆 20g。10 剂。煎服法同前。

肾炎患者,多见肝肾阴虚,此患者左脉略沉,年方 40 岁,已停经半年,之前又见面色不华,憔悴疲倦貌。现虽有好转,但仍较一般正常人有明显的形质损伤之态,说明其有较重的阴血亏虚,故用六味地黄丸之意,以生地黄、熟地黄和山茱萸补肾精,以当归、川芎补肝血。另外,此患者左脉略沉略濡,说明其有阴血亏虚的同时,夹有痰浊为患。故补肝肾之阴与补肝血的同时,还需要祛痰湿。此处以萆薢、六月雪以泌别清浊,以祛除患者痰湿内蕴的情况。此经验,取法于刘尚义的经验。他在治疗肾病患者时,常以萆薢、六月雪以泌别清浊,治疗肾脏疾病之痰湿内蕴者。另外,肾病患者,多是肾供血不好。刘尚义还常用莪术、川芎、刘寄奴、水蛭以活血,调节肾功能从而治疗各类肾炎患者。吾此处用前三药也是取法于师父此经验。未用水蛭,一是因其病情时间虽长,但病情还算轻,另外,此药较贵,能不用者则不用。这也是师父在讲授此法时强调的:在能保证疗效的情况下,应尽量减少患者的经济负担。至于第一诊中的地榆,以及此案中的地榆、槐花,则起到止血的效果,可谓治标之剂。当然,此处用地榆还有刘尚义膜病学说之意。刘老认为在内之膜即在外之肤,可以用风药以及治疗皮肤疾病的药物来治疗内脏疾病。所以此处的地榆可以说是一药两用。

三诊:2019 年 3 月 4 日。诉上方服用后现尿隐血已无。面色红润,精神状态明显好转。晨口干已无。至于其焦虑情绪的情况,一方面因为上方用了疏肝、清肝热的药物,另一方面因病情明显改善,又经之前的开导提醒,进行了自我调整。加之孩子病情经我处治疗后已痊愈,未再出现紫癜,小便情况也已正常。焦虑情绪已无。

左脉沉弱,右脉弦略疾,舌淡苔薄白。

继续巩固疗效。

处方:制附片 10g(另包,先煎 30 分钟),桂枝 6g,山茱萸 20g,云苓 20g,黄芪 40g,升麻 10g,地榆 20g,槐花 20g,小蓟 10g,泽兰 20g,刘寄奴 15g,地肤子 20g。7 剂。煎服法同前。

方中取肾气丸之意,加入补气升提之药,如黄芪与升麻的运用,此取自李杲的补中益气汤的学术思想,而地榆、槐花用药继续,刘寄奴、泽兰仍取意刘老所言的活肾血之意。而地肤子与地榆还有刘老的膜病学说之意。均意在巩固患者肾病的治疗。

之后患者因高考将近,忙于班上事务,未再来就诊。但约隔半年后,其托朋友顺道带来 2 斤李子予我,诉“之后虽然工作繁忙,但精神好,肾病未再反复,尿常规一直正常”。知我不会收贵重物品,特请人顺道带来当地较好的李子请我品尝,略表谢意。听闻此转达之言,甚感欣慰!惜三诊时忘记问其月经情况,其又因工作繁忙未能来进行进一步的治疗,所以不能得知其月经情况如何,仅能默默祝福其之后一切安好!

按:此患者二诊后多年慢性肾小球肾炎隐血(++)即告愈。整个治疗过程中用了经典的中医理论,如“脾胃为元气之本”“脾胃为升降的枢纽”“脾主运化”“肾主二便”等。还应用了薛己脾肾并重的思想以及叶桂“中下相济”的学术理念进行脾肾双补,还取法有李杲的补益中气的学术思想。另外,更有对刘尚义学术思想的学习继承、融会贯通及发挥。虽是三个药味不多的处方,但其中蕴含着中医经典理念的思想、历代各医的学术思想以及今天中医大师的临床经验,再加上笔者的进一步学习及灵活运用,故而取得了极好的效果。这些成果,都彰显了学习中医各家学说的优势所在,以及我们需要认真学习继承各家的学术思想并加以发挥的必要性。

杂文

木香顺气丸的奇妙运用

木香顺气丸是临床常用的一味中成药，为理气剂，其功效为行气化湿，健脾和胃。广泛用于治疗湿浊中阻、脾胃功能不良所致的胸膈痞闷、脘腹胀痛、呕吐恶心、嗳气纳呆等。方中以木香、香附疏肝理气，和中止痛为君药。厚朴、青皮行气燥湿，散结消积；枳壳、槟榔行气导滞宽中；陈皮、砂仁理气化湿和中；苍术燥湿健脾，共为臣药。甘草为使，调和诸药。全方配伍全面，用药精当，行气、化湿、健脾和胃效果显著。故而临床上慢慢将之主要应用于胸膈、脘腹部的胀、闷、痛之症，以及食少、嗳气，甚至恶心呕吐等症。

笔者觉得其中的一组的配对：槟榔、炒枳壳很有意思，此两药其作用的走向，一走下，一走胸胁，对于脾胃气机的升降来说，横向与竖向，都有运行到。

笔者细品此方，自感此方不仅利于湿阻中焦、脾胃功能受制之证，还可用于治疗肝气不舒、肝脾不和、肝胃不和之证。方中君药为木香、香附，即为疏肝理气之剂，且陈皮、青皮、生姜、榔片，均具有辛散之性。根据《黄帝内经》“苦欲补泻”之理，辛类药物可通过辛香行气之效，以遂肝喜疏泄、性喜条达之性，从而达到补肝助肝之效。正如张元素《医学启源·五脏六腑，除心包络十一经脉证法》中的归纳：“肝欲散，急食辛以散之，川芎。补以细辛之辛。……肝虚，以陈皮、生姜之类补之”。木香顺气丸方中因含有木香、香附、陈皮、青皮、生姜、榔片等大量辛散辛香行气之品，能起到极好的行气疏肝畅膈，醒脾化湿和胃之效，从而能治疗因肝气不舒，又有湿阻中焦、脾胃功能不良的肝气郁结、气机不畅、肝脾不和、肝胃不和等证。笔者在临床中，除了将之用于常规的湿浊中阻、脾胃功能不良所致胸膈痞闷、脘腹胀痛、呕吐恶心、嗳气纳呆等，还广泛用于许多疑难杂症。以下举3例典型案例以证，以飨同道。

1. **治疗情绪不良后的严重失眠**　此为一张姓中年女性患者，因家庭突遭重大变故,心情极度焦虑、悲愤,求诊时表现为严重失眠半年,且逐渐加重。到求诊时,诉基本上未有入睡感周余。初起时曾到睡眠门诊进行治疗。曾服用过安眠药艾司唑仑片、佐匹克隆等,也短期服用过抗焦虑药物,因睡眠未改善,反而感觉疲倦虚弱、神昏较严重而停药。也曾求助于数名中医,前医处方不详,但患者诉医师告知其诊断有心脾两虚者,有心血虚者,有心肾不交者等,自诉方中百合、酸枣仁、夜交藤、茯神等药常用,但均效不显。刻下:慢性病容,焦虑貌。纳少、心悸、疲乏无力、困倦异常。虽如此,仍夜不能寐而白日又需要奔忙家事,自诉处于崩溃边缘。脉弦而疾,舌淡红苔腻秽。患者知我平时处方,喜欢以饮片为主,但诉因马上要到外地处理事务,询问能否予中成药先暂时服用,"每天能睡一两小时也好"。然后开饮片放在家里,等回家后再熬饮片以服用。

审其证,以肝气不舒为首发之证,之后肝木乘脾土,脾胃虚弱后有明显痰湿内蕴情况。痰湿中阻于脾胃,胃不和则卧不安,所以患者有失眠表现。无论湿阻中焦或是肝木乘脾土,都对脾胃运化功能有影响,故患者有纳少、疲倦乏力等。夜卧则血归于肝,现患者失眠时久,肝藏血功能受到严重搅扰,导致肝血不足,血亏心无所主,从而出现心悸等不适。前医也许是因为其有心悸、纳少、疲乏无力等症状而考虑为心脾两虚者或心血虚者以及心肾不交者等证的,故而应用百合、酸枣仁、夜交藤、茯神等常用的安神药。但其根本病位在肝不在心脾,故而正确的治法,应以疏肝行气、健脾化湿为治。所以,此时使用木香顺气丸是极为适合的。于是告知患者可在出差期间服用之。暂时不开饮片,如服用效果不佳,则返回后再处理。此药各大药店均有售,患者于是带药外出。却在次日电话告知效果极好,难得地睡了四个多小时,之前还曾担心出差会导致睡眠情况更加恶化。之后一日好过一日,回来时,每日已可入睡 7 小时左右,且诉是"因为需要工作,不然都还可以睡"! 出差返回来面见笔者时,直言当初买此药时因见其上并未言可治疗失眠,心中还略有疑惑,但见其可治疗食欲不佳,自觉改善其中一个症状也可,故勉强服用之。未想收到意想不到的结果。不禁对笔者赞叹中医的神奇。

2. **治疗情绪不良后的口甜**　此例的患者仍为前面的张姓患者。其失眠好转后，未再开饮片服用，且在睡眠正常后自行停用木香顺气丸。但家事仍烦心，虽不似开始发生时令其情绪剧变，但仍时时挂怀且需要去处理及面对。此后 2 个月左右，从微信中来信息称其口中有明显甜味，虽故意含盐在口中，仍觉是甜味。自觉是病态，但是诉之前失眠还能去睡眠门诊，现在都不知道该去挂什么号。出于对笔者的信任，微信询问我有无方法处理。思考其情况，甘属脾之味，联系其之前的病症，仍考虑为脾虚湿困导致。至于脾虚的重要原因，应该仍是肝木克脾土为主。让其照舌头照片一阅，果见舌偏淡，苔仍腻秽。仍是痰湿阻脾之象。故嘱其仍然服用木香顺气丸。其在微信中听闻仍服用此丸剂，语声迟疑，强调说这次是口中甜，不是失眠。我告知患者，两个病病症虽不一样，但病的原因是一样的，所以治疗也是一样的。患者虽然口头上答应，但明显能感觉到其半信半疑的口气。鼓励其服用此药后应该会有效果，1 周后再观其效。然患者三天后从微信发来语音，说服用此丸剂后，便一天好过一天。现在味觉已经完全恢复正常了。很高兴，也很奇怪。因为木香顺气丸的说明书上，也未有治疗口甜的说法。另外，患者更加不解的是为何两个疾病完全不同，却用同一个丸剂治疗，且效果均是极好。告知这正是中医的特色，病机相似，病症可能不一样，但治疗方法甚至方药都是一样的。只要辨证准确，用药恰当，自当收到良好的效果。而且，前面的失眠，如果说还有对木香顺气丸的适应病机范围有所扩大的话(扩大有“肝郁气滞”这一病机)，本症的病症虽然较奇怪和少见，治疗时，却是针对了木香顺气丸的基本治疗病机脾虚有湿所进行的，并且，也告诉患者，其两次生病，情绪因素均是其中的根本病因，所以其应注意调理情绪，变换心情，否则还可能会出现其他奇怪的病症。患者沉默片刻，表示明白，之后果然注意转换注意力，并于有空时多与好友到郊外散心。之后到如今，均未再有特殊不适。

之后，笔者又遇到数例口甜的患者，均是脾胃有痰湿导致，均予木香顺气丸后而愈。此是后话，但亦体现中医治疗之可重复性。

3. 降顽固性高血糖　莫某，体偏胖，喜食肉食，平时操劳及思虑过多，故进食较多、较快。血糖平时控制相当差，餐前血糖常为 11 ~ 13mmol/L，餐后血糖 11 ~ 16mmol/L。而用药情况则为门冬胰岛素 30R，早餐和晚餐前各打22U；口服：早餐前盐酸二甲双胍1片(0.5g)、盐酸吡格列酮1片(30mg)，晚餐前再加二甲双胍1片(0.5g)。因体检发现右上部肺结节，考虑癌症可能极大，择期手术。医师嘱注意严格控制饮食1个多月后，术前餐前血糖10 ~ 11mmol/L，餐后2小时血糖14 ~ 15mmol/L，血糖控制不好，故从2021年7月19日开始，自诉医师“每日加了诺和灵1U”。平时血压正常(130/85mmHg左右，心率85次/min左右)。2021年7月做手术前1周，每餐仅食两三口素食后，餐前血糖勉强下降到8 ~ 9mmol/L，餐后2小时血糖9 ~ 10mmol/L，且感每天每时均在较饥饿的状态，手术前医师予注射针剂后(注射药物不详，但诉医师告知是控制血糖的)方予手术。2021年7月28日进行了右肺上叶手术切除术(为达芬奇机器人手术)，手术很顺利。术后8月6日出院。在医院住院时，术后患者胃口极差，没有食欲，极度乏力。另一方面，每餐勉强食用低脂低糖食物三四口后即不愿再食用。故住院期间患者餐前、餐后血糖均控制在8 ~ 9mmol/L。医师告知这种情况不好，应注意加强营养，所以，出院后患者面临极艰难情况：医师要求一方面术后伤口生长需要营养，另一方面需要保持血糖在正常水平，否则不利于伤口生长。而此时患者一方面胃口极差，没有食欲，极度乏力。另一方面，勉强食用食物后，每次虽仅食用五六口食物(低糖低脂)，虽饥饿明显，餐前血糖也已飙升到11 ~ 12mmol/L，餐后血糖13 ~ 14mmol/L。同时，患者感觉极度乏力、虚弱。另外，出院后手术后的伤口也未能如期愈合，不断有渗液出来(淡血性)，且放置引流管处的创口在8月4日拔除引流管4天后，于8月8日出现流脓情况。社区医师不敢处理，无奈于8月9日返回原手术医院处理，医师虽予清洗且用刮匙刮至出现新鲜组织后缝合，但更加要求要控制好血糖。患者告知此前两难局面，询问手术医师如何处理才好。手术医师让到内分泌科住院治疗，但手术之前内分泌科医师已经告知胰岛素治疗已达到极高量，治疗效果不好。在严格控制饮食情况下，伤口于8月13日再次换药时已未见流脓，但患者虚弱加强，且伤口并未完全愈合。医师仍然强调加强营养、控制血糖，且告知一般来说，可以术后1个月开始进行化疗，但是，其现在状态，估计2个月左右都不可能进行化疗，因为化疗前，不但要求各种生化指标正常，此患者还需要控制好血糖，另外，同时也需要患者乏力虚弱感消失。否则，“你现在这种虚弱程度，肯定是不敢进行化疗的”。患者感觉处于极度困境中，于8月25日求助我处。

刻下：患者厌食、乏力虚弱甚，气短，舌淡红偏紫，苔白腻，一派湿阻中焦之态。

考虑患者糖尿病已多年，现在因术后需要保证营养，但稍多食血糖即飙升，又不利于伤口的生长。而且，患者此时情况，正气虚甚，如用药过于繁杂，恐难承受。故仍坚持中医辨证论治的原则，既然有脾胃虚弱、中焦湿阻的情况，就干脆试试木香顺气丸。虽然此药一不治疗癌症，二无可降血糖之说，三更无有助于伤口生长之先例。但是总觉其作用于中焦脾胃，脾胃为人体气机的枢纽，此枢纽运动起来，应用会对机体有所裨益。而且，此为丸剂，服用亦方便，对于患者目前极度厌食的情况，服用起来也不痛苦。于是嘱在一般的药店购买并服用木香顺气丸，按药物说明书剂量服用。

患者服用1天后，诉食欲明显好转，因恐血糖升高，故虽食欲好转，也仅食用平时正常食量的一半，但已较原来每餐仅食用五六口食物明显增加，大概每餐食用量为原来的3倍。但当天晚上血糖反而降到8.5mmol/L，一家人均欣喜异常！更加按时服用此丸剂，症状及血糖持续好转。在服用木香顺气丸第3日后餐前血糖5.8 ~ 6.0mmol/L，餐后血糖5.6 ~ 6.0mmol/L，嘱其继续服用。

之后患者身体逐渐恢复体力，此时我再予其加上其他抗肿瘤、养阴生血的中药服用。很快血常规正常，其他血生化指标均正常，故于9月23日顺利进行了化疗。

其间，曾因化疗时，医师让停所有中药，之后血糖又有上升到餐前8 ~ 9mmol/L、餐后10 ~ 11mmol/L。患者自行又再次加上木香顺气丸，则血糖又下降。

目前的研究发现，糖尿病也是导致很多肿瘤疾病的原因之一，故而此患者所遇到的困境，估计也不是个案。如有相同病情者（即前面所说的病机：脾胃虚弱、中焦湿阻），建议均可尝试此方案。木香顺气丸来自清代名医沈金鳌的《沈氏尊生书》,为应用了百年的方剂,久经临床考验,未发现明显的副作用,患者大可放心使用。

以上木香顺气丸所治疗的疾病,病名不同,其中还有属于重症、疑难杂症的情况,但均取得极好的效果。究其原因,是因为这些患者的病机切合木香顺气丸的效能。中医治疗讲究的是辨证论治,所以,以病机为先,而不是仅针对病名进行治疗,就能取得良好效果。在当前的社会,因各种饮食不规律导致的脾胃疾病以及因情绪不良导致肝胃不和的患者是屡见不鲜的,但在临床上可能表现为各种病症。希望大家在看了以上病例后,得到启发,将此便宜又方便的丸药应用到这些病机契合的病症中。

医学自始至终是一门社会学

刘尚义除了具备高超的学术理论思想与临床经验，还具有深厚的国学底蕴，熟读唐诗宋词、元曲杂剧，喜爱篆刻、国画、武术，擅书法，且作品自成一家，浑然大气。他常常将传统文化融入医学研究，并告诫我们，“学习中医，既要精通岐黄，更要博览群书，功夫在书外。”他曾总结中医说：“中医是科学，指导用哲学，表述靠文学，辨证论治有美学，全过程充满社会学”。这个总结，别出心裁、精妙贴切，高度概括了中医的特色与神韵，同时，也体现了刘尚义对于中医学以及中医学与其他多学科关系深刻的理解与了悟。此处拟讲一趣事，放于“杂文”篇，让大家从另一个侧面感受刘老所说的“中医学……全过程充满社会学”这一观点。

记得那天来求诊的是一个丈夫和儿子陪着来看病的60多岁的妇女。处完方后，刘老嘱咐患者注意调节情绪，患者边起身向外走，边随口问刘老这情绪要如何调节，刘老说你少跟儿媳妇生气就好了。患者惊讶地停住脚步说：你咋知道我跟儿媳妇生气呢？刘老笑笑，说你记得少生气就好了，心态平和对你的病有好处。患者边往外走，边忍不住大声说：真的是大师啊！不仅知道我这个病是因为生气起的，还知道我是跟谁生气！

当天门诊结束后，虽然知道刘老很辛苦了（他每天下午至少要诊120多个患者），但是我还是忍不住问刘老：老师，您咋知道她是跟儿媳妇生气造成的肝气郁结呢？刘老笑一笑，说这个是很显而易见的啦：你们看，这个人的穿着打扮，是很讲究的，可见经济条件应该是不错的，所以这个肝气郁结，不是来自经济方面，只能是来自生活中，而她这个年纪，已经退休了，所以也不是来自单位领导或者同事那儿，只能是来自家庭，而陪同她来的先生和儿子，刚才你们也都看到了，对她都很体贴和温顺，所以试想一下这个家里面，还有谁能给她气受？我们哈哈大笑！谜底揭开，感觉似乎很简单，但这一系列的推理过程，却如福尔摩斯探案一般，细致的观察、知识的积累、清醒的头脑、逐一的排除以及严谨的逻辑思维，缺一不可！

刘老在平时的门诊过程中,常常与我们强调,医学是一门面对人的学科,所以,自始至终是一门社会学,很多疾病,与患者的性格特点、生活环境、生活习惯、工作特点等等密切相关,所以洞悉世故人情才能真正看好病。

简析《易经》对中医学“治未病”思想的理论指导

“治未病”作为中医基础理论之一，一直以来，多被人们认为最早来源于《黄帝内经》。笔者则认为，《易经》才是中医“治未病”理论的源头。《易经》为“群经之首，大道之源”。中医基础理论中，处处体现出其根植于《易经》的特色。笔者在研究《易经》的过程中，发现在《易经》的多个卦辞、卦象或爻辞中，都有着明晰的“防患于未然”“居安思危”“防微杜渐”“亡羊补牢”等思想，《易经》才是中医学“治未病”思想的理论指导源泉。

1. **概说** 近100年来，随着西方医学逐渐昌明于世界，古埃及、古印度、古阿拉伯等的传统医学都相继衰落，成为绝学，唯独中医药学不但独立存在，在理论和实践上还在继续向前发展。除了它独特的疗效在历史上很多关键时期进行支撑，还因其深深根植于中国传统文化而具有顽强的生命力。说到中国文化，人们都以《周易》为源头，中医药学亦不例外。

《易经》是中国传统文化的开山之作，被誉为“群经之首，大道之源”。传说伏羲一画开天创八卦，文王推演后天八卦并作卦辞，周公组织并参与爻辞的创作，孔子著《十翼》以解释和阐发易之道。而中国传统儒、道、佛三家，实际上都有以《周易》为源头活水之意。

2. **中医学基础理论与《易经》的联系** 在医学方面，《易经》与我国传统医学的建立和发展有着密不可分的关系，可以说《易经》为中医理论的基础。明代医家张介宾曾有“易具医之理，医得易之用”之说。《易经》对中医理念有着广泛而深远的影响，它不但将《易经》中所有的易理、卦象、爻象用于观察人体各个脏腑的运行，而且还从整体上形成了一种阴阳和合的人体运行观。其中的“阴阳五行学说”“藏象学说”“经络学说”“病因学说”以及“养生学”“运气学”等学说，是源自于《易经》卦象之间的相互作用在人体脏腑器官中的表现。可以说中医基础理论中，处处体现出其根植于《易经》的特色。而其中最明显者,即是阴阳之说。

阴阳是中医学理论体系的一个重要组成部分,是对自然界相互关联的某些事物和现象对立双方的概括。先哲们把阴阳视为万物之本,运动变化之源,阴阳对立统一,互相渗透与转化,阳中有阴,阴中有阳,阴阳互根,阴阳消长。而《易经》的基本元素是阴阳,根本方法也是阴阳,本质内容和符号特征也是阴阳。《易传》作者明确指出"一阴一阳谓之道"。阴阳学说渗透到医学领域,与医学的理论和实践融为一体,就形成了中医学独特的阴阳学说,用以阐述人体的生理病理,并指导临床诊断与治疗。张介宾曾强调阴阳是《黄帝内经》的根本,《易经》是阴阳的源头,有"阴阳虽备于《黄帝内经》,变化莫大乎《周易》"之说。可见,没有《易经》,也就没有阴阳之理;没有《黄帝内经》,也就不会形成整个中医体系。《易经》之与中医理论体系,关系之密切可见一斑。

3. "治未病"学说与《易经》的联系

(1)"治未病"的基本内容:"治未病"是中医学独具特色的观点之一。中医学历来重视预防,早在《黄帝内经》中就提出了"治未病"的预防思想,强调"未雨绸缪""防患于未然"。现在我们多认为"治未病"的思想源于《素问·四气调神大论》之"圣人不治已病治未病,不治已乱治未乱",并有"……夫病已成而后药之,乱已成而后治之,譬犹渴而穿井,斗而铸锥,不亦晚乎"的生动阐述,指出了"治未病"的重要意义。但如研究《易经》,则不难发现,中医此重要的特色理论,实际上是源于《易经》的相关内容。中医"治未病",包含"未病先防""既病防变"等方面内容,而在《易经》中,多处都可看到此思想的哲学基础。

(2)《易经》体现"预防"思想的卦象以及对"治未病"思想的影响:《易经》通过阴阳两种符号的组合结构与变化方式,象征性地反映世间万物的本质特征与变化规律,是中国古代哲学体系中的世界观和方法论。它以普遍联系的观点与对立统一的方法对事物的发展与变化预先作出吉、凶、悔、吝等判断,其目的是劝善惩恶,避凶趋吉。可以说《易经》本身就是一部大的预测术的经书。而《易经》中更有具体的卦象、卦辞、爻辞等内容在体现着"防患于未然""亡羊补牢"等预防思想,深深地影响了中医"治未病”的防治原则。下面摘取其中有代表者以讨论之。

1）“防患于未然”理念与“未病先防”:《易经》中的“艮”卦有止的特性，其初六爻辞为“艮其趾，无咎，利永贞。”用止足趾之动以止诸动，来比喻事物在发动之时就要慎始慎终，“时止则止，时行则行”，才能“无咎，利永贞”。富有“防患于未然”“居安思危”的理念；又如“家人”卦中，虽讲的是治家之道，却也强调防患于未然的思想。其初九爻辞中，即为“闲有家，悔亡”，象曰：“闲有家，志未变也。”此“闲”，指的是古人居住的院落的大门关上后，还要插上一根横木，这根横木就被称为“闲”。这样做的目的，是让家与外面隔开。所以爻辞中所说的“闲有家”就是要在家中做好防范之意。告诉人们家道初立时，家人都有守正持家的良好愿望，所以，应在他们心志未变之时（“志未变也”），做好防范，以防止邪恶思想的产生，才能更好地保卫自己的家园。这些哲学思想渗透到中医的学术思想中，成为“治未病”思想的先导。这种预先对可能的危机进行处理的思维，正是中医对可能出现的疾病进行提前预防从而避免疾病发生的思维的先导。

基于《易经》的这种思维方法，《黄帝内经》率先提出“治未病”之“未病先防”学说，指出“圣人不治已病治未病，不治已乱治未乱”。认为疾病的发生，与正和邪两个方面密切相关。邪气虽是疾病发生的重要条件，正气不足则是疾病发生的内在原因，邪与正的盛衰变化决定疾病是否发生。“未病先防”就是强调在疾病的发生之前，做好各种预防工作，从而防止疾病的发生。如调摄精神、加强锻炼、生活起居顺应自然、适当的中草药预防以及人工免疫等以调养身体、提高正气抗邪能力；同时，防止病邪的侵害，如讲究卫生、防止环境、水源和食物的污染等，都是属于“治未病”中“未病先防”的手段与内容。这些内容，都是“未病先防”思想的体现，但究其思想来源，均来源于《易经》的思想。

2）“防微杜渐”理念与“既病防变”：除了以上在事物还没有出现不利情况就进行事先预防从而让不利不发生的内容，还有一类《易经》中的预防思想，虽然也是谈的预防，但又与前面的内容有所不同。此类思想强调目前已经有不利的情况发生了，但仍然需要采取预防措施，以避免事情发展到更加不利的状态。此思想,在《易经》中也有多处进行有表达,属于“防微杜渐”“亡羊补牢”的理念。

如《易经》中的“坤”卦中,初六的爻辞“履霜,坚冰至”为人们所熟悉。它提醒人们防微杜渐,见一叶而知秋,防止事物向更坏的方面转化。还有“临”卦,其卦名为“临”,为临观之道,本义是从高处往低处察看。讲的是君王要经常巡视,注意观察社会的势态,以达到防患于未然的目的。其卦中尤以六三爻有特色:“甘临,无攸利。既忧之,无咎”。其象曰:“甘临,位不当也。既忧之,咎不长也”。因此爻处于下卦“兑”卦的最上面,所以有喜悦之象,另外,其在二个阳爻之上,所以会得到好处,但是六三阴爻处于奇位,又不得中,所以处境不是很好,但因六三爻能察觉到这种隐伏的危机,心存忧患,于是预先想办法解决这种可能出现的危难,故而“无咎”,是不会有灾难的。这种对劣势进行积极的应对,从而避免出现更大的损失的应对之术,渗透到中医的学术思想中,进一步丰富了中医“治未病”思想的内涵。

《黄帝内经》在“圣人不治已病治未病,不治已乱治未乱”理念的基础上,在《素问·刺热篇》中指出:“肝热病者左颊先赤,心热病者颜先赤……病虽未发,见赤色者刺之,名曰治未病”,强调疾病早期症状较少,且又较轻的阶段如能早期诊断和早作治疗也是“治未病”的表现。这就是“治未病”思想中“既病防变”的思想。“未病先防”固然是最理想的积极措施,但如果疾病已经发生,则应该争取早期诊断,早期治疗,以防止疾病进一步的发展与传变。《素问·阴阳应象大论》所载“故邪风之至,疾如风雨,故善治者治皮毛,其次治肌肤,其次治筋脉,其次治六腑,其次治五脏。治五脏者,半死半生也”,将疾病如未得到有效治疗,将会由表入里、由浅入深、由轻到重的发展过程,一一描述出来。因此,在治疗疾病的过程中,一定要把握疾病发生发展的规律及其传变途径,做到早期诊断、有效地治疗、才能防止其传变;另外,还需要根据疾病的发展规律,如根据五脏之间的五行生克乘侮规律、经络传变等疾病传变规律,对尚未受邪而可能将被传及之处,事先予以充实,阻止疾病传至该处,此即所谓的“先安未受邪之地”。这些内容,都是“治未病”中“既病防变”思想的体现,但究其思想来源,均来源于《易经》的思想。可以说,《易经》的哲学思想指导着中医学对某些危重症在仅出现细微的症状时即进行有效的截断性的治疗从而避免发展为重大疾病,有效地防止了疾病的进一步深入与恶化,对人类的卫生保健事业做出了重大的贡献!

(3)《易经》"天人合一"思想对养生以"治未病"的指导:值得一提的是,"天人合一"的思想种子实源于《易经》。《易传·文言·乾》:"与天地合其德,与日月合其明,与四时合其序,与鬼神合其吉凶。"《系辞》曰:"有天道焉,有人道焉,有地道焉。兼三材而两之,故六。六者非它也,三材之道也。"均显露"天人合一"的理念。中医学汲取"天人合一"说,从而得出人体养生的重要法则,强调人与大自然是一个统一的整体,保持人与环境的和谐、平衡、统一、协调,提倡思想恬淡、意志清静、呼吸精气、和适寒温、精神内守、真气相从,让血气营卫在心神的主导下,通过十四经脉,相谐而循环运行于全身各部组织,使五脏六腑、四肢百骸、五官九窍得到血气濡养以产生神用而发挥其各自的功能活动,并通过全身孔窍以与大自然息息相通,而保证和促进人生、长、壮、老的正常发展。《黄帝内经》称,人"与天地相应,与四时相符"。《素问·六节藏象论》谓:"天食人以五气,地食人以五味。……气和而生,津液相成,神乃自生。"只有这样,才能少生病或不生病,达到长寿的目的。这种重视与天地四时相合以养生,从而达到预防疾病的理念,也是中医"治未病"的另一种形式,而其源头,同样来自《易经》。

4. **小结** 《易经》为"群经之首,大道之源"。中医基础理论也处处体现出其根植于《易经》的特色。"治未病"作为中医基础理论之一,一直以来,多被人们误认为最早来源于《黄帝内经》。实际上,在《易经》的多个卦辞、卦象或爻辞中,都有着明晰的"防患于未然""居安思危""防微杜渐""亡羊补牢"等思想。本文探讨了《易经》中几个有代表性的卦象对中医"治未病"思想的影响,阐述了《易经》是中医"治未病"理论的渊源的观点。不揣简陋,特与同道探讨之。

本文的写作过程中,主要参考有以下专著,特此致谢!

1. 周易 [M]. 郭彧,译注 . 北京:中华书局,2006.
2. 唐颐 . 易经一本通 [M]. 西安:陕西师范大学出版社,2009.
3. 周易 [M]. 杨天才,张善文,译注 . 北京:中华书局,2011.
4. 印会河 . 中医基础理论 [M]. 上海:上海科学技术出版社,2005.

从“过犹不及”谈《论语》中庸思想对中医的影响

中国传统文化对中医理论影响非常深远，除了我们接触得比较多的“阴阳”“五行”思想、“精、气、神”思想等，还有《论语》中孔子的中庸思想对中医的影响也非常大。体现此思想的是一个著名成语——“过犹不及”。

“过犹不及”意思是事情做得过头，就跟做得不够一样，都是不合适的。出自《论语·先进》。《先进》分为二十四章，以孔子评论自己学生的内容为主。原文为：“子贡问：‘师与商也孰贤？’子曰：‘师也过，商也不及。’曰：‘然则师愈与？’子曰：‘过犹不及。’”此章是孔子中庸思想的具体表述，源于子贡问孔子颛孙师和卜商哪个更贤明一些呢？孔子说颛孙师常常超过周礼的要求，卜商则常常达不到周礼的要求。子贡又问，那么颛孙师能超过是不是好一些？孔子回答说超过和不足一样不好。在这段对话中，孔子认为过分和不及都不符合中庸的精神，因此都不能肯定。孔子在《论语·雍也》中还有“中庸之为德也，其至矣乎！”的感叹。强调中庸作为一种道德，是至高无上的！对中庸这一道德思想的地位评价极高。另外，在《论语·尧曰》中有“允执其中”的说法，这是尧在让位给舜的时候对舜的要求，告知他天命已经落在舜的身上，舜只有真诚地坚持中庸之道，做事真正做到恰到好处，天下的百姓就会归服。

在《论语》的这些章节中，中庸思想是作为一种认识论、方法论甚至是治国方针提出来的。而作为中国古代的哲学思想，它也影响到了中国传统医学中医的基础理论的构建。

(1) 首先，中庸思想强调世界万物的存在应既无太过又无不及，人体的生命亦是如此，人体的健康就是身体的各个方面处于中庸、平和状态，即《黄帝内经》所说的“阴平阳秘，精神乃治”。和、合、平三者，在《黄帝内经》中多有论述。如《素问·至真要大论》“谨察阴阳所在而调之,以平为期”。如果人体阴阳两个方面中任何一个方面出现了偏盛偏衰,就会出现人体不适的状态,故《黄帝内经》提出“阳胜则阴病,阴盛则阳病”“阴虚生内热,阳虚生外寒”等病理思想。

(2)其次,对于脏腑功能的描述上,中医学在建立其基础理论时就注意到了人体各脏腑功能本身存在有对立关系,须对立的同时,又相互协调,才能保持正常的脏腑功能。如:肺主一身之气,同时发现肺既主宣发、又主肃降,二者协调统一时,才能维持肺主一身之气的功能;言肝时强调肝主疏泄又主藏血,只有肝的这两个功能都维护正常,保持协调统一,才能维持肝的正常功能;而脾的功能方面,脾主运化水湿与运化水谷精微,但脾又主统摄血液,二者一个功能主疏通于外,一个功能主收涩于内,一开一阖以维护脾的功用;在心来说,心主藏神于内,又主血脉运行于外,二者协调统一以维持心脏功能正常;而肾脏更加明显:肾主藏精,又主全身气化,一藏一行,共同完成肾的各种功能活动。

以此观之,人体脏腑正常生理功能是依靠调和各自内部的对立关系致统一来保持和谐,才能正常发挥各脏腑的功能的,此调和之道,即是儒家所说的中庸之道。

(3)不仅如此,在脏腑功能之间亦存在着相互配合协调的中庸之道。如肝与肺,有“肝升于左,肺降于右”之说;心与肾,此两脏的关系中,心火宜下降,肾水宜上济,心肾的功能才能协调,各项功能才能正常发挥,即:“水火既济”,“心肾相交”“坎离既济”;又如脾与胃:脾主升而胃主降,脾主运化而胃主受纳,二者相互配合,以共同完成其对水谷精微与水湿的代谢。

这些认知无时不在说明中医理论中处处都受到儒家中庸思想的影响,是在儒家中庸思想指导下形成的。除了中庸思想,阴阳学说、五行学说、精气神学说等等都来源于中国古代哲学,可以说在中医学形成和发展的过程中,都具有中国文化的深厚底蕴,与中国古代丰富发展的哲学有着不可分割的联系,从一定意义上讲,中国古代哲学是中医药理论形成的思想文化基础。

读张从正《儒门事亲·杂记九门》，也聊聊古今医师之日常烦恼

张从正的著作不多，仅有一部《儒门事亲》。可能与其性格爱好自由，故而笔耕时间不多有关。就算此一部，也非其一人手笔。《儒门事亲》共15卷，前3卷名即为“儒门事亲”。集中阐述了张从正的学术思想和临证经验。由张从正本人所作。其书名之义为，是言明医学这件事，“惟儒者能明辨之，而事亲者不可以不知”。其余各卷由其门人整理编撰而成。其中，第九卷不同于其他篇章，名为《杂记九门》。内容丰富多彩，除了医案医话的记载，还有许多与医学本身没有直接联系，但却又与医疗过程息息相关的一些“杂事”。从中间，我们也可以窥见当时医师所面临的一些日常趣事、无奈事以及一些闹心事。我们且看看当年潇洒超脱的张从正是如何看待与化解的，也为今天我们面对医疗过程中一些医患关系的处理提供参考。

首先来讲讲《杂记九门》中的《群言难正》篇。里面的小短文，对许多世俗质疑张从正治疗方法的行为进行了辩驳。比如，有人诽谤张从正的吐法，认为人身骨节间皆有涎，如果用吐法，会导致患者吐出骨节间的涎，从而会导致患者出现“偏枯”情况。张从正在文中指出，吐剂只是吐肠胃间的久积，或者“膜肓间宿沫”，都是从胃膈间溢出的内容，与下法是同一个道理，仅是因为病有上下，故而用药有逆顺耳。的确，张从正的汗吐下三法，本来就是根据病势，就近驱邪而设定的三法。所以虽然吐下不同的驱邪道路，但是达到的目的都是一样的，都是驱除体内的病邪。与人身骨节间的“涎”，不是同一个内容。可见，这些诽谤其吐法之人，并不真正了解其吐法，仅仅是用想当然的想法，就质疑别人，说得煞有其事，常常会让某些不知情之人信以为真。这也让我们想到今天的中医黑。有些人对中医毫不知情，连了解都谈不上，却妄谈中医的是与非，甚至提出中医不科学，是神汉巫医。实际上，单从这一说法上来说，就可以知道此类人的愚

昧与对中医的不了解是到了无以复加的程度了的。因为如果他稍微了解一下中医，且不说专业的内容，就算去看看幼儿园小朋友都看得懂的历史故事，就会知道早在春秋战国时期的神医扁鹊，就已经提出有“六不治”，即有6种人中医师不进行治疗，其中有一类人就为“信巫不信医者”。现在有些所谓的“学者”“专家”，居然说中医是巫医，所以此言行明摆着是在自己的名号下加上“无知”二字。

另外在《杂记九门》中，还有一个极有特色的篇章为“病人负德，愈后吝财”。讲述了几个患者在病重时许下的酬金，在愈后却以各种借口进行反悔的事情。如卫氏病中风，半身无汗，已经是再次中风了。戴人用汗、吐、下三法对其进行治疗，不久就好了。这人不愿意给酬金，于是竟然说在晚上梦到一个长髯人，用针针刺其左耳，病就好了。居然用这样的奇谈怪论来拒绝感谢医师，就算是在今天信息发达、报道过很多老赖方法的社会中，也是极其少见的无耻！又有一妇人病劳三年，羸瘦不堪。求治戴人时，因诸医均束手无策，故而在求治时许下酬金为“白金五两”。戴人治之，效果极佳，案中言五六日就收到了明显的效果，但是此时这人就反悔了，仅给戴人白金三两，还说，我的病情好转的原因，是“一道士投我一符，焚而吞之，乃痊”。

在此篇中，戴人记载曰这种情况是“不可胜计”。对此，我们医者中性格脾气比较粗犷豪放的张从正是怎样的态度呢？是埋怨、是愤怒、还是言世间不值得？在后面的记载中，我们可以看到张从正的态度很是温和。他只是说，这些人，不守信用，如果病再发作时，又怎么来治疗呢？如果他羞耻于之前的行为不敢再来求治，那岂不是杀了自己的身体了吗？可见，张从正对于负德的患者仍然是一片仁慈之心，他所记挂的，不是自己未得的酬金，而是担心这些人如果之后疾病复发时，不好意思再来找他治疗，反而会害了自己的性命。这种以德报怨的情怀，恐怕，也只有在以“大医精诚”为入业宣言的中医界，才能拥有吧。

可见，不仅今日，在张从正那个时期，人性同样有善有恶，不是“人心不古”，而是无赖自古有。对于不太过分的不归法律管的行为，我想我们也可以学学张从正这种包容、放下的态度，不要被这些无赖所扰，静下心来，潜心学问，以便于救助更多善良的、明事理的人。

收获中医小粉丝一枚

今日(记于2021年11月3日)收获目前最小中医粉丝一名。2岁,名熊某。之前为其父母诊病,效果都还满意。于是其爷爷也来请我调理身体,她也跟着一起来,我发现其善于观察、善解人意,最难得的是话虽不多,却能在旁边很麻利很知道程序似的帮助父母配合我的下一步行动:比如帮家人拉上袖口好让我摸脉等。我忍不住夸她聪明,“天啦,你太厉害了!干脆,你以后学中医吧!?”说归说,毕竟孩子太小,不知道她当时听懂我的话多少。

今天其再随父母前来,父母说她自己要求要来请我看她胃口不好和皮肤湿疹的情况,而且自己说不怕苦的药。还说以后要学医!当她表情严肃又沉稳地配合着伸出胖嘟嘟的小胳膊、伸舌头时,我真心地在心中欣喜!这孩子性格太沉静了!的确是一个学中医的好苗子!我鼓励她说学医就需要好好学习哈,录取分数是一年比一年高噢!小女孩居然认真又干脆地回答“好的!”哈哈,年龄虽小,志向却很大!但愿将来真的能与中医结缘,并成一代名医!心中喜欢,我当然就更希望用实际的诊疗效果来加深她的记忆。

以下为其诊疗情况:

患儿父母诉其纳差1年多,伴湿疹遍身泛发。自出生后一直胃口一般,1年多来无明显诱因出现纳差。体略瘦,面色略㿠白。“湿疹”为某三甲儿童医院诊断。刻下见疹子多发,以四肢、腹部为多。发处为密集小疹,呈小疔样,略高出皮肤。色淡略黄。疹子干略燥,无渗液。瘙痒明显,夜间加重。另伴有易便秘情况。

指纹淡,隐隐红色。其舌偏红,略暗,水滑,苔少。

分析患儿情况,患儿纳差,伴有指纹淡,且为隐隐的红色,红色主寒。舌略暗,且水湿较重。考虑为脾阳不足(脾阴亦亏)。脾阳被困,第一方面直接受影响的,上为纳食减,下为便秘;第二方面,水谷精微化生乏源,故面皖白，为肌肤略有失荣之态；第三方面，寒伤阳，阳不足，阳气不能很好地运行于体内，即会出现阳郁的情况。根据刘完素的玄府气液说，阳郁，则玄府闭，必然生热，故其舌偏红且偏暗。另外，玄府闭郁，阳气不能宣行于肌表，肤无所养而生燥。热与燥加，肌肤本已失荣，故痒。夜属阴，阴寒之气进一步加重以上病机，故至夜瘙痒加重；第四方面，脾阳不足，水谷不化为精微，反结为水湿内蕴，故其舌水滑，肤亦生瘙痒，且结为小疔样物。

考虑现代小儿，着衣温暖，因外受风寒损伤脾阳的情况较少。脾阳受此损伤，必然因喜冷饮。询问果然如此。告知其后不可食冷食，以根除病因。患儿欣然答应。

处方：羌活 4g，玉竹 10g，石斛 10g，益智仁 6g，高良姜 4g，赤小豆 15g，紫菀 10g，草决明 10g，杏仁 6g，桃仁 6g，蝉蜕 6g，蜂房 6g，刺蒺藜 10g，紫草 4g，炒谷麦芽各 10g。

4 剂，水煎服。不空腹时即可喂服，每次约 30ml。每日总量 150ml 左右即可，1 剂可服用 2 天。

方中主要有 3 组药。第一组为温运脾阳的药物。方中用益智仁、高良姜温运脾阳的同时，用玉竹、石斛养脾阴。温运脾阳，一定要注意脾体阴而用阳的特色，滋养脾阴在先。元代朱震亨在《格致余论·鼓胀论》中曾指出，脾具“坤静之德，而有乾健之运”。之后清代唐宗海也曾提出“脾体阴而用阳”的观点，但此说后世极少发挥。笔者曾从易理、脾的体用关系以及脾病的治疗原则等方面，阐述“脾体阴而用阳”的观点，本论文还曾发表于 2014 年的《中国中医基础医学杂志》上。所以此处在健运脾阳的同时，也一起调补脾阴。

第二组为治疗玄府闭郁导致气血不通，从而肤痒不适的药物。首先是羌活，此为本案之关键药物。羌活辛苦性温，入足太阳膀胱经，有着较好的解表散寒之性，可宣散在表之风寒湿邪，较好地宣散本案因寒邪侵袭致“气血闭郁”的局面，还可活血通脉，也与本案因气血郁闭致“气血壅滞”从而皮肤瘙痒的病机吻合。蝉蜕、蜂房、刺蒺藜均为风药，均有疏风散邪、透邪外达之用，都可较好地助羌活疏通玄府、散邪外达。紫菀、草决明的药对，来自刘尚义的经验，此药对可以很好地治疗肺与大肠有郁闭，便秘不通的情况。中医非常重视患者的大便情况,有“大关通则百关通”之言,故而大便的通畅与否,对于全身气血流通情况的影响是极大的。故而此二药也是帮助通畅全身气机,恢复气液宣通的要药。杏仁可宣降肺气、桃仁活血通脉,两药均助通畅气机,同时,均是种子类药,也可助通便。赤小豆可利尿渗湿,本案中因脾阳不足,故而患者有湿邪留着之象,故而以赤小豆以利湿,湿去气行,也助脾运的恢复。

第三组为治疗标象之药。炒谷麦芽可健脾消食,紫草助凉血止痒,对于寒邪郁闭化热、血分有热的瘙痒有着极好的止痒效果。两者都是治疗标象之药。

上周药后,这周小宝贝好得多了。自己说不痒了,查看其原来身上的疹子,已经几乎看不到。父母也说现在孩子晚上能安然入睡,未见其搔抓皮肤不止了。小宝贝跟我更亲了,走时还在拿了药后,专门在我的门诊外等我下班,说要跟我抱抱。我脱掉白大衣,把她抱起来,她的小脑袋还温柔地靠在我肩上。天啦!心都给我萌化了!我抱着她说:那就要好好学习,因为中医学院的分高得很。她说好!

妥妥的!中医未来的希望!哈哈哈哈!

附篇

顽固性痛经治验3则

顽固性痛经患病时间长、病情易反复，给患者生活、工作带来较大困扰。中医辨治此类病症多从肝脾肾三脏论治。本文通过列举肝脾肾俱虚型、脾肾阳虚型、肝郁气滞型三则顽固性痛经的治疗验案，分析用药思路。总结提出“痛经宜温，通则不痛”的观点，临床强调温性药物的使用，同时重视调肝，在具体治疗时，贯穿“柔肝疏郁”法以养血疏肝止痛。另外，结合经期用药、花药调经、脏腑经络辨证循经用药、瘥后防复等治疗思想，形成了对于顽固性痛经较有特色的治疗方法，临床疗效显著。

痛经是妇科临床常见病、多发病，其中顽固性痛经患病时间长，每月经至则痛，虽也有止痛药可止痛者，但常于下月再发，多影响患者正常生活、工作，治疗时宜标本兼治、根治为宜。我们在临床中，发现进行中医治疗可取得满意疗效。现以验案三则讨论之。

1. 验案举隅

(1)肝脾肾俱虚证：郭某，女，22岁。于2019年1月7日以“痛经8年”来叶瑜诊室求治。求诊时在经期第4天。诉14岁初潮后便伴有少腹疼痛，均在行经第1天疼痛，伴腹坠感，可致头晕、眼花、耳鸣。经量偏少，色暗，夹有少量血块。月经周期及行经期在正常范围。平素手略凉而湿，足冷。舌偏红，苔少，脉浮取弦滑应手而疾，重按无力。

诊断：痛经(肝肾阴虚、脾虚气陷型)。

治法：滋补肝肾，补气举陷。

处方：龟甲20g(先下)，盐黄柏10g，知母10g，生熟地黄各12g，山茱萸12g，升麻6g，北柴胡10g，地榆15g，肉桂1g，巴戟天20g，续断20g，陈皮15g。7剂，水煎服。2日1剂，每天3次，每次约150ml，饭后半小时服用。

后患者诉2月1日—5日行经时已无痛经。随访至今，痛经未再作。

按：本患者痛经特点为伴有腹坠感，四诊合参属气血阴阳俱虚，虚火上炎，而中气下陷之证。治以滋补肝肾，养阴潜阳且升提中气。方中以大补阴丸滋阴泻火，再加生地黄、山茱萸以滋补肝肾之阴，填精益髓。另外，加上巴戟天、续断以温补肾阳，是张介宾“阳中求阴”之义，亦体现了“痛经宜温，通则不痛”的治疗理念。方中升麻与柴胡相配，用意取自李杲“补中益气汤”，可很好地扭转中气下陷之势，以此治疗患者因气血亏虚、中气下陷而致的腹坠痛。另外，对于患者肝肾阴虚于下，相火上冲于上之头晕、眼花、耳鸣，以小剂量肉桂以引火下行。同时，柴胡、肉桂的选择也是注重脏腑经络辨证思想的体现，痛经用药强调肝经、肾经，循肝经选用柴胡，循肾经选用肉桂，使药效更能直达病所。此外，方中龟甲性静而沉，也有利于引虚火归于下焦。在此案中龟甲还可滋阴、潜阳，可谓一药三用。地榆则是基于患者经已将净，以此药收敛，利于子宫内膜的修复。陈皮则行药势，且有行气活血疏肝之用。值得一提的是，案中患者因其精血平素亏虚，再加经期，故虽出现脉虚浮应手之势，但重按无力。这是临床上诊脉应注意的情况，不可因其浮于上而误以为是气血旺盛之态。此诊方简药专，切中病机。故一剂而治愈患者多年痛经之疾。

(2)脾肾阳虚证：张某，女，30岁。2019年2月18日来叶瑜诊室求治。

初诊主诉：痛经5年余，加重半年。14岁初潮，之前月经期、量、色、质均无异常。5年多来，患者不明诱因于行经第1、2天出现明显少腹疼痛，自行口服“布洛芬”可缓解。但近半年来，疼痛逐渐加重，服上药痛仍不止。经西医治疗后效不好(具体治疗不详)，并逐渐伴有经期提前，近3个月基本上为3个月五行，经量少，色略暗，有少量血块。末次月经2月1日—5日。

刻下：诉今日为行经第1天，痛经甚，量少，色暗，血块少量，伴腰痛，服止痛药后不解。白带经前转黄，有异味。夜梦多，手足心皮肤黄。患者诊治痛经前曾在此诊室治疗手足冷2次，现手足冷已明显好转。舌微红，尖红，苔黄。左脉弦细疾，右脉弦。

诊断：痛经(肝肾精亏，脾肾阳虚型)。

治法：温肾壮阳，养血止痛。

处方：酒当归30g，酒白芍30g，炒山药30g，云苓20g，熟地黄20g，淫羊藿20g，菟丝子20g，金钱草20g，田基黄20g，茵陈2g，黄连6g，肉桂1g，冬葵子10g。7剂,水煎服。2天1剂,每天3次,每次约150ml,饭后半小时服用。

2019年3月4日二诊:患者诉,上方当天返家即煎服,当晚痛经即明显好转。经色转正常,经量略多于上次。4天后经净。刻下:手足略汗多,手仍略黄,诉足部皮肤已不黄。眠差略好转,便略稀,舌偏红,尖红,苔黄,脉弦略紧。

处方:制附片10g(先下),肉桂6g,黄连6g,酒当归12g,酒白芍12g,盐菟丝子30g,淫羊藿20g,熟地黄12g,山茱萸20g,龟甲20g(先下),茵陈15g,枳壳6g。7剂。煎服法同前。

2019年3月18日三诊:此次就诊为经期第3天,诉本次痛经明显改善,未再服用止痛药。月经周期29天,经量明显增多,手肤仍黄,眠差好转,但时有入睡困难。并诉服上方后大便已成形。手汗多好转。舌淡红,尖红,苔黄,舌底可见静脉曲张及少量青紫。左脉弦略细,右脉濡甚。予处两方。

第一方为经期用方,返家即用,且无论经净否均服用此方2剂共4天。酒当归12g,酒白芍12g,巴戟天20g,续断20g,延胡索15g,小茴香6g,艾叶6g,生熟地黄各12g,陈皮10g,月季花20g,玫瑰花20g。2剂。煎服法同前。

第二方,服完上方后用:酒当归30g,酒白芍30g,炒山药30g,熟地黄30g,党参10g,黄连6g,肉桂1g,盐黄柏6g,苍术15g,巴戟天20g,石菖蒲15g,炙远志10g,泽兰20g。5剂。煎服法同前。此方后随访至今,诉痛经未再发作。经量、周期正常,眠可,便可。

惜患者无暇治疗手黄情况,故嘱其如有特殊不适即就医。

按:此患者最初因手足冷求诊时被视为典型的肾阳虚证。在手足冷好转,患者对中医有信心后,方告知痛经数年。审视之前诊治情况,经服药手足冷虽好转,但痛经仍存。对于痛经的治疗,临床医家多从补肾的角度切入,但此案中若患者痛经仅因肾阳虚引起,则二者应一并好转,但实际上痛经未得到缓解,说明之前诊疗有考虑不周到之处。四诊再审,知此患者还合并有肝脾亏虚、精血不足。肾阳虚,不能温煦胞脉,遂生内寒,故手足冰冷。寒性凝滞,运血不畅又致痛经。同时,脾肾生理相关,病理相连。肾阳亏虚,必然影响脾阳的运化。脾阳失运,必然导致精血亏虚。同时,女子以肝为先天,肝体阴而用阳,精血不足,多导致肝的功能受损,肝主疏泄,肝的功能受损,常见的症状就是患者肝气不舒,且易出现痛经。患者经量少,痛经,左脉弦细即是佐证。故傅青主有"水足而肝气益安,肝气安而逆气自顺"的经验,强调治疗痛经应肝脾肾同治,并拟有定经汤以治此证。所以治疗时不仅以右归丸加减"以培右肾之元阳",还加以补肝疏肝、益精健脾为主的定经汤。这也正符合张介宾对女子经行腹痛的判断:"凡妇人经行腹痛,挟虚者多,全实者少……故于经前常有此证。此以气虚血滞,无力流通而然"。另外,肾阳虚不能蒸腾肾水上济心火,水火不济则眠差,用交泰丸肉桂配黄连以温肾阳泄心火。至于金钱草、田基黄、茵陈、冬葵子,则是针对患者脾肾阳虚、湿热下注导致的下焦湿热之证。患者一诊后效好,二诊时加重温肾阳之力,且因证思变,受刘尚义的启发,善用古方且不泥古,加重交泰丸中肉桂用药比例。三诊时除上法外,还加经期用药。如现代名医黄健玲治疗痛经所强调,无论何种证型的痛经均当依据月经周期灵活遣方、序贯用药。

(3)肝郁气滞型:王某,女,38岁。2019年4月29日来叶瑜诊室求治。

初诊主诉:痛经6年余。13岁初潮,月经情况一直无异常。6年以前不明诱因出现行经第1天少腹部疼痛明显,情绪不舒畅时痛甚,伴双乳胀、腰痛,尚可忍受。且伴经量少,色转暗。末次月经2019年4月1日—4日。

刻下:今日为经行第1天,量少,色暗。痛经甚。痛苦面容。手足温,二便调。纳眠可。舌淡红苔薄,脉沉弦。

诊断:痛经(肝郁气滞型)。

治则:疏肝解郁,养血止痛。

处方:佛手10g,郁金10g,延胡索15g,当归15g,川芎10g,白芍15g,赤芍15g,乌药10g,鸡血藤30g,益母草15g,月季花20g(另包),玫瑰花20g(另包)。4剂,水煎服。2天1剂,每天3次,每次约150ml,饭后半小时服用。

患者诉服上方后痛经明显缓解，之后未再就诊。随访至今，痛经未再作。

按：患者经量少，经色暗，脉沉弦，一派气血亏虚、沉困之象。加之情绪不舒畅时痛甚，伴双乳胀不适，进一步证明了患者为肝郁气滞之证。女子为阴血易伤且多为情志所苦之体。本患者痛经的产生即是因气血亏虚，兼有肝郁气滞。故治疗以补益肝血及疏肝行气止痛为主。清代名医傅青主认为痛经病机主要责之于肝，肝为刚脏，疏肝之法宜柔不宜刚，应该“柔肝养肝和补其本而助其通”。现代医家周惠芳教授亦认为肝气郁结乃痛经疼痛之源。此处用药以“四物汤”为先以养血柔肝，佛手、郁金疏肝解郁理气，鸡血藤行血补血调经，益母草活血调经，乌药行气止痛。此外，学习徐老运用花类药物治疗月经疾病的临床经验，在治疗痛经时将月季花、玫瑰花用于经期，以活血行气。全方标本兼顾，补肝血，疏肝郁，肝血得充，肝气条达，自然血脉通畅，痛经自止。

2. **小结**

(1)痛经宜温，通则不痛：女子属阴，易有寒生，寒凝则痛。当今女性又多有追求骨感美盲目减肥者，易致体质下降、元阳不足。另外，平素穿衣单薄，抑或喜吹空调、过食生冷等，均易受寒。故临床治疗痛经用药多以温性药为主，认为温则易通，强调“痛经宜温，通则不痛”。因肾阳为一身之元阳，则痛经多温补肾阳以治。如案 2 即为肾阳亏虚患者，直接予大量温补肾阳之药。另外，案 1 中即使对于肝肾阴虚、虚火上炎之证，也主要以熟地、山茱萸等温性药以补肝肾阴亏。龟甲、生地虽是凉药，且非大寒之药，却也少用。并在滋补肝肾之阴、填精益髓基础上，仍使用巴戟天、续断等柔剂阳药以寓阳中求阴，亦是“痛经宜温，通则不痛”观点的体现。而案 3 中患者属肝郁气滞之证，虽以补血行气解郁为主，但补益肝阴肝血之时，用药也为当归、川芎、鸡血藤之类的药物，略偏温性，以免造成寒凉之态，不利于温通止痛。

(2)养阴柔肝，其郁自通：“女子，阴类也，以血为主”(《本草纲目》)。因女子属阴，加上每月行经，是阴血易伤且多为情志所苦之体。故女子容易因肝气不疏，气机郁滞，导致痛经等症。另外，肝气郁而不宣，可导致他脏病变，故“舒肝木之郁”可使“诸郁尽舒”，可以说疏肝是行诸郁中极关键的一环。所以临床治疗痛经，肝是主要病位之一。但是，临床有些医师虽用疏肝行气之药，却常常忽略肝体阴而用阳的特点，即肝需要贮藏充足的血液，才能维护肝脏功能的正常发挥。所以，治疗肝郁导致的痛经，肝阴充足是恢复其疏泄功能的物质基础，临床疏肝郁一定要在补养肝阴肝血的基础上进行。此法称为“柔肝疏郁”法。即临证当在养肝血、滋肝阴药物如当归、熟地、白芍等的基础上，佐以疏肝，才能达到肝柔气顺，血畅痛止的效果。此点在三个案例中均有体现。

此外，在治疗顽固性痛经时结合经期用药，花药调经，运用脏腑经络辨证的思想循经用药等，可取得很好的临床疗效。除用药外，将平时跟师国医大师刘尚义“治未病”思想引入对痛经的治疗中，在诊后从固护脏腑阳气、精血的角度出发嘱患者平时注意保暖，勿使寒凉伤身。饮食清淡，勿损伤脾胃。注意休息，勿劳累过度耗伤阳气。节制房事，勿损伤阴精。注意调整情绪，勿致情志内伤等以“瘥后防复”。也是提高治疗顽固性痛经临床疗效的关键之一。

（记录整理弟子：林丹，2018级研究生。现为四川省第二中医医院医师。2020年7月）

肥人崩漏治验

叶瑜指出，对于肥人崩漏，脾虚乃病机根本，同时易夹杂湿热下注、阴虚阳亢、肾阳亏虚、瘀血阻塞之证，病理机转复杂，不易根治。治疗上第一要务是针对病因以止血，健脾化湿为治疗大法，祛瘀扶正均当兼顾，同时贯彻“治未病”理念以防复，且结合自身与各家经验形成了独具特色的用药方法，取得了较好的临床疗效。

1. 理论分析

(1)脾虚可致肥胖与崩漏并发：据临床观察，脾虚型患者体型多肥胖，而肥人多有崩漏之症。盖脾主运化，脾失健运，水谷精液输布障碍，痰湿堆积则会引发肥胖；痰湿重浊黏腻，肥人痰湿重会懒于运动，则进一步加重肥胖，呈恶性循环。另外，《诸病源候论》首论崩漏，称为“崩中”，认为崩漏是因为“劳累过度”导致脾虚，脾统血，脾气亏虚不能制约经血，造成经血非时而下，或突然大量出血等，发为崩漏。故名为“崩中”。后世医家亦多强调脾虚为导致崩漏的重要原因。这也得到了临床流行病学研究的证实：马惠荣等人通过对 307 例崩漏患者进行调查发现，崩漏临床最常见证型为脾虚型，占比 34.20%。其分析原因为压力较大、思虑伤脾，劳逸失度等导致脾虚，脾主统摄，脾虚无力统血则引发崩漏。综上所述，崩漏病中肥人多见，而治疗肥人崩漏，着眼点在于健脾。

(2)肥人崩漏病理机转复杂：肥人崩漏除上述脾虚病机之外，还有较为复杂的病理机转。首先，脾虚生痰湿，痰湿郁滞日久生内热，所以脾虚崩漏多兼有湿热下注之证。其次，脾为后天之本，气血生化之源，全身脏腑的正常运行均离不开精血的滋养。脾虚可导致多脏腑功能失调，最常导致肝肾阴血不足、相火妄动，虚热内积于冲任，迫血妄行，致经血非时而下；脾为后天之本，肾为先天之本，脾肾生理相连，病理相关，脾虚亦可导致肾阳虚弱，命门火衰，封藏失司，冲任不固，则发崩漏。另外，脾气亏虚会导致运血无力，在崩漏病的临床中经常会观察到瘀血之症。瘀血阻塞冲任胞宫，子宫藏泻失司，崩漏发生。同时瘀血亦会阻碍新血的产生与运行，致使崩漏缠绵难愈。

可见，对于肥人而言，不仅可因最基本的“脾虚不统血”以致崩漏。而且，临床还多易伴有湿热下注、阴虚阳亢、肾阳亏虚、瘀血阻塞之证。病机复杂，不易治疗，且易反复。

2. 辨治要点

(1)把握病机关键，止血为第一要务：血证大师唐宗海治疗血证时曾言，“此时血之原委，不暇究治，惟以止血为第一要法”。崩漏病，止血仍为当务之急。不过，叶瑜教授强调，止血最重要的是针对病因，判断主要矛盾，切中病机要害，方能迅速止崩止漏。临床中，叶瑜教授对于单纯脾虚，脾不统血导致崩漏者，基础用方补中益气汤以健脾固脱，加用仙鹤草，她指出仙鹤草又名脱力草，在止血的同时兼有补虚、化瘀功效，临床效好！夹阴虚火旺者，基础用方大补阴丸滋阴降火，酌加阿胶以止血、补血兼能滋阴；夹湿热下注者，基础用方二妙散清热利湿，加用大血藤，其又名红藤，临床虽常用于治疗热毒肠痈等炎性疾病，但对于崩漏兼有湿热、感染病症者疗效甚好；夹肾阳亏虚者，基础用方右归丸补肾壮阳。以达到针对病因以止血的目的。

(2)标症得解，健脾化湿为必须之治：肥人崩漏多脾虚、痰湿停滞，所以“健脾化湿”为治疗肥人崩漏的主要方法。叶瑜教授临床常运用清代名医傅山所创“固本止崩汤”来治疗肥人崩漏疗效甚好。方中白术配伍山药，脾健则血循经而行；熟地填精益髓，精血足则冲任得固，若患者血热之势过重，可用生地黄替之；当归酒制，配伍白芍养血和营调经，同时滋阴活血止血，标本兼顾。亦可添加如草果、砂仁；茯苓、泽泻；佩兰、泽兰等对药增强健脾化湿之力。

(3)崩漏多瘀，祛瘀扶正不可忽略：若只是考虑塞、补，忽略胞宫之中瘀血的留滞，则会“闭门留寇”。崩漏多有瘀证夹杂，祛瘀药物则必不可少，但用药不能多，配伍少量即可，以达祛瘀不伤正的目的。叶瑜对于此种情况，喜欢借鉴唐宗海治疗吐血所用的“花蕊石散”。她指出，唐宗海曾强调花蕊石能“令瘀血化水而下，且不动五脏真气”，故言其有“祛瘀不伤气”

之功效。这是值得后世医家重视和应用的。对于此类患者，叶瑜将花蕊石运用于治疗肥人崩漏则可全面兼顾病机，临床疗效甚好。

（4）治未病理念：叶瑜将治未病理念运用于崩漏的治疗中亦是取得显著疗效的关键点。她指出，患者病情好转，巩固期当给予其预防性调理。经血由先天肾精天癸始发，后天水谷精微化生，肝气疏泄有度调控。因此，对于崩漏的巩固治疗则当注重恢复三脏功能。而对于肥人崩漏治疗显效后，则应采取健脾为主，配合固肾、舒肝的方法以“瘥后防复”。如用药以党参、升麻、柴胡配伍菟丝子、淫羊藿等再治疗约2个月。

除用药外，诊后嘱患者饮食清淡，勿劳累过度，适当休息，节制房事，勿生气等。因饮食不忌、劳累过度影响脾之健运；房事不节则肾精、肾气耗伤；抑郁生气易致肝气不舒。皆从固护脾、肾、肝的角度出发，有治疗用药的同时予以患者多方面的康复期养生教育，是中医“瘥后防复”理念的体现。

3. 用药特色

（1）止血常用药物：叶瑜止血所用药，遵唐宗海“血之为物，热则行，冷则凝，见黑则止，遇寒亦止”思想，常用黄柏、地榆、贯众等寒凉之性的药物以止血，以及用炭药，如荆芥炭、白果炭、藕节炭等。不过，因为肥人崩漏多因脾虚，脾虚生痰湿，痰湿为阴邪，所以临床上对于脾胃虚寒，脾不统血的患者，亦大胆用热药止血，常选干姜、艾叶等。另外，值得一提的是白果炭一药。白果因其可敛肺平喘，临床多用于治疗咳嗽、哮喘等病症，但其收敛之性用治崩漏亦可起到很好的疗效，炭炒后可增强止血效果。叶瑜教授常用之以治疗崩漏出血较多的患者；藕节除止血祛瘀外兼能补益，《本草纲目拾遗》中云其“补腰肾，和血脉，散一切瘀血，生一切新血”，用其炭，在加重止血功用的同时，还能起到很好的止血不留瘀、以及补益的功效，也是叶瑜止血用药时常用的药物。

（2）个体化用药：治疗崩漏，除了考虑病机，患者个体情况也是不可忽略的重要因素。由于贵州气候独特，阴雨天多，寒凉且湿气重，当地居民体质多为寒湿体质。寒湿凝滞，血液运行不畅，胞脉阻塞，血不循经以致崩漏。对于此类患者，叶瑜教授常用祛除寒、湿之药如苍术、厚朴、胆南星、僵蚕、羌活等。另外,寒、湿易伤阳气直中脾肾,所以祛除寒、湿的同时不可忽略固护脾阳、肾阳,临证常酌情加入少量紫石英、细辛等,量虽不大,却能起到很好的效果。

除地域因素,叶瑜教授还注意气候因素。贵州冬春季天气寒冷且风大,用药当注意培补肾阳同时兼顾祛风;夏秋季温暖不燥热且多湿,此时用药需平和同时兼顾祛湿。另外,患者年龄因素也不容忽略。如青春期少女肾气虚弱,育龄期妇女是否有怀孕诉求,更年期妇女情绪不易控制等均是需要注意的内容。总之,叶瑜教授临证时很重视个体化用药,三因制宜,灵活用药,明显提高了临床疗效。

(3)守正创新:叶瑜善于学习各家学说,并多有创新。补络补管汤为近代名医张锡纯为治疗咳血、吐血久不愈之症所创制。原方中龙骨配牡蛎可达止血之功。但相比阳气亢盛之龙骨,朱震亨言龟甲"补阴、主阴血不足、去瘀血、止血痢",其在滋阴补血的同时,又善滋肾损。崩漏一病则属阴精亏损,多有虚火之症,且当今龙骨与原来的龙骨不可同日而语,在治疗崩漏时叶瑜教授常用龟甲代替龙骨与牡蛎相配,可取其重镇之性,同时可兼顾滋阴、补益、祛瘀的功效。

现代名医徐学义,宗清代名医叶桂思想及奇经用药经验且多有发挥,治疗女子月经病选用龟甲、紫石英、当归等以调节冲、任、带脉。叶瑜跟随徐老门诊学习10余年,在学习徐老学术经验的基础上亦多有创新之处。对于崩漏的治疗,叶瑜教授在继承这一思想的基础上,认为除冲任带脉外,脾肾肝三脏引经之药亦必不可少。如脾经用芍药(虚证明显用白芍,瘀症明显用赤芍)、白芷等;肾经用桂枝、细辛等;肝经用吴茱萸等;使药效能直达病所,从而提高疗效。

4. **典型案例** 郭某,34岁,职员,肥胖体型,2019年4月15日因"阴道不规则流血2个月余"就诊。自诉13岁初潮,既往月经规律,周期27～30天,经期5～7天。末次月经2019年2月7日,至就诊时尚在出血,淋漓不尽,且量多色深红。5天前较之前血量增多,血块多。诉其夫近3个月出差中,否认怀孕可能。

刻下:经血现为绛红色,无腰痛腹痛,有食管灼热感。舌偏红略暗,苔腻白，左心脉弦略疾，肾脉弱，右肺脾脉略弦肾脉应手。

中医诊断：崩漏（阴虚火旺型）。

处方：龟甲20g（先下），牡蛎20g（先下），生地黄15g，女贞子20g，墨旱莲20g，草果6g（后下），砂仁6g（后下），盐黄柏10g，苍术15g，荆芥炭20g，白果炭20g（另包），藕节炭20g，贯众20g，地榆20g，白头翁20g。3剂。2日1剂，水煎服，每日服用3次，约100ml/次，均饭后半小时服用。并嘱休息为主，崩漏止后仍需禁房事至少1个月。

4月22日二诊：诉经血已净，精神转佳，但仍感乏力，汗易出，食管灼热感已无。余无特殊不适。舌偏红苔白腻，脉弦略沉。

中医诊断：崩漏（脾虚型）。

处方：炒白术30g，炒山药30g，云苓20g，泽泻30g，苍术15g，法半夏10g，白芍20g，天麦冬各15g，陈皮15g，盐菟丝子20g，淫羊藿20g，泽兰20g，佩兰20g（后下）。7剂，服法同前。

4月29日三诊：诉服上方后一直未再出血。但患者不遵医嘱，近两日劳累且因丈夫返回同房后，有大量血块样物出现，色暗。舌淡红苔薄白，左心脉略摇，肾脉略疾略弦，右脉弦略弱沉。

中医诊断：崩漏（脾虚型）。

处方：党参10g，升麻10g，北柴胡10g，酒当归30g，白芍30g，荆芥炭20g（布包），仙鹤草30g，花蕊石20g（先下），地榆20g，大血藤30g，败酱草15g，炙甘草15g。4剂，服法同前。

5月13日四诊：诉因外感，上方仅服用2天后自行停药。现经血仍有少量，色暗黑。外感后鼻塞咽不适，头晕。舌淡红略暗，苔白腻，左脉弦略疾，右脾脉弦肾脉略疾。

中医诊断：崩漏（脾肾阳虚型）。

处方：制附片10g（先下），制胆星10g，桂枝6g，干姜6g，细辛3g，炒僵蚕10g，川朴10g，苍术15g，盐黄柏10g，熟地黄20g，羌活10g，荆芥炭20g。3剂，服法同前。

5月20日五诊：诉前几日天气暴热时出血量增多，近日血量又减少，每日仍有少许，色暗且有少量渣样物。舌淡红苔薄白，左脉沉略滑，右脉沉略涩。

中医诊断：崩漏（脾虚型）。

处方：炒白术30g，炒山药30g，云苓20g，泽泻20g，鸡血藤30g，大血藤30g，艾叶10g，阿胶珠20g（冲服），白头翁15g，白果10g（剖开），白芷20g，酒当归20g，肉桂3g，熟地黄20g，北柴胡20g。4剂，服法同前。

服上方后崩漏未再作。之后半年治愈其月经周期紊乱情况，因篇幅限制，不做赘述。

按：患者贵阳人，体型肥胖，脾虚日久，体内痰湿停滞，肝肾阴虚，热伤冲任，迫血妄行，且瘀阻日久，故崩漏。首诊用药以止血为第一要务，且针对脾虚夹阴虚火旺之证，治以健脾化湿止血的同时配伍滋养肝肾之阴、清热凉血之品。二诊时前方效佳，崩漏已愈，但仍体虚，此时重视健脾利湿恢复脾的功能，以固气血运行。三诊因患者不遵医嘱，劳累且行房事，以致脾气虚陷，肾气损伤，冲任不固，血失统摄，且体内瘀血未净，崩漏复发。治则固冲止血，健脾益气，兼以活血祛瘀。四诊时崩漏病症明显减轻，当以健脾化湿固肾为主，辅以少量止血药。五诊在前方基础上增强补益之效，同时不忘祛瘀，效佳。另外，此病例治疗过程虽长，但较有代表性，初诊效好，之后有劳复（包括房劳复）情况，且还有外感以及天气异常导致的病复情况。有着一定的复杂性，但叶瑜教授临变不惑，以辨证用药应对，均收到良好效果。

5. **结语** 肥人多脾虚，气不摄血可致崩漏，同时易兼夹湿热下注、阴虚阳亢、肾阳亏虚、瘀血阻塞之证，病机复杂，缠绵难愈，且易反复，多影响患者正常生活、工作。叶瑜治疗此类患者，针对病因以止血为第一要务，健脾祛湿为必须之治，祛瘀扶正亦不可忽略，且切中病机结合个体情况选方用药，同时不忘贯彻“治未病”理念以防复。并在整个治疗环节中，结合各家经验，守正创新，形成了独具特色的用药方法。

（记录整理弟子：林丹，2018级研究生。现为四川省第二中医医院医师。2020年6月）

顽固性皮肤瘙痒论治验案4则

第一案:何某,男,35岁,2019年11月25日初诊。患者因腰部皮肤泛起红色疹子2个月余。诉2个多月前无明显诱因出现腰部皮肤泛起红色疹子,时感瘙痒难忍,抓破后瘙痒感略减且有少量渗液流出,遂求诊。诉家中无类似病史,无药物及食物过敏史。平素嗜食辛辣、牛肉等荤腥动风之物。

刻下:腰部皮肤泛起红色疹子,时感瘙痒。自觉身重,时感烦躁,夜间睡眠欠佳。

舌淡红而嫩,苔薄略少。脉弦略疾(以脾脉为甚)。

中医诊断:湿疮(肝肾阴虚兼湿热蕴肤)。

治疗以滋阴降火,祛湿止痒为主。

处方:龟甲20g(另包,先煎30分钟),知母10g,盐黄柏10g,生地黄30g,刺蒺藜15g,地肤子20g,紫草10g,羌活10g,黄精12g。4剂,水煎服。1剂药可服用2天,每天3次,每次约150ml,饭后半小时服用。嘱患者忌食辛辣,鱼虾及鸡、牛、羊等发物及香菜、韭菜、姜、葱等辛香之品。

二诊(2019年12月2日):服上方4剂后,患者自诉感腰部皮肤泛起红色疹子范围较前减少,且腰部部分疹子已干燥、消退,瘙痒感较前已减,夜间睡眠情况转佳,烦躁情况已无。舌微红,舌厚腻,左脉弦,右脉弦略滑。

处方:瓜蒌壳15g,法半夏10g,酒黄芩10g,酒黄连6g,砂仁6g(后下),刺蒺藜15g,地肤子20g,紫草6g,羌活10g(后下)。4剂,煎服法同前。

三诊(2019年12月9日):患者诉腰部红疹情况较前明显好转,但颜色较红、略有反复。舌淡红,苔秽略黄。左脉弦略滑,右脉弦略濡。

处方:龟甲20g(另包,先煎30分钟),盐黄柏10g,知母10g,虎杖

20g，生地黄12g，紫草10g，牡丹皮10g，生石决明30g(另包，先煎30分钟)，刺蒺藜15g，羌活6g，生甘草6g，川楝子6g，地肤子20g。6剂，煎服法同前。

电话随访至2020年4月，患者诉腰部红疹已未再出现。疹印逐渐消退。

按：患者腰部皮肤泛起红色疹子2个月余，时感瘙痒难忍，抓破后瘙痒感略减且有少量渗液。患者素嗜食辛辣、牛肉等荤腥动风之物，加之久居贵州，贵州地理环境多寒多湿。另外，患者还合并有肝肾阴亏情况，患者有夜间睡眠较差、易烦躁，且患者舌淡红而嫩，苔薄略少，此多系阴虚内热之证，热与湿合，湿热为患，熏蒸肌肤，发为湿疹。故治疗时应以滋阴降火，祛湿止痒为主。

一诊中处方以龟甲、生地黄滋补真阴、潜阳壮水；知母、黄柏苦寒降火、滋阴潜阳；此处为朱震亨的大补阴丸的变方，此四味皆为滋阴补肾之药，补水降火，正所谓“壮水之主以制阳光”。此处未用熟地、猪脊髓，因本患者虽有肝肾阴亏之候，但因患者为四八之岁，阴亏不是太重，且患者夹有湿热情况，故不宜滋阴太过；紫草清热凉血、透疹消斑；羌活祛风胜湿；黄精补肾益精；刺蒺藜解郁止痒为长，与地肤子合用，善治皮肤瘙痒、湿疹。二诊时患者舌苔厚腻，脉见弦滑，此为湿热之证，故处方加重清热利湿之药，处方“小陷胸汤”以“半夏辛散、黄连苦泄、瓜蒌苦润，除热散结于胸中”。三诊时因天气较为燥热。故患者左腰部皮疹略有反复，余诸证仍较前有明显好转。但仍有阴虚之象，故方中加重滋阴之品，进一步补肾益精，祛湿泻热，方中生决明导热邪由大便而出；丹皮增强知母退虚热之功；虎杖清热利湿；川楝子疏肝泄热，顺其条达。

第二案：梅某，男，81岁，已婚，门诊病历。初诊时间：2020年1月20日。患者因皮肤泛起红疹2个月余，滥用中药制剂后加重4天求诊。诉2个多月前无明显诱因出现全身皮肤泛起红色疹子(以脸部、四肢皮肤较甚)，时感瘙痒难忍(身热时较甚)，抓破后未见渗液流出，自服消炎止痒药后，全身皮疹情况较前略好转。4天前，患者自行于药店皮炎膏(具体药物不详)搽试后，致全身皮肤泛发红疹，时感瘙痒难忍，经亲友介绍后，遂求诊叶师门诊。诉家中无类似病史，无食物过敏史。平素性情急躁易怒。

刻下症：全身皮肤泛起红色疹子，时感瘙痒（身热为甚）。

舌偏红，苔黄而干。脉疾而弦（以脾脉为甚）。

中医诊断：药毒（湿毒蕴肤）；

西医：药物性皮炎治则以清热祛湿，解毒止痒为主。

处方：龟甲20g（另包，先煎30分钟），生石决明30g（另包，先煎30分钟），玉竹20g，石斛20g，生地黄12g，牡丹皮15g，丹参18g，地肤子15g，白鲜皮30g，紫草10g，刺蒺藜15g，蛇蜕15g，皂角刺15g，蜂房15g，生甘草6g。10剂，水煎服。1剂药可服用2天，每天3次，每次约150ml，饭后半小时服用。嘱患者忌食辛辣、鱼虾及鸡、牛、羊等发物及香菜、韭菜、姜、葱等辛香之品。

3月初，患者托其亲友诉其症状已完全改善，现皮肤未再发作。

按：患者皮肤泛起红疹2个月余，滥用中药制剂后加重4天。时感瘙痒难忍(身热时感瘙痒)。抓破后未见渗液。患者年龄较大，素体虚弱。《灵枢·天年》云："八十岁，魄离，故言善误。"患者肺气虚损，致卫气卫外功能失司，加之药毒蕴结肌肤，故致患者全身皮疹发作。且患者久居贵州，饮食偏嗜，易生湿热，湿热为患，毒蕴肌肤，发为药毒。故治疗时应以清热祛湿、解毒止痒为主。

初诊处方以龟甲、生地黄滋补真阴、壮水潜阳；生石决明性咸寒，质重沉降，入肝经，为镇肝、凉肝之要药，辅以生地黄凉血、牡丹皮清热，共奏清热解毒、凉血散瘀之功。正如叶桂在《温热论》中所述："入血恐耗血动血，直须凉血散血。"玉竹、石斛养阴润燥、生津止渴；丹参、紫草活血祛瘀、凉血消斑；白鲜皮清热燥湿解毒；皂角刺、蜂房攻毒杀虫排脓；刺蒺藜、地肤子、蛇蜕祛风止痒；蛇蜕与蜂房合用增强祛风杀虫止痒之功。此处蛇蜕、蜂房为刘尚义的经验用药。刘老认为，蛇蜕、蜂房均为动物在外之屏障，而患者症状较为严重，故此处用蛇蜕，而不用蝉蜕，恐蝉蜕卫表之力弱。生甘草调和诸药。初诊后症状明显改善，因疫情原因，未复诊。3月初，托其亲友告知，病情完全好转，现未诉不适。

第三案：杨某，女，50岁，已婚，门诊病历。初诊：2019年8月26日。

患者因皮肤泛发红疹月余，伴受凉即腹痛作泻1周求诊。1个多月前患者出现全身皮肤泛发红疹，以四肢皮肤为甚，时感瘙痒难忍，抓破后有少量渗液流出（渗液为淡黄色，无特殊气味），遂多地多次求诊，均未见明显缓解，受凉即腹痛作泻加重。遂求诊叶师门诊。患者既往有10多年受凉即腹痛作泻史，患者自行予“泻立停、鞣酸苦参碱等”能缓解症状，未予系统诊治。

无药物及食物过敏史。月经尚行，白带、胎产无特殊。家人无类似病史。平素嗜食辛辣肥甘之物。

刻下症：皮肤红疹泛发，以四肢皮肤为甚，时感瘙痒难忍。受凉即腹痛作泻，便稀溏，每日3 ~ 5次。口腔异味略重，眼睑及面部略浮肿，四肢冰凉。

舌淡略胖，苔薄，舌底络脉迂曲、怒张；左脉弦略紧，右脉略紧。

诊断：中医：湿疮（脾肾阳虚兼湿邪蕴肤）；

西医：湿疹。

治则：温补脾肾，化湿止痒为主。

处方：制附片6g（另包，先煎30分钟），白术10g，云苓20g，桂枝10g，干姜4g，地榆15g，广木香10g（后下），砂仁6g（后下），防风10g，防己15g，刺蒺藜15g，地肤子20g。4剂，水煎服。2日1剂，每天3次，每次约150ml，饭后半小时服用。嘱患者忌食辛辣、鱼虾及鸡、牛等发物及香菜、姜等辛香之品。

二诊（2019年9月2日）：上症较前明显好转。初诊方去木香，加入巴戟天、肉豆蔻、紫石英辛温之药。

三诊（2019年9月9日）：症状持续好转。二诊方去地榆、巴戟天、砂仁、防风、防己，加入吴茱萸、小茴香、艾叶、金荞麦之品。

四诊（2019年12月23日）：时隔3个月再次就诊。诉近3个月以来，无受凉及腹痛作泻，皮肤红疹未再新发，部分红疹印记消退，手足转温。舌淡红，苔黄略秽。舌底络脉迂曲，双脉沉略弦而和缓。

处方：制附片6g（另包，先煎30分钟），紫石英30g（另包，先煎30分钟），干姜6g，桂枝6g，石菖蒲15g，白术10g，云苓20g，刺蒺藜15g，天麦冬各

10g，陈皮 10g，制香附 10g，生甘草 6g。4 剂，煎服法同前。

2020 年 5 月带家属求诊，诉诸症皆愈。嘱其注意养摄调护。

按：患者久病体虚，肾阳衰微、寒从中生、其性凝滞，故见腰冷、腹痛；太阴脾土，得阳始运，肾阳衰惫，运化失司，湿邪郁于中焦，内生湿热，加之贵州地处西南，气候多湿，民众嗜食辛辣荤腥之品，内外搏结，浸淫肌肤，发为湿疹。结合患者舌脉症，此时若仅以清热利湿为法，则恐伤其阳气，若仅以温补脾肾，恐助其湿热邪气。即《黄帝内经》云："必先岁气，勿伐天和，无盛盛，无虚虚，遗人夭殃，无致邪，无失正。"故此时应以温补脾肾为主、清热利湿止痒为辅。故一诊中，以附片、桂枝温补脾肾之阳；古人云：附子无姜不热，加用干姜以助其热。白术、茯苓、桂枝健脾益气，导湿邪由小便而走；木香、砂仁合用健脾除湿止泻；地榆苦寒清热，此处为风药理论的体现：一则久病入络搜之，二则在表之邪逐之；防风、防己合用，消肿止痛、祛风胜湿效佳；刺蒺藜、地肤子合用善治皮肤瘙痒、湿疹。二诊时加重温补脾肾之阳之品，酌加紫石英以调节冲、任、带三脉，总督一身之阳，寓为"震灵丹"之意。三诊时仍存阳虚之象，故方中仍以温补脾肾之阳为主：方中小茴香、艾叶暖肾散寒止痛；金荞麦健脾燥湿。四诊患者皮疹情况进一步好转，手足转温，此时勿因患者诸证减轻而停止温阳，恐阳虚之证反复，故继予温阳，以培补脾肾，固本培元。

（上三案记录整理弟子：陈泳吉，2015 级中医定向班学生，现为贵州中医药大学第一附属医院三年级规培生。2022 年 2 月）

第四案：龙某，男，48 岁，2020 年 3 月 9 日初诊。患者因皮肤反复泛起红色疹子 1 年多伴剧烈瘙痒求诊。诉 1 年多以前，因外出捉虾后全身多处出现皮肤泛起红色疹子，如米粒大小，时感瘙痒难忍，遂求诊于多个中西医三甲医院，但治疗效果不满意。常年便溏、尿不尽感。无药物及食物过敏史。家人无类似病史。半年前曾发现肝功能不良，经中药（具体不详）治疗后，现已转为正常。平素嗜食辛辣、海鲜等荤腥之物。

刻下：皮肤泛起红色疹子（为色暗红钱币样疹子），时感瘙痒。手足、胸背下肢均有抓后如脓疱样疹子。睡眠差、手足冷。舌偏红，苔黄，舌底络脉迂曲、怒张，脉弦濡。

中医诊断:湿疮(湿热蕴结型)。治疗以清热祛湿止痒为主。

处方:山银花20g,酒当归15g,玄参15g,生麻黄10g(另包),连翘15g,赤小豆30g,桑白皮30g,大枣15g(擘开),杏仁10g,地肤子15g,白鲜皮30g,金荞麦20g。

4剂,水煎服,嘱患者先煮麻黄,水三四沸,去上沫,纳诸药并加生姜5片。1剂药可服用2天,每天3次,每次约150ml,饭后半小时服用。同时忌食辛辣、鱼虾及鸡、鹅、羊等发物及香菜、韭菜、姜、葱等辛香之品,切勿接触鱼虾之物。

二诊(2020年3月23日):服上方4剂后,患者自诉皮肤泛起红色疹子范围较前减少,未有新增,原发作处已结痂,抓痕变暗,仅左腰处有一暗红色苔藓样变疹子仍存。手足略凉。

舌偏红,舌苔黄,左脉弦略紧,右脉弦略缓濡。

处方:山银花20g,酒当归15g,玄参15g,生麻黄10g(另包),连翘15g,赤小豆30g,杏仁10g,大枣15g(擘开),桑白皮15g,地肤子10g,白鲜皮30g,刺蒺藜15g,紫草10g,牡丹皮10g,茵陈10g,生姜5片。4剂,2日1剂,煎服法同。

5月,患者来诉二诊后症状已无。

按:患者因抓虾后致皮肤泛起红色疹子,时感瘙痒难忍,挠抓后疹子呈脓疱样,此因患者接触虫毒侵入,且患者诉抓之则易发为脓疱样疹子,此更能确定患者是触冒虫毒邪气而发病;加之患者常年便溏,脉见濡,此多因湿热之邪较盛,外邪引动内邪,发为湿疹。故治疗时应以清热祛湿止痒为主。

一诊中,处方以四妙勇安汤合麻黄连翘赤小豆汤加减,方中以山银花清热解毒,当归养血活血、化瘀止痛,玄参清热凉血,三药合用共奏清热解毒、活血止痛之功;麻黄、杏仁、生姜辛散表邪,三味合用提肺气、利水湿,连翘、赤小豆清泻湿热,大枣调和脾胃,此为仲景麻黄连翘赤小豆汤的一个变方,方中未用生梓白皮,以桑白皮之利水之性代之;地肤子祛风止痒;白鲜皮清热燥湿、祛风解毒;金荞麦清热燥湿。方中当归为补血活血之甘温药物,旨在活血止痛,故以酒炙之,取酒性上浮之势,增强当归活血通经止痛之力。一诊效佳,二诊时患者情况较前改善,处方仍以四妙勇安汤合麻黄连翘赤小豆汤加减;刺蒺藜解郁止痒,紫草、牡丹皮清热以凉血。

(记录整理弟子:吴珍琛。2015级中医定向班学生,现为贵州中医药大学第一附属医院三年级规培生。2022年2月)

健脾和胃、疏肝解郁治愈 2 年多食后饱胀伴头晕汗多

晏某，女，55 岁，已婚，门诊病历。初诊：2020 年 6 月 1 日。患者因胃脘不适伴食后饱胀感 2 年多，加重 1 周求诊。诉 2 年前无明显诱因出现胃脘部不适，以食后饱胀不舒为主。此后上诉症状逐渐加重。遂多地多次求诊，治疗效果均不甚明显。1 年前在外院行胃肠镜检查，自诉结果为"胃炎"(具体情况不详未见报告单)。1 周前食后饱胀感进一步加重，伴头晕不适及汗出明显。遂求诊叶瑜门诊。诉家人无类似病史，无药物及食物过敏史，经带胎产无特殊。

刻下：胃脘不适伴食后饱胀，现基本不能进食、食则不舒，头部汗出明显；头晕，测血压为 110/70mmHg；颈肩部僵硬不适。

舌偏红略暗，舌苔薄黄。左脉沉，右脉弦略涩。

中医诊断：脘痞(脾胃虚热兼肝郁气滞)；西医：慢性胃炎？

治则：疏肝解郁，健脾和胃为主。

处方：佛手 10g，郁金 10g，白术 10g，石菖蒲 15g，枳实 10g，法半夏 10g，羌活 10g，天麻粉 20g(吞服)，北柴胡 10g，白芷 15g，川芎 10g，徐长卿 15g。

4 剂，水煎服。2 日 1 剂，每天 3 次，每次约 150ml，饭后半小时服用。嘱患者近日少食不易消化、滋腻等食物。

二诊(2020 年 6 月 8 日)：服上方 4 剂后，患者诉头晕及胃脘食后饱胀感已基本改善，现可进食少量易消化食物；头部汗出情况仍较为明显，颈肩部仍不适。

舌淡红，舌苔薄黄，双脉沉。

处方：佛手 10g，郁金 10g，枳壳 10g，白术 10g，枳实 10g，法半夏 10g，瓜蒌壳 15g，羌活 10g，天麻粉 40g(吞服)，徐长卿 15g，白芷 15g，川芎

10g，地榆 15g，黄芪 40g，防风 10g。

7 剂，2 日 1 剂，煎服法同前。

三诊（2020 年 6 月 22 日）：服上方后，患者诉头晕及胃脘食后饱胀感已明显改善，现已正常进食。头部汗出情况已明显改善，颈肩部仍感不适。效显，原方略作调整。

再诊 2 次后，第五诊时为 2020 年 7 月 13 日：患者诉胃脘食后饱胀感已无，头部汗出情况已明显减轻，肩颈部略有不适。舌淡红，舌苔黄。左脉略沉，右脉沉略弦。

处方：瓜蒌壳 15g，法半夏 15g，酒黄连 6g，吴茱萸 3g，徐长卿 15g，地肤子 15g，牡蛎 20g（先煎），浮小麦 30g，姜黄 15g，佛手 10g，郁金 10g，丹参 15g。7 剂，2 日 1 剂，煎服法同前。

8 月初，病已痊愈，无不适。随访至今，未再反复。

按：患者诉胃脘不适伴食后饱胀感，此乃脾主中焦，运化水谷，脾胃虚弱，脾虚无力运化水谷则饮食停滞而为食积，浊阴不降，故患者胃脘不适伴食后饱胀感，长久以往，加之久治无效，故上症逐渐加重，甚则不能饮食，食则不舒。脾胃健运失职，不能运化水湿则湿从内生，湿又易聚成痰，终成痰结，痰蒙清窍，清阳不升则头晕、项强，如《丹溪心法》所云："无痰不作眩"。卫气生于水谷，源于脾胃，其性刚悍，护卫肌表，固摄营阴，然患者脾胃虚弱，无力运化水谷生成卫气，致营阴外泄，故头汗出。患者多地多次求诊，均无果，深究其原因，多因诸医仅重视脾胃本身的情况，未重视脾胃与肝的关系，木旺乘土，土虚木侮，肝主疏泄，一方面肝气郁结，则影响脾胃升降纳运功能，另一方面，肝气太过，则犯克脾胃，反之，脾胃虚弱，气血生化无源，亦致肝失疏泄。正如《素问·玉机真脏论》云："五脏受气于其所生，传之于其所胜……肝受气于心，传之于脾。"《鬲塘医话》云："肝为五脏之长而属木，有病则先克脾胃之土。"可见肝与脾胃关系之密切。故在治疗此类病症时，应以健脾化湿为主，兼以疏肝理气为辅。

一诊中，以疏肝健脾，理气化痰为法，方中佛手行气疏肝，补脾健胃，化痰；郁金行气解郁；两药合用疏肝而不忘和胃；白术、枳实，二药合为"枳术丸"，白术健脾燥湿，为补气健脾第一要药，枳实善破气消痞，消积导滞，二药合用具有消补兼施，健脾消脾之功，正如《神农本草经》所云“益气而复言消痞也。非白术不能去湿，非枳实不能除痞”。石菖蒲开窍豁痰，化湿和胃；法半夏燥湿化痰，消痞散结，两药合用一则顺应“脾喜燥恶湿”之性，二则除因痰作眩之害；羌活祛风化湿、止痛；肝阳化风，“无风不作眩”，故以天麻平肝息风；“升肝之药，柴胡最效”，故以柴胡疏肝解郁，合白术能助脾气之升，升清降浊则满闷自去；川芎行气止痛，徐长卿祛风止痛。全方体现了抑木扶土之法。一诊效好，但仍有头部汗出，颈部疼痛，故二诊仍以抑木扶土之法为主，同时固表止汗。在前方中加入枳壳，破气除痞，增强消积导滞之功，食积下则脘闷除；加入瓜蒌壳利气宽胸，清热豁痰，一则与半夏配伍，入脾则使湿去脾健痰无生源，寒温并用，燥湿化痰，增强化痰散结之效，二则瓜蒌壳甘寒滑润，胃得清润则结散中宽；此处运用地榆，主要源于李杲“风升生”理论，其认为“元气之充足皆由脾胃之气无所伤、而后能滋养元气”，运用风药以助生长、升发之用；加入黄芪、防风，固表止汗，寓为“玉屏风散”之意。三诊、四诊患者持续好转中，五诊诸症大好，恐病情反复，此时应纵观全局，标本兼顾，继以健脾燥湿，疏肝理气为主，兼固表止汗，活血通络止痛。源于叶桂“久病入络”学说，其认为“初病气结在经，久则血伤入络”，故加入丹参活血化瘀。

（记录整理弟子：吴珍琛。2015 级中医定向班学生，现为贵州中医药大学第一附属医院三年级规培生。2022 年 2 月）

复法治疗着痹(类风湿关节炎)

代某,女,47岁,2020年5月25日初诊。

患者诉双手手指僵硬伴疼痛2年多,疼痛加重伴活动不利月余求诊。

诉2年多以前无明显诱因出现双手手指僵硬伴疼痛,右侧为甚。1个多月前双手指关节疼痛加重,伴关节活动不利。患者西医某三甲医院住院治疗,风湿免疫检查:类风湿因子Ig-P抗体177.41IU/ml(参考值0~20IU/ml),类风湿IgA抗体32.77IU/ml,类风湿因子IgM抗体136.66IU/ml,抗环瓜氨酸肽抗体>400IU/ml等。诊为"类风湿关节炎"。规则治疗一段时间后效不显。曾自行服用药酒(具体不详)效不显。故于出院后来叶瑜教授诊室求诊。另诉出院有尿急尿痛情况,尿常规显示有脓球存在。

舌淡红,苔黄。左脉弦略应手,右脉弦。

考虑患者为痹症,着痹型。治疗以祛风除湿,清热通络为主。

处方:制川乌6g(另包,先煎30分钟),制草乌6g(先煎),龟甲20g(另包,先煎30分钟),知母10g,盐黄柏6g,猫爪草15g,忍冬藤20g,海风藤15g,络石藤15g,桂枝6g,陈皮10g,丝瓜络15g,桑枝30g,玉竹12g,莪术10g。

4剂,水煎服。1剂药可服用2天,每天3次,每次约150ml,饭后半小时服用。

二诊:2020年6月3日。服用上方后关节僵硬明显好转,关节疼痛明显好转,尿急尿痛也明显好转,但近期有白带色黄情况。舌淡红,苔黄。双脉弦。

效果显著,仍以原思路加以健脾为主,考虑患者仍略有湿热下注情况,予白头翁对症治疗,标本兼治。

处方:制川乌6g(另包,先煎30分钟),制草乌6g(另包,先煎30分钟),龟甲20g(另包,先煎30分钟),知母10g,盐黄柏6g,苍术10g,白术10g,

忍冬藤15g,络石藤15g,桑枝30g,桂枝3g,丝瓜络15g,莪术10g,猫爪草15g,白头翁15g,陈皮15g,泽兰20g。7剂,煎服法同前。

三诊:2020年6月17日。早晚肢端略僵硬不适,但已较前明显好转。小便、白带情况已正常。舌偏红,苔黄腻。右脉沉弱,左脉弦。

处方:制川乌6g(另包,先煎30分钟),制草乌6g(另包,先煎30分钟),龟甲20g(另包,先煎30分钟),制天南星10g,知母10g,盐黄柏6g,苍术10g,忍冬藤20g,海风藤15g,络石藤15g,泽兰20g,薏苡仁20g,冬凌草20g,莪术10g,地肤子20g,北柴胡10g,桑枝30g,生甘草6g。7剂,煎服法同前。

患者在笔者上传此病案前2周,介绍其他患者来笔者处时称服上方后双手僵硬及疼痛已基本消失。病情平稳,加上家事繁忙,时自在外按上方抓药巩固效果,未再来求诊。嘱注意平时的保养。患者表示遵嘱。

按:患者2年多以前开始无明显诱因双手手指僵硬伴疼痛,右侧为甚。1个多月前双手指关节疼痛加重,关节活动不利。观察患者关节处肿胀散漫,结合其舌象脉象,辨其为着痹。这应与患者久居贵州,贵州地理环境寒湿较重有关。此外,患者有寒气郁而化热之征,故患者关节局部红肿,且舌淡红,苔黄。考虑患者为着痹,有湿邪为患,还有化热之征,故治疗以祛风除湿、温阳通络为主的基础上,佐以清利下焦湿热。此亦为此病案的治疗关键。对于久痹,一般医者均以清利湿热为治,但是,贵州气候寒湿较重,患者往往多有寒湿较重情况,应以温阳化湿为主,再根据病情,佐以清热利湿药物,其中的温阳化湿与清热利湿药物用量的多少及用量的轻重,是需要注意拿捏的。

一诊中,以川乌、草乌祛风除湿,温经止痛配以莪术破血行气,消积止痛;忍冬藤、络石藤、海风藤、丝瓜络清热疏风,通络消肿;知母、黄柏、猫爪草清热润燥,解毒疗疮;为防止温阳药药效过于伤阴故加以养阴药龟甲、玉竹养阴生津;桂枝、陈皮助阳化气,理气燥湿;桑枝载诸药行于指关节。

一诊后效好,略有湿热下注症状,故二诊时考虑为湿热蕴脾,加以苍术、白术健脾益气,燥湿利水;白头翁清热解毒,凉血止痢配以泽兰化湿醒脾。三诊时诸证减轻,无湿热下注症状,但结合舌象来看仍有湿盛之象,故以天南星、薏苡仁、冬凌草、地肤子换掉白术、白头翁温阳除痹，祛风止痉；柴胡引药入肝经，肝主疏泄，调畅气机。

（记录整理弟子：鲁婷。原贵州中医药大学针灸推拿学院学生，现为贵州中医药大学第二附属医院重症医学科研究生。2021年2月）

辨治顽固性不寐验案 3 则

中医治疗不寐，一直有着临床疗效明确、效果稳定且治疗过程中未发现明显不良反应等优势。不过，在具体临床中，仍有一些较特殊的不寐，有着顽固难愈、病情较重的情况。叶瑜在临床中，运用中医思维，治疗一些较顽固的不寐，收到了良好的效果。今记录 3 则案例如下：

第一案：脾肾阳虚合并肝郁证

患者，男，36 岁，于 2022 年 3 月 2 日就诊。主诉：入睡困难半年，伴有胃脘"烧心"不适 3 个月。半年前因情绪不良后导致夜间入睡困难至今，每晚约需 2 小时才能入睡。入睡后，睡眠质量尚可。曾求诊数位中医，予酸枣仁汤、柴胡疏肝散等加减治疗，效不显。3 个月前无明显诱因出现上症加重，并伴见胃脘"烧心"不适，按之稍舒，偶有反酸不适，无呕吐、腹痛，纳可，二便调，未行特殊检查。既往史及家族史无特殊。平素腰酸足酸，手足冷，怕冷，长期便溏，时有心烦，乏力。查：右脉弦略滑，左脉弦，舌偏红苔薄黄。

中医辨证：不寐（脾肾阳虚并肝气郁结证）。

治则：温补脾肾，疏肝解郁。

处方：紫石英 20g（另包，先煎 30 分钟），高良姜 10g，制香附 10g，巴戟天 20g，杜仲 20g，五加皮 20g，羌活 10g，黄芪 15g，白术 10g，云茯苓 20g，佛手 10g，郁金 10g，乌贼骨 20g，白及 10g。

4 剂，水煎服，2 日 1 剂，每天 3 次，每次约 150ml，饭后半小时服用。

患者 2 周后带友人来求诊时，自述上方 2 剂后入睡困难以及胃部不适均无，服用完 4 剂后停药。之后一直平稳，随访至今，上症未复。

按：此患者的病机有其复杂之处。之前医者考虑过酸枣仁汤证以及从肝郁论治，但均效不显。究其原因，估计未注意到患者除了肝郁，还有脾肾阳虚的情况。患者有腰酸足酸，怕冷，长期便溏，且胃脘不适的情况，这些都提示患者存在脾肾阳虚。可见，此患者的病机，为脾肾阳虚合并有肝郁。并且,因脾肾阳虚是患者寒凝气滞,从而产生胃脘“烧心”不适的原因,这个原因,更能直接影响睡眠。故治疗时,应以脾肾阳虚为重点。方中,以紫石英、高良姜、巴戟天、杜仲、五加皮补脾肾阳气。另外,以“羌活”之通助补。此来自刘尚义欲补肾精、首通督脉的经验。而针对肝郁气滞,方中用了佛手、郁金,此两药为刘尚义临床上常用的疏肝解郁的药对。另外,还佐以良附丸温中散寒、理气止痛,在此患者的治疗中,可谓一方两用。此外,患者自觉胃脘“烧心”的症状较明显,虽未行特殊检查,但考虑多有胃酸分泌过多,治以乌贼骨、白及制酸止痛。此方药简力专,切中病机,肝脾肾同治,故一诊而治愈患者半年不寐及胃部不适之疾。

第二案:营卫不和、脾虚下陷合并脾阴亏虚证

患者,女,50岁,于2022年3月21日就诊。主诉:夜间醒来并难以入睡1年多,加重2周。患者诉近1年来无明显诱因出现夜间醒来难以入睡,且服用“阿普唑仑”2片后方可入睡约4小时。2周前因饮食欠佳后出现夜醒加重。既往史及家族史无特殊。平素时有眼干,纳差,小便频,大便难解,但大便不干,且时有溏便,时有痔疮发作(为混合痣,以痔赘脱出为多发)。查:右脉沉细,左脉沉,舌淡暗,右侧边尖少量脱苔。

诊断:不寐(营卫不和、脾虚下陷合并脾阴亏虚证)。

治则:调和营卫,补气举陷,滋补脾肾。

处方:黄芪15g,白术10g,升麻6g,北柴胡10g,酒当归15g,陈皮15g,玉竹10g,石斛10g,生山药30g,鸡内金6g,白扁豆20g,桔梗15g,云茯苓20g,柏子仁20g,巴戟天10g。

4剂,水煎服,2日1剂,每天3次,每次约150ml,饭后半小时服用。

1周后患者复诊,诉夜间已未再醒来,睡眠质量明显改善,且能入睡约5小时。效不更方,再服1周后,患者诉睡眠情况已基本正常,随访至今睡眠情况稳定。

按:患者不寐伴有眼干,脉沉细,舌淡暗并伴少量脱苔,一派气血亏虚之象,加之大便难解,又时有便溏,更进一步证明患者为脾虚导致的气血不足之证。人体的睡眠与营卫的关系密切,而胃乃卫之根,脾乃营之源。脾胃纳运相合,气血化源相得,则营卫运行有序,睡眠节律良好。若脾胃虚弱,化生水谷精微不足,则可出现营衰卫伐以致不寐。另外,脾主升主运,如脾虚严重,失其升清之职,便可出现脾气下陷,使气血不能上荣而影响睡眠。同时,案中患者还兼有小便频、外痔易脱出的情况。所以治法为:调和营卫,补气举陷,滋补脾肾。方中取“补中益气汤”为主方,达到补脾气、升提阳气、和营血的效果。另外,脾体阴而用阳。患者有脾阴亏虚的情况,故而有脱苔及纳差伴症。脾阴不足,脾阳升发也会不足,故以玉竹、石斛、生山药、鸡内金、白扁豆以滋补脾阴。至于桔梗则是载药上行,茯苓宁心安神。柏子仁既可养心安神,亦可润肠通便,在此方中可谓一药两用。同时,脾胃亏虚,恐久病及肾,故加一味巴戟天以温补肾阳,脾肾同补。此案认证准确,用药切中病机,故获得了满意的效果。

第三案:中焦湿阻、肾阴不足合并心肾不交证

患者,女,50岁,于2022年3月2日就诊。主诉:夜间入睡时易醒5年多,伴脱发1年。患者5年前无明显诱因出现睡眠浅并易醒,每夜可醒来3 ~ 5次,严重影响睡眠质量,次日困倦不堪。且每晚睡前均需服用“艾司唑仑”1片后方可入睡。虽曾多方治疗,但夜醒情况仍逐渐加重。1年前无明显诱因出现严重脱发。既往史及家族史无特殊。平素易心烦,口中时有黏腻感,大便3 ~ 4日一行,时干时稀。查:右脉弦,左脉沉略弦,唇暗,舌偏红,舌尖略红,苔黄腻。

诊断:不寐,中焦湿阻、肾阴不足合并心肾不交证。

治则:健脾化湿,清利湿热,交通心肾。

处方:法半夏10g,白术10g,云茯苓20g,酒黄连6g,肉桂1g,佛手10g,郁金10g,珍珠母(先下)30g,合欢皮20g,熟地黄20g,桑椹20g。

4剂,水煎服,2日1剂,每天3次,每次约150ml,饭后半小时服用。

下周再诊,诉睡眠及脱发情况明显好转,余所诉诸症已无。之后随症加减,治疗月余后停药,随访至今睡眠正常,脱发严重已无。

按:此患者不寐特点为伴有口中黏腻和脱发,四诊合参系脾虚生湿,阻滞中焦,且已有化热之象。正常情况下,脾主升胃主降,肾水借太阴脾之升而升,心火倚阳明胃之降而降。现中焦湿热内蕴,斡旋不利,妨碍心肾相交而致心火旺于上,肾水寒于下,心肾不交而致睡卧不安。属于多种因素导致的不寐。治以清热利湿、交通心肾且滋补肾阴。方中以半夏燥湿化痰，白术、茯苓健脾祛湿，以治生痰之本，同时，运用交泰丸使水火既济。患者另有肾阴亏虚，以熟地黄峻补真阴、滋培肾水，桑椹滋阴补血、润肠通便。此外，朱震亨的相火论中指出，心为君主之官，肝肾所寄之相火上系于心。而心火亢盛可引动肝火，使肝的疏泄失常，出现心烦等症，故治以佛手、郁金疏肝解郁理气，再加珍珠母重镇潜阳可安定肝魂，合欢皮宁心安神。全方健脾化湿、清利湿热兼顾，滋补肾阴、交通心肾同用，又加得有疏肝及宁心安神之品，切合病机，不寐自愈。

（上三案记录整理弟子：张杰。现为贵州中医药大学2020级研究生。2022年10月）

后记

鲁迅先生曾说:“时间就像海绵里的水,只要愿挤,总还是有的。”原来读起来肤浅,现在深有体会。

笔者从贵阳中医学院(现贵州中医药大学)毕业后,分配到贵州省荣誉军人康复医院工作。当时该医院虽然偏僻,但因为院领导很重视医疗的发展,曾先后与本省的 2 所三甲西医院、三甲中医院及中西医结合医院的多个科室进行过合作,所以常常每日过来查房的均是各科室的专家和主任。他们在查房之余,会就病例给我们进行教科书式的系统的讲解,并回答我们的疑问。幸得这些专家、主任无私的传授,无论中、西医的知识均受益不少。当时的医院,是省民政厅下属的单位,职工工资全额拨款,日子本来过得安定而充实。非常感谢我二姐对我一直充满期许,在看到我已经有着很稳定的工作且看似也有不断进步的时候,仍然坚持认为我应该要回到贵州最高的中医学府、也就是我的母校进行研究生的学习才能更加有利于我理论与临床的精进。她天天在耳边念叨,时而是鼓励、时而是鞭策,总之,在她的不断督促下,我试着自费攻读了贵州中医药大学(当时还名为贵阳中医学院)的在职研究生。在职研究生,宽进严出,除了理论考试、开题、答辩等与全日制研究生有同等要求,还要求英语必须考过国家线的及格分数(60 分)才能进入答辩过程。记得当时一边要上好医院的班(感谢当时医院领导和同事们的大力帮助,通过各种鼓励和换班来支持我),一边要跟班学习考过专业课,最难的当然是过英语关,所以每天的时间安排都是以 5 分钟为单位来计算的，记得当时站在公交车上都拿着小册子在背书。终于考过了英语，记得当时全班 188 人，过关的仅 8 人。而毕业当年正值本科评估，学校也需要大批的硕士毕业生，我也有幸回到母校担任了一名光荣的高校教师，并被分配到了中医医史文献教研室，开始进行“中医各家学说”和“中国医学史”的教学工作。教学需要大量知识的存贮与积累，我所教的学科更是需要研究从古到今中医名家的著作与临床医案等等；中医海量的文献，在我面前哗地一下子打开了。这时候的我，才发现自己原来的学习状态有多松弛。当时的我，像一个掉到米袋子里的老鼠一样，拼命啃起这些令人口齿留香的著作来。除了自身能力的提升，不断进步的我还要完成相应的科研任务、带教研究生、参加编写教材、进行学术讲座，同时临床不能间断，等等等等，时间是越来越紧了。现在的时间，是以 2 分钟为时间节点来计算的。

回顾从读研开始到今天，时间越来越紧、需要做的事情越来越多、学习到的理论与临床经验也越来越丰富，治疗好的患者也越来越多样化、复杂化，人生越过越有价值、越过越精彩。同时，面对知识的海洋、身边的高手大家们，也备感自己的渺小与不足，深感还需要加倍珍惜时间，再挤挤时间，每天都进步一点点。

这本书的最终完成，也是从每天的忙碌中，通过不断挤时间完成的。本书从构思、组建团队人员、整理医案、正式写作、反复审稿，到最终完成，整整花了近 3 年的时间，比原来预计的半年，超出预期很多。一方面，有教学、科研、门诊、教研室事务多的关系；另一方面，有些案例虽然已经写好，但是新出现了比这个更好的案例，于是前一个就被“嫌弃”而未用。另外，新的门诊过程中，也不断出现了一些疑难或者治疗时颇有心得的病例，想等一等最终结果而拖延了时间。后来觉得与编辑的约定时间已经是一拖再拖，实在不好意思再拖了，才最终成稿。

成果虽小，却也是承载了太多人的关心与帮助，自感无以回报，只能借本书刊出之机，同时进行感谢！首先要感谢我的3位恩师！大师们的胸怀都是非常宽广的，在跟他们门诊的时候，他们从来不保守，跟诊中凡属疑难或者特殊病情，必然对弟子们进行强调和讲解，使弟子们受益匪浅。他们也从不嫌弃笔者的愚笨，但凡询问，均悉心讲授，这才使我今天能将他们的部分经验分享于读者，是吾之幸！

其次，要感谢我的弟子们。如果没有弟子们帮着写病历、写处方、打印处方和拍各种资料的照片等，很多病案之后是无法进行回忆的。我一个下午，往往要看70个左右的患者，病案的收集，都要靠那时候拍下处方、病历和各种资料的照片。所以，每次从大量的资料中找出所选病案前后数次的病历、处方，并抄写下来，都需要花费大量的时间。幸好有很多自愿跟着我在门诊抄方的弟子，前期把工作做得很细致。我口述的舌脉、关键处病历的书写、患者检查资料的对比收集等等，他们都做得比较完善。在本书即将刊印之时，也借该书感谢以下跟我门诊并记录下相关资料的学生，他们有的是已经工作了的医师，比如已经是贵州中医药大学第二附属医院泌尿外科的周静医师，有研究生吴宁川、亢学良、张杰、黄蓉、鲁婷、黄法等，有的是规培生，如陈泳吉、吴珍琛、代益、易恒等，还有的是刚进校门不久的本科生，如章桦、郭箐、上官志鹏等。这些弟子，本着对中医的一片热爱，一直追随于我，在跟诊学习的过程中，让这些医案资料的记录得以完成。

另外，我还要感谢云南中医药大学的汪剑教授。正当我酝酿着将积累的医案付之书稿时，我收到了他寄来的独著——《蜀山医案——经方临证知行录》。我在赞叹他渊博的学识、高超的医术的同时，也产生了一个想法：我的书，就模拟他的篇章格式进行。我马上打电话与汪教授进行了交流，感谢汪教授对于我的想法表示了欢迎，并且向我推荐了与他合作得很愉快的编辑，使得本书的刊行也很快确定了下来。

本书的完成，还要感谢我的家人，有他们对我的支持和理解，我才能每天安心地进行本书的编写工作。

即使如此，创作及审稿仍然是一个辛苦的过程，而我的时间又多是从各种烦琐的事务中抽出来的，思维常常会被打断，这些都增加了完成的难度。不过，随着一个医案又一个医案的定稿，感觉到自己在研究历代名医过程中所学到的学术经验、从各位恩师处所学到的宝贵知识，以及自己在临证过程中所获得的一些浅陋的心得，都能通过这部书分享给更多有缘的人时，就感到这份努力与辛苦是荣幸的、是值得的。

现在本书即将出版，虽然只是沧海一粟，于我来说，却是毫无保留地将案例中的所悟所学奉献给读者，愿诸君能从中受到些微启发。当然，如有不当之处，得您点拨一二，更是我的希冀。

叶瑜

乙巳孟春　于筑城兰室